Dr. med. Franziska Rubin
Gudrun Strigin

Einfach heilen mit Natur!

KNAUR
MENSSANA

Die in diesem Buch vorgestellten Anwendungen wurden von der Autorin und vom Verlag sorgfältig geprüft und haben sich in der Praxis bewährt. Da jeder Mensch für sich besonders ist, können wir allerdings Ergebnisse nicht garantieren. Der Verlag und die Autorin schließen jegliche Haftung für Gesundheits- und Personenschäden aus.

Besuchen Sie uns im Internet:
www.mens-sana.de

Aus Verantwortung für die Umwelt hat sich die Verlagsgruppe Droemer Knaur zu einer nachhaltigen Buchproduktion verpflichtet. Der bewusste Umgang mit unseren Ressourcen, der Schutz unseres Klimas und der Natur gehören zu unseren obersten Unternehmenszielen. Gemeinsam mit unseren Partnern und Lieferanten setzen wir uns für eine klimaneutrale Buchproduktion ein, die den Erwerb von Klimazertifikaten zur Kompensation des CO_2-Ausstoßes einschließt. Weitere Informationen finden Sie unter: www.klimaneutralerverlag.de

FSC www.fsc.org
MIX
Papier aus verantwortungsvollen Quellen
FSC® C004592

Originalausgabe 2022
Knaur MensSana HC
Ein Imprint der Verlagsgruppe Droemer Knaur GmbH & Co. KG, München

Redaktion: Ralf Lay
Covergestaltung: ZERO Werbeagentur, München
Coverabbildung: Collage unter Verwendung von Susanne Schramke und Rawpixel.com/Shutterstock.com
Alle Fotos von Franziska Rubin: Susanne Schramke;
S. 54 StockFood / Lauermann, Andreas, S. 73 StockFood / News Life Media, S. 93 StockFood / Cölfen, Elisabeth, S. 131 StockFood / Wischnewski, Jan; S. 114 Stock.Adobe.com / kuvona; alle übrigen Abbildungen von Shutterstock.com
Satz: Veronika Preisler, München
Druck und Bindung: Firmengruppe APPL, aprinta druck GmbH, Wemding
ISBN 978-3-426-65895-6

1 3 5 4 2

Dr. med. Franziska Rubin
Gudrun Strigin

Einfach heilen mit Natur!

Die wirksamsten Heilmittel – wissenschaftlich belegt

KNAUR
MENSSANA

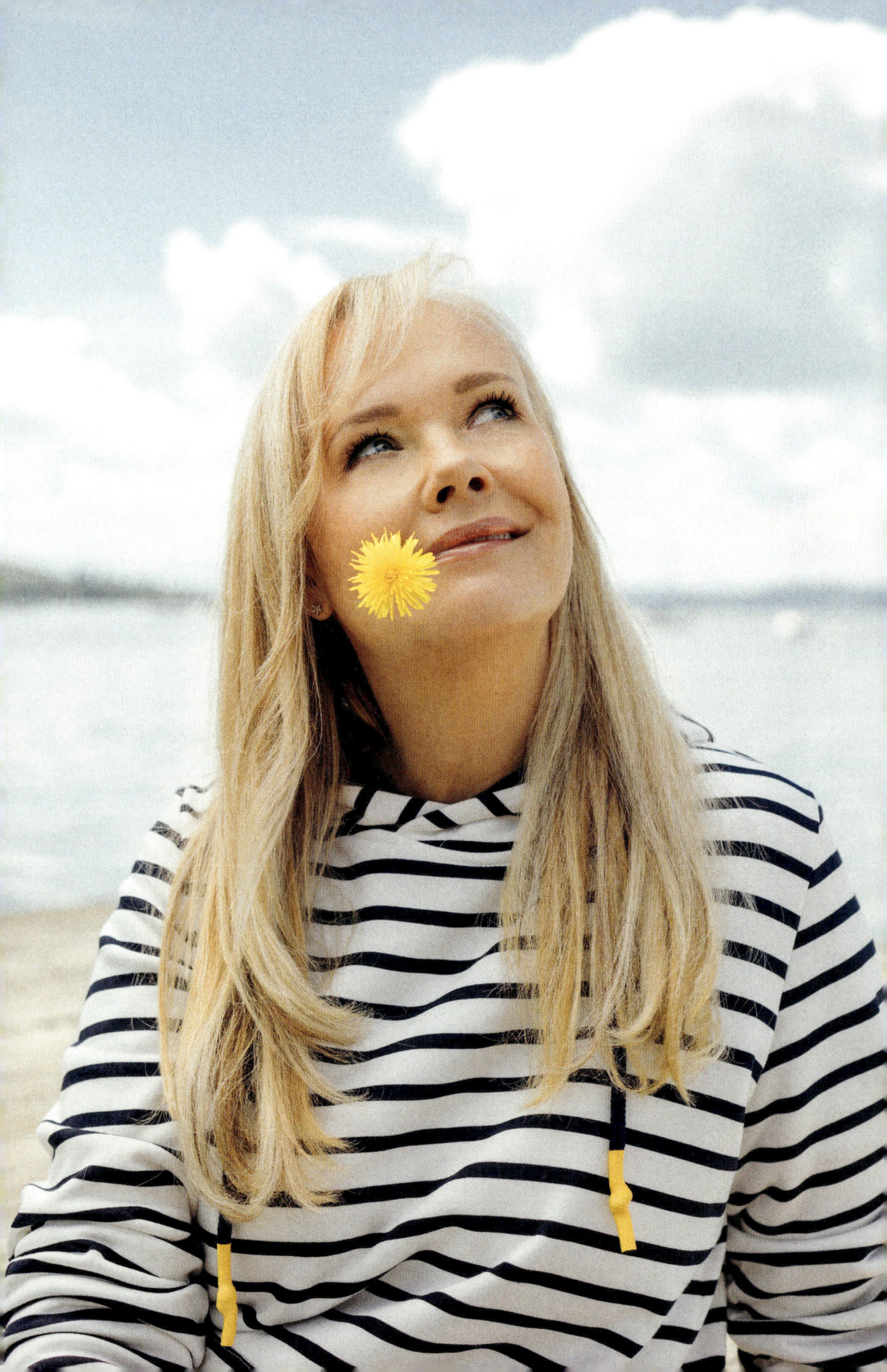

INHALT

VORWORT

Liebe Leserin, lieber Leser,
Sie halten etwas in den Händen, was ich mir schon lange gewünscht habe. Wenn Sie gerade hier wären, würde ich mit Ihnen anstoßen. Warum?
Die Heilkraft der Natur begeistert mich immer wieder mit all ihren Facetten – wie Heilpflanzen, Wasser, Erholung, Rhythmus und Ernährung, die uns Menschen so viel Kraft und Gesundheit geben können. Doch wie schafft man es, all dies ins Wohnzimmer zu holen? In unsere geschäftige und naturarme Zeit? Und welche Lebensmittel oder Anwendungen haben wirklich die Power, uns gesund zu erhalten oder wieder werden zu lassen?
Mein Traum ist gelungen: Ihnen einfache, aber wirksame Tipps aus der Natur an die Hand zu geben, und dies alles mit wissenschaftlich überprüftem Gütesiegel:
Für die 77 knackigen Tipps müssen Sie sich nicht wahnsinnig anstrengen, manchmal ist es nur ein Lebensmittel wie der Apfel am Tag oder sogar Schokolade, ein naturheilkundliches Verfahren gegen hartnäckige Beschwerden oder eine wirksame Anwendung für Alltagsprobleme. Zu jedem Tipp liefere ich Ihnen den wissenschaftlichen Beweis dazu, eine spannende Geschichte zur Studie, was diese Anwendung oder das Lebensmittel alles kann, wogegen sie helfen, wie Sie mit ihnen vorbeugen können oder wieder gesünder werden.
Doch wie kann denn Natur überhaupt heilen, also was ist das, Naturheilkunde?
Wir Menschen sind ja im Verlauf der Evolutionsgeschichte nicht immer nach der Geburt in Häkeldeckchen gewickelt worden, haben auf lauten Spielplätzen mit viel Beton getobt, sind im Auto gefahren oder haben zwischen Computer und Kühlschrank pendelnd den Tag verbracht. Wir waren mal viel näher an der Natur, wussten instinktiv um die Kraft, die aus der Ruhe kommt, wie Wasser unseren Körper anregt oder entspannt (denken Sie mal an die alten Römer oder Griechen in ihren Bädern), welche Pflanzen gut für uns sind und welche nicht. Bewegung war an der Tagesordnung, um zu überleben, genauso wie soziale Kontakte, die das Über- und Weiterleben sicherten. Ein natürlicher Rhythmus mit tiefem Schlaf war einfacher einzuhalten ohne Glühbirnen in unserer erleuchteten Welt.
Die Naturheilkunde umfasst all dies: Ernährung, Bewegung, Heilpflanzen, Lebensrhythmus und -ordnung, Wasser, Luft, Sonne, Wärme und Kälte … Sie stärkt und heilt, wenn man weiß, wie man sie sich zunutze macht. Dabei werden hier nicht einzelne Abläufe im Körper repariert, sondern das ganze Körper-Geist-Seele-System wird trainiert.
Erstaunlicherweise können wir auf diese Weise sogar die biologische Uhr zurückdrehen, Depressionen bekämpfen, Herz und Hirn schützen und vieles mehr.
Je älter ich werde, desto klarer wird mir auch als Ärztin, dass unsere Erkrankungen und Problemchen keineswegs aus dem Nichts kommen. Klar hat man Gene, aber am Ende entscheidet unsere Lebensweise darüber, ob sie uns zugutekommen oder schaden. Dabei meine ich nicht nur

Ernährung, Bewegung oder Stressabbau, sondern auch eine geistige Haltung und ein offenes Herz.

Die Natur kann uns enorm dabei unterstützen, in Balance zu bleiben, zu wissen, was wir wollen. Natur kann uns nicht nur erden und uns Kraft und Ruhe geben, sondern durch sie und in Verbundenheit mit ihr sind wir mehr wir selbst, so wie wir sein wollen. Unsere beste Version sozusagen.

Staunen Sie mit mir gemeinsam, wie komplex und einfallsreich unser Körper ist und was er wirklich braucht. Hätten Sie gedacht, dass »An apple a day keeps the doctor away« (»Ein Apfel am Tag macht den Arzt überflüssig«) nicht nur ein kluger Spruch ist, sondern seine Befolgung im Rahmen einer auch sonst gesunden Lebensweise tatsächlich Herzinfarkt und Schlaganfall vorbeugen kann wie ein fettsenkendes Medikament? Dass tägliche Entspannungsübungen auch den Augendruck (wichtig beim Glaukom) nachhaltig senken? Oder dass Pflanzenfarben unser Gehirn vor Demenz schützen und bei Rauchern die Krebsentstehung bremsen?

In diesem Buch finden Sie viele solche verblüffenden Ergebnisse und gleich noch den Anwendungstipp dazu. Die Ideen basieren auf 27 Studien, mal klein, aber immer fein. Sie beweisen, was Naturheilkunde draufhat. Und es gibt viele Ideen, wie sich Dinge leicht im Alltag verändern lassen, damit wir dabeibleiben.

Wenn Sie etwas verändern mögen, finden Sie 77 wirkungsvolle Rezepte und Anleitungen. Und am Ende noch vierzehn kräftigende Anwendungen für eine perfekte Woche mit Natur oder vier Kuren für ein perfektes, gesundes Jahr!

Auf geht's – doch vorher noch: prost!

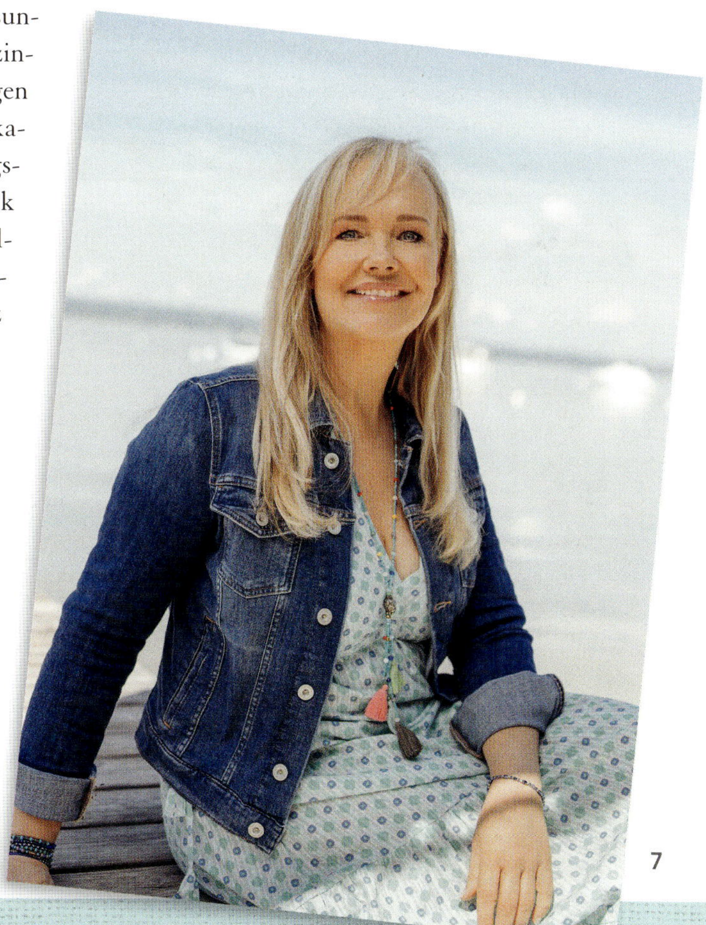

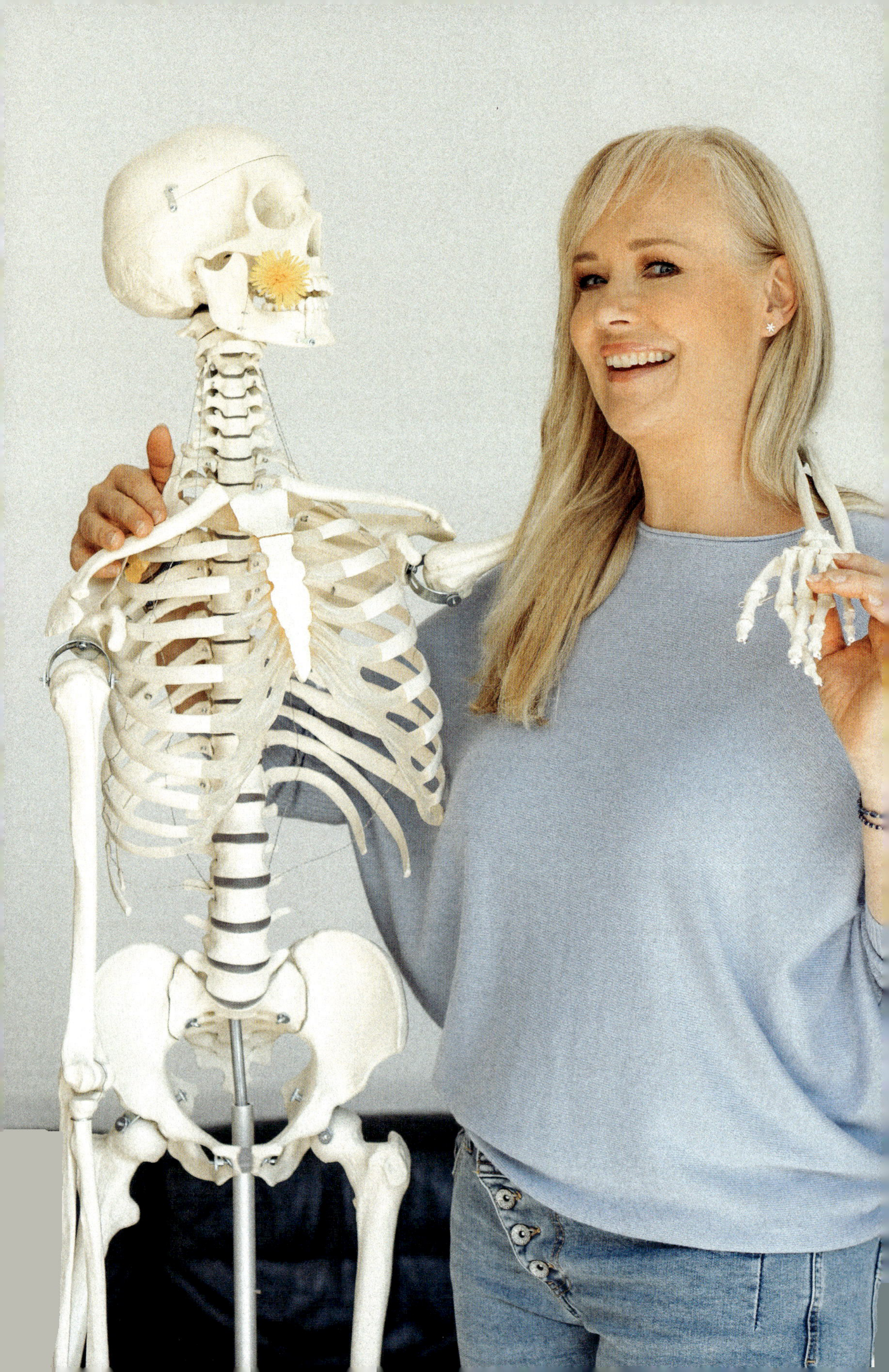

1

Wundertüte MENSCH

Wer erkennt, wie vielschichtig und komplex unser Körper aufgebaut ist und funktioniert, weiß, dass es unmöglich ist, die Entstehung von Krankheit oder Heilung genau zu erklären, dass es ein immerwährender Prozess der Erkenntnis sein wird.

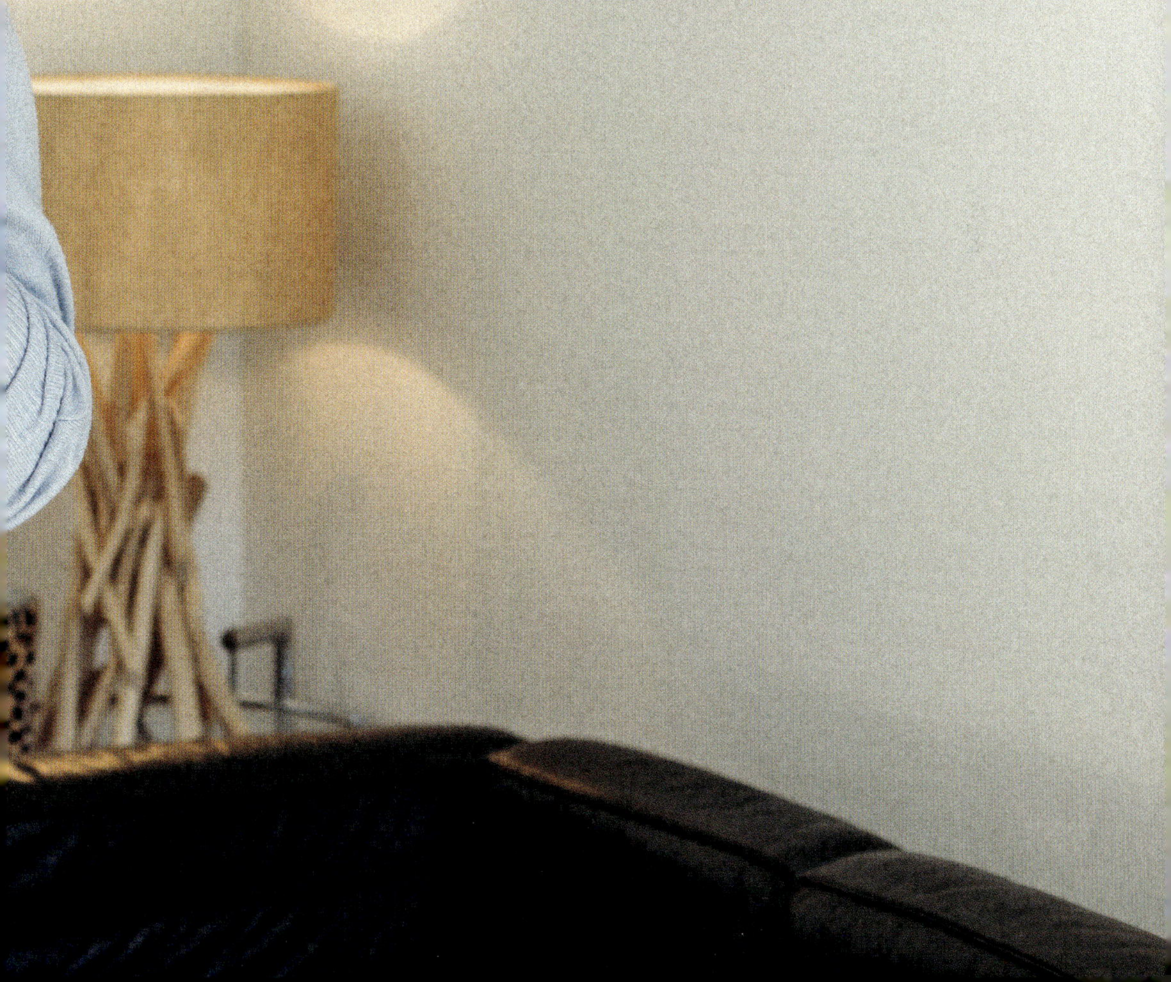

EIN KOSMOS, IN DEM UNENTWEGT UNGLAUBLICHES PASSIERT

Es war einmal vor langer, langer Zeit, so etwa vor 3,8 Milliarden Jahren, als die ersten Einzeller die Erde eroberten. Und erstaunlicherweise sind sie bis heute unsere Mitbewohner. Dazu zählen Bakterien, einige Pilz- und Algenarten oder auch die Hefen. In der weiteren Entwicklung schlossen sich Zellen zusammen und bildeten immer komplexere Verbindungen. Herausgekommen ist dabei auch der Mensch, der aus bis zu 100 Billionen Zellen besteht. Ein Kosmos, in dem ununterbrochen unglaublich viel passiert. In einer einzigen Sekunde werden etwa zehn bis fünfzig Millionen Zellen auf -und abgebaut. Von den allermeisten Umbauten bekommen wir gar nichts mit. Ein kleiner Blick in die Wundertüte Mensch lässt erahnen, welche unglaublichen Kräfte der Natur – bis auf seltene Ausnahmen – zuverlässig am Werk sind. Und warum es uns auch heute noch so schwerfällt, Vorgänge im menschlichen Körper zu erfassen und zu erklären. Faszinierend!

Baustoffe aus dem Supermarkt der Natur

Gehen wir mal rein theoretisch im Supermarkt der Natur das Material für einen 70 Kilogramm schweren Erwachsenen einkaufen. Der Einkaufswagen wäre randvoll mit Sauerstoff (44 Kilogramm), Kohlenstoff (14 Kilogramm), Wasserstoff (7 Kilogramm) und Stickstoff (2,1 Kilogramm) gefüllt und machen 96 Prozent unseres Organismus aus. Der Rest sind Elemente wie Kalzium, Phosphor, Kalium, Schwefel, Natrium, Magnesium, Eisen sowie weitere Mineralien und Spurenelemente. Kalzium macht dabei mit 1 Kilogramm den größten Anteil aus, Jod hingegen schlägt mit nur 30 Milligramm zu Buche. In kleinsten Mengen würden wir Elemente wie Mangan oder Vanadium einpacken. Im Bereich von Milliardsteln dürften wir noch ein paar Atome, zum Beispiel von Kobalt, nicht vergessen. Insgesamt kommen etwa 25 Elemente zusammen, aus denen wir bestehen.

Der Mikrokosmos der Zelle

Sie sind mit bloßem Auge nicht zu erkennen, nicht mal die »Riesen« unter ihnen: die Eizellen. Sie haben eine Größe von etwa 0,10 bis 0,12 Millimetern. Noch winziger sind die Spermien, die nur 0,003 bis 0,005 Millimeter messen. Die längste Lebensdauer haben Knochenzellen, die erst nach etlichen Jahren erneuert werden, im Dünndarm hingegen werden sie schon nach 1,4 Tagen ersetzt. Zu den wenigen Zellen, die nicht vermehrungsfähig sind, zählen die Eizellen, die Haarfollikel (leider) und die Schweißdrüsenzellen.

Der Bauplan des Menschen

Unsere Erbinformation befindet sich gut verpackt in den Zellkernen. Angeordnet sind diese Bauplaninformationen auf einem Strang aus Desoxyribonukleinsäure (DNA). Jeder Strang in jeder Zelle enthält jeweils 22500 Gene. Ausgewickelt ist ein einziger DNA-Strang etwa 1,8 Meter lang, also oft länger als ein durchschnittlicher Erwachsener. Würde man die gesamte DNA eines einzigen Menschen aneinanderreihen, so ergäbe das die unvorstellbare Strecke von 200×10^{11} Metern, also 20 Milliarden Kilometern. Zum Vergleich: Die Entfernung von der Erde zur Sonne beträgt dagegen im Mittel läppische $1{,}5 \times 10^{11}$ Meter, also etwa 150 Millionen Kilometer.

Das Nervenkostüm

Unser Nervenkostüm ist aus etwa dreißig Milliarden Nervenzellen geschneidert und sorgt dafür, dass Reize aus der Außenwelt richtig übersetzt und beantwortet werden. Im Inneren koordinieren die Nerven das Zusammenspiel aller Systeme. Die Gesamtlänge der Nervenfasern entspricht der Strecke Erde–Mond–Erde und beträgt circa 768000 Kilometer. Mehr als 200000 gleichzeitig ankommende Informationen kann eine Nervenzelle verarbeiten. Schwer nachvollziehbar, ich persönlich schaffe noch nicht mal zwei Informationen auf einmal. Schätzungsweise 10 bis 100 Millionen Nervenzellen werden für einen einzigen Erinnerungsvorgang aktiviert.

Das Netzwerk Abwehr

Unser Immunsystem bringt im Schnitt 2 bis 3 Kilogramm auf die Waage und ist damit nahezu doppelt so schwer wie die Leber. Dieses komplexe Netzwerk aus T-Lymphozyten (T-Zellen), B-Lymphozyten (B-Zellen), natürlichen Killerzellen (NK-Zellen) und weiteren Kämpfern gegen krank machende Viren, Bakterien oder andere Feinde hat viele Unterstützer. Wie eine Burgmauer wehren die Haut und die Schleimhäute, aber auch lästiger Ohrenschmalz oder Tränen an vorderster Front gefährliche Eindringlinge ab. Ein wichtiger Helfer ist auch der Schlaf, er macht die T-Zellen fitter. Last, but not least – die richtige Ernährung stärkt das Mikrobiom im Darm (bekannter unter dem Namen »Darmflora«), in dem sich besonders viele Immunzellen tummeln.

Speditionsfirma Blutgefäße

Über den Blutkreislauf werden alle Organe, Gewebe und Zellen des Körpers mit lebenswichtigen Nährstoffen und Sauerstoff versorgt. Zudem werden Boten- und Signalstoffe sowie Abwehrzellen des Immunsystems zu den Zellen gebracht, während Stoffwechsel- und Abfallprodukte aus den Zellen über das Blut abtransportiert werden. Die kleinsten Gefäße, die Kapillaren, haben einen mittleren Durchmesser von 7 Mikrometern und eine Länge von 1 Millimeter. Etwa 30 Milliarden dieser Winzlinge durchziehen den Körper eines Erwachsenen. Dagegen sind die Aorta, also unsere Hauptschlagader, und die Lungenschlagader Riesen mit 1,5 bis

2 Zentimeter Durchmesser und 40 Zentimeter Länge. Mehr als 100 000 Kilometer misst unser komplettes Gefäßsystem mit Venen und Arterien, rechnet man alle kleinen Verästelungen mit ein. Dies entspricht dem zweieinhalbfachen Umfang der Erde. Allein in einer einzigen Sekunde werden 2,4 Millionen rote Blutzellen neu gebildet, das entspricht 208 Milliarden am Tag.

Lieferservice Verdauung

Letztlich ist unser Magen-Darm-Trakt ein langes Rohr, in dem über verschiedene Stationen Nahrung in kleinste Bausteine zerlegt und aufgenommen wird. Das beginnt im Mund mit dem Zusammenspiel von Zähnen, Kaumuskel und Speichel. Übrigens ist der Kaumuskel der stärkste Muskel des Menschen. Die Kaukraft (Beißkraft) des Mahlzahns im Seitenzahngebiet beträgt bis zu 400 Newton und bei den hinteren Zähnen sogar bis zu 800 Newton, das sind 81,5 Kilogramm!

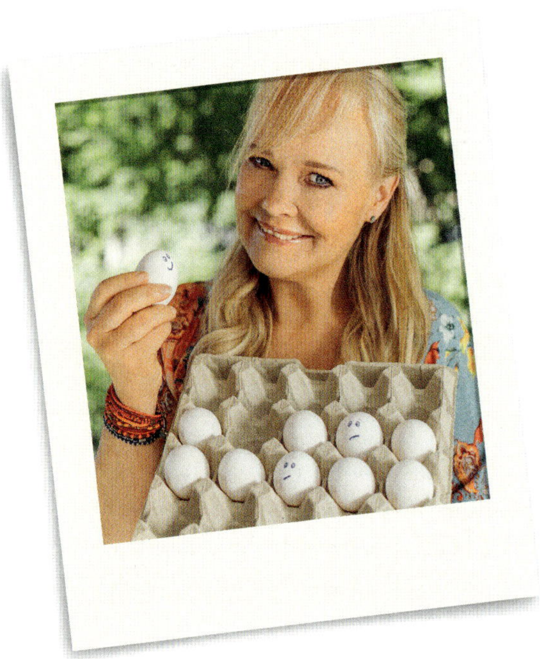

Mehr als zwanzig Muskeln sind am Schluckvorgang beteiligt, und wir schlucken etwa 600-mal am Tag. Flüssigkeiten rutschen innerhalb von einer Sekunde durch die Speiseröhre, feste Teile brauchen etwa 9 Sekunden. Die landen dann im Magen, wo es wie in einem Zementmischer zugeht. Durch Bewegungen der Magenmuskulatur wird alles schön gemischt, gleichzeitig durch die Magensäure fein säuberlich weiter zerlegt und in einen Brei verwandelt. Bei Fleisch kann das bis zu 6 Stunden dauern. Dann geht's ab in den Dünndarm, wo Enzyme für die weitere Aufspaltung von Kohlenhydraten, Eiweißen, Fetten sorgen und über ein ausgeklügeltes System mit anderen Nahrungsbestandteilen wie Vitaminen und Wasser ins Blut übergehen. Zwischen 2 und 4 Stunden brauchen sie dafür.

Letzte Station ist der Dickdarm. Hier werden dem Speisebrei über einen Zeitraum von fünf bis zu 70 Stunden Salze sowie Wasser entzogen und in den Kreislauf zurückgeführt. Etwa 400 verschiedene Bakterienarten helfen dabei. Übrig bleiben dann circa 100 Gramm, mit denen wir nichts anfangen können und die am anderen Ende des Rohres den Körper verlassen.

Mit vielen Sinnen

Die 127 Millionen Sehsinneszellen des Auges wandeln optische Reize in elektrische Erregungen um und leiten sie über den Sehnerv zu den entsprechenden Zentren im Gehirn. Das Auge nimmt 70 Prozent aller für uns wichtigen Informationen auf. Etwa 180-mal in der Minute bewegt sich unser Auge hin und her, rund 100 000-mal täglich stellen unsere sechs Augenmuskeln das Auge »scharf« (schneller als jede Kamera), und etwa 200 verschiedene Farbtöne können wir wahrnehmen.

Mit 0,1 Millimetern ist unser Trommelfell etwa doppelt so dick wie ein Haar, kann aber so viel Druck aushalten wie ein Fahrradschlauch. Ankommender Schall wird von ihm durch die Gehörknöchelchen ins Innenohr weitergeleitet. Die Schmerzgrenze liegt bei rund 120 bis 130 Dezibel, das ist etwa so, als ob man in der Nähe eines startenden Düsenjets stünde. Ein Presslufthammer bringt es auf 100 Dezibel. Unser Gehör ist rund um die Uhr im Einsatz – auch wenn wir schlafen, nimmt es Geräusche wahr.

Genauso wie der Hörsinn ist auch der Geruchssinn ständig aktiv. Mit jedem Atemzug streichen Duftmoleküle an den rund dreißig Millionen Riechzellen in der Nase vorbei. Der Mensch erkennt etwa 10 000 unterschiedliche Düfte. Eng verbunden ist der Geruchssinn mit dem Geschmackssinn. Beide zusammen geben uns wichtige Informationen vor allem zu unserem Essen. So warnt der Geruch beispielsweise vor verdorbenen Speisen oder Gefahren aus der Umwelt. Angenehme Gerüche wiederum lassen uns das Wasser im Munde zusammenlaufen oder sind mit schönen Erinnerungen verknüpft. Der Geschmackssinn liefert uns Informationen über die Bekömmlichkeit von Speisen. Junge Erwachsene verfügen über etwa 9000 Geschmacksknospen, ältere nur noch über 4000.

Unsichtbare Begleiter

Werfen wir noch mal einen Blick auf die Einzeller, auf Mikroorganismen wie Bakterien, Hefen oder viele Pilze, die einst die Erde eroberten. Sie sind wie gesagt bis heute unsere Begleiter, können uns gesund erhalten oder krank machen.

Aber vor allem tun sie viel Gutes. Sie leben in uns, auf uns und um uns. Schätzungsweise ist jeder Mensch Heimat für etwa 40 000 Arten von Mikroorganismen. Allein 900 davon besiedeln die Nasenöffnungen, 800 die Innenseiten der Wangen und 1300 das Zahnfleisch.

Auf jedem Quadratzentimeter unserer Haut leben etwa 100 000 Mikroorganismen, wobei die meisten unter den Achselhöhlen zu finden sind und die wenigsten auf den Fingerkuppen. Die allermeisten haben eine Schutzfunktion.

Das Mikrobiom des Darms wird von 100 Billionen Bakterien besiedelt, was etwa 2 Kilogramm entspricht. Sie helfen beim Zersetzen und Verdauen der Nahrung und haben Einfluss auf das Immunsystem, aber auch auf unsere Stimmung (siehe S. 64).

DAS GANZE SYSTEM STÄRKEN

Anhand dieses kleinen Ausschnittes von verblüffenden Zahlen wird deutlich, finde ich, wie viele und vor allem unglaubliche Vorgänge es in unserem Körper gibt. Er ist ein Wunder, und es ist nur schwer nachvollziehbar, wie dieses Chaos von unzähligen Zellen funktionieren kann. Aber die Erfahrung zeigt, dass unser Körper in der Regel sehr gut funktioniert und auch viel aushält.

Allerdings nur bis zu einem bestimmten Punkt. Bringen wir dieses wunderbar zusammenspielende System immer wieder aus der Balance und schwächen es beispielsweise durch anhaltenden Stress, falsche Ernährung, zu viel Alkohol oder zu wenig Bewegung, werden wir irgendwann krank. Die typischen Zivilisationskrankheiten wie Bluthochdruck, Diabetes oder Arthrose stehen oft am Ende einer solchen Kette von Über-, Unter- oder Fehlbelastungen. Gleichermaßen können dann aber Änderungen im Lebensstil diese Prozesse stoppen und sogar rückgängig machen.

Hier setzt die Naturheilkunde an. Sie zielt in der Regel nicht auf Reparaturen an einzelnen Abläufen ab, sondern stärkt und trainiert das ganze Körper-Geist-Seele-System, um als Wunderzellhaufen in Balance und gesund zu bleiben. Wie Sie in diesem Buch lesen werden, können wir auf diese Weise sogar die biologische Uhr zurückdrehen, Depressionen bekämpfen sowie Herz und Hirn schützen.

EXTRA

STRESS LÄSST DAS IMMUNSYSTEM ALT AUSSEHEN

Ob das Immunsystem schneller oder langsamer altert, hängt offensichtlich auch vom lebenslangen Stresslevel ab. So fand man bei Menschen, die mehr Stress ausgesetzt sind, einen höheren Anteil von erschöpften weißen Blutkörperchen und weniger fitte Kämpferzellen im Blut, was das Risiko für Krebs, Herz-Kreislauf-Erkrankungen oder Infektionen erhöht.

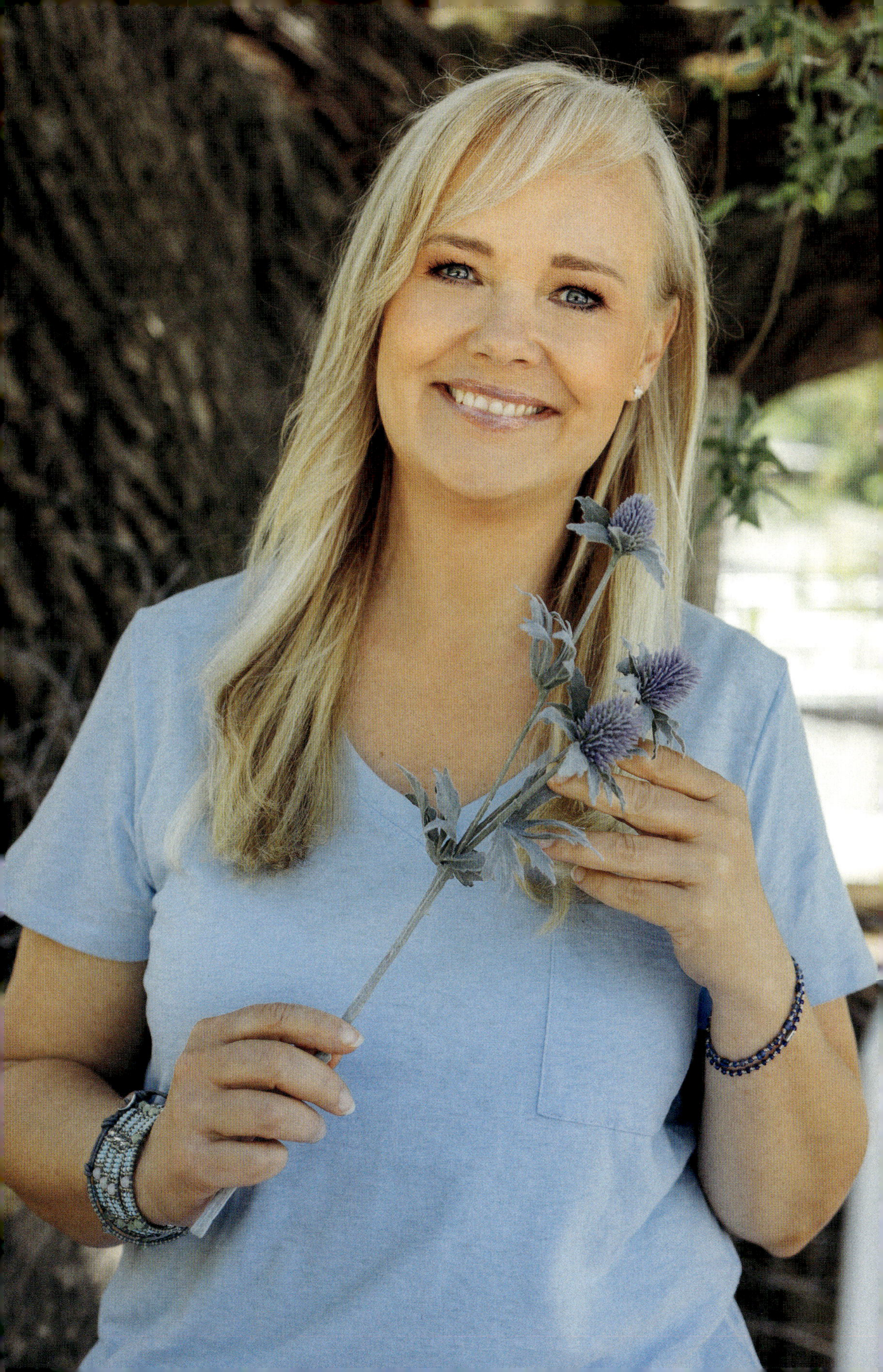

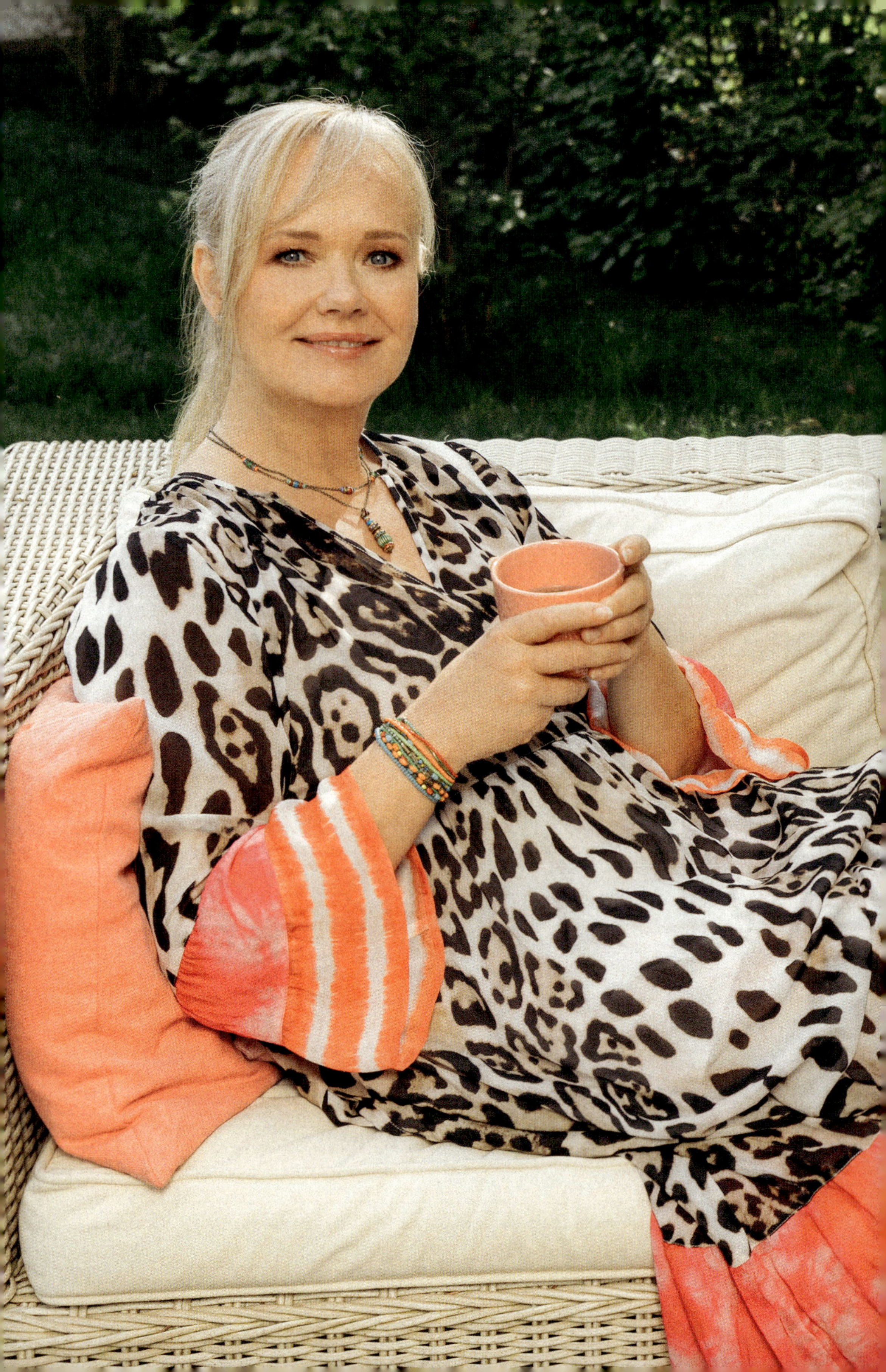

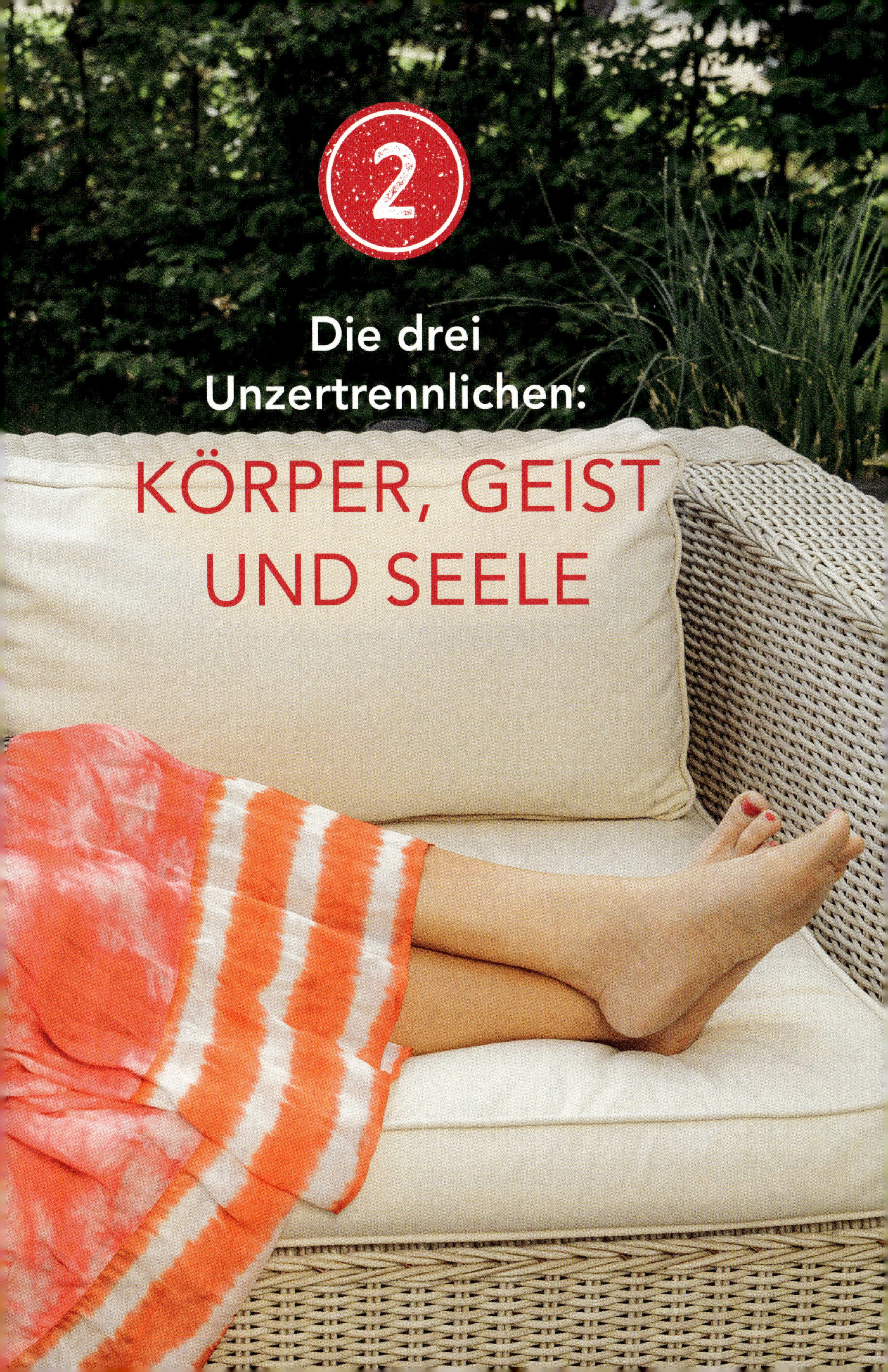

2

Die drei Unzertrennlichen: KÖRPER, GEIST UND SEELE

ALLES HÄNGT MIT ALLEM ZUSAMMEN

Schon mal was von PNI gehört? Das ist die Abkürzung für eine ziemlich junge Wissenschaft mit dem etwas sperrigen Begriff »Psycho-Neuro-Immunologie«. Im Blickpunkt dieser Wissenschaftsdisziplin steht das Zusammenspiel von Nerven-, Hormon -und Immunsystem, den drei großen Playern, wenn es um Gesundheit oder Krankheit geht. Immer mehr stichhaltige Beweise zeigen: Der Mensch ist eine biopsychosoziale Einheit. Geht es seiner Seele nicht gut, leidet auch der Körper, und ein kranker Körper macht umgekehrt der Seele zu schaffen. An der Schnittstelle dieser Mechanismen kommt das Immunsystem ins Spiel.

Die Erkenntnis, dass Körper, Geist und Seele eng miteinander verbandelt sind, hat der Begründer der modernen Medizin, Hippokrates von Kos (ca. 460–370 v. Chr.), bereits vor über 2000 Jahren ausführlich beschrieben. Durch PNI wurden diese vielfältigen Wechselwirkungen nunmehr auch wissenschaftlich belegt, und sie werden weiter erforscht.

Den Leib soll man nicht schlechter behandeln als die Seele.

Hippokrates

Eingespielte Schutzsysteme

Dachte man noch bis vor etwa vierzig Jahren, das Immunsystem würde völlig autonom arbeiten, weiß man heute, dass dieses Verteidigungssystem eng mit dem Gehirn und dem Nerven- sowie dem Hormonsystem verknüpft ist, um einen optimalen Schutz vor Gefahren und Stressoren zu garantieren. Die drei Systeme arbeiten Hand in Hand und tauschen laufend Informationen aus. Diese können körperlicher, neurologischer oder emotionaler Natur sein. Ja, auch Gefühle sind nichts anderes als Botschaften, also Informationen. Sie sind weder gut noch schlecht, sondern äußerst zweckdienlich. Sie helfen uns, auf veränderte Situationen zu reagieren. Angenehme Gefühle haben in der Regel eine motivierende Funktion und unangenehme Gefühle eine Schutzfunktion. Je nach Informationslage werden biochemische Reaktionen ausgelöst. Funken wir: »Alles okay, keine Gefahr, mir geht es gut«, befinden sich auch die neurologischen, hormonellen und immunologischen Systeme im Gleichgewicht.

Werden wir bedroht oder haben wir eine Verletzung erlitten, senden wir ganz andere Signale, was auch zu ganz anderen Reaktionen führt. Diese Regulation dient einzig und allein dem Ziel, uns zu schützen und im Zweifelsfall das Überleben zu garantieren. In unserer langen evolutionären Geschichte haben sich diese Mechanismen bewährt. Sie befähigen uns in Stresssituationen zu Kampf oder Flucht und aktivieren die Selbstheilungskräfte. Ist der Stress vorbei, fahren alle Systeme wieder in den Normalzustand. Und das funktioniert sehr effektiv seit Jahrtausenden. Anders ist es allerdings, wenn körperlicher oder seelischer Stress zum Dauerfaktor werden.

Die wirksamste Medizin ist die natürliche Heilkraft, die im Inneren eines jeden von uns liegt.

Hippokrates

EXTRA

DAS LÄUFT BEI STRESS AB

Zentrale Schaltstellen sind das vegetative Nervensystem mit seinen beiden Hauptnerven Sympathikus und Parasympathikus sowie die HPA-Achse. Die drei Buchstaben stehen für »Hypothalamus-Hypophysen-Nebennierenrinden-Achse. Sie wird auch »Stressachse« genannt. Kurz gesagt, ist das ein Regelkreis, der von der Steuerzentrale des vegetativen Nervensystems (Hypothalamus) über die Steuerzentrale aller hormonellen Vorgänge (Hypophyse) zur Produktion von Hormonen in der Nebennierenrinde führt.

Sind wir einem akuten Stress ausgesetzt, wird der Sympathikus, unser Leistungsnerv, aktiviert. Wir merken das an schnellerem Herzschlag, intensiverer Atmung, erhöhter Muskelspannung oder auch dem sprichwörtlichen Kloß im Hals. Außerdem tritt die HPA-Achse in Aktion, wo am Ende einer ganzen Reihe von hormonellen Reaktionen die Nebenniere die Stresshormone Adrenalin, Noradrenalin und Cortisol ausschüttet. Sie können dann bis auf das Zehnfache ansteigen!

Diese Botenstoffe rufen gleichzeitig das Immunsystem auf den Plan, und natürliche Killerzellen (NK) schwärmen aus. Es kommt zu einer Entzündungsreaktion, um mögliche Erreger zu bekämpfen, die beispielsweise bei einer Verletzung eindringen können. Ist die Gefahr vorbei, kommt über die HPA-Achse das Kommando zum Rückzug der Killerzellen, und die Stresshormone pegeln sich wieder auf das Normalmaß ein.

Das Gleiche passiert mit dem Sympathikus. Ist die Gefahr gebannt, übernimmt der Entspannungsnerv, medizinisch »Parasympathikus« und vor allem sein Hauptnerv »Vagus« das Kommando.

Nicht der Arzt heilt, sondern die Natur. Der Arzt kann nur ihr getreuer Helfer und Diener sein.

Hippokrates

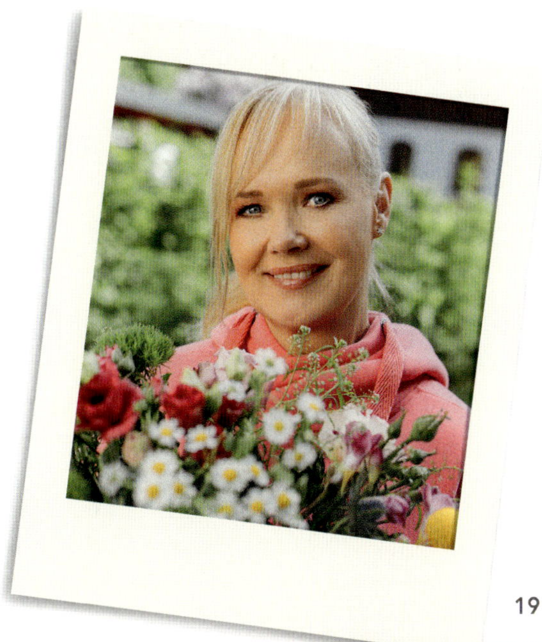

Problemfall Dauerstress

Die Weltgesundheitsorganisation WHO bezeichnet chronischen Stress als eine der größten Gesundheitsgefahren des 21. Jahrhunderts. Dabei ist emotionaler Stress genauso bedrohlich wie körperlicher. Die ersten Anzeichen sind unspezifische Befindlichkeitsstörungen wie Kopfschmerzen, Schlafstörungen, Magenschmerzen bis hin zu Angst, Depressionen oder Rückenschmerzen. Auch das Immunsystem leidet, und die Betroffenen werden anfälliger für Infektionen.

Bei anhaltendem Stress übernimmt Cortisol sozusagen das Kommando und bringt das fein abgestimmte Stressverarbeitungssystem ins Wanken. Nicht nur der Blutdruck schießt dann dauerhaft in die Höhe, auch Zucker- und Fettstoffwechsel werden negativ beeinflusst. Ebenso leidet das Immunsystem darunter. Es wird herunterreguliert, also unterdrückt. Die stressbedingten Entzündungen werden quasi nicht mehr vom Körper eingedämmt und zündeln latent weiter. Man spricht von einer *silent inflammation,* also einem Entzündungsgeschehen, das lange Zeit unterhalb von messbaren Laborparametern sein Unwesen treibt, bis es dann zu akuten Reaktionen kommt. Das Ergebnis: ein gesteigertes Risiko für Allergien, Infekte, Herzinfarkt und für die Entstehung von Krebs oder Autoimmunerkrankungen.

Wer krank ist, ist als ganzer Mensch krank.

Hippokrates

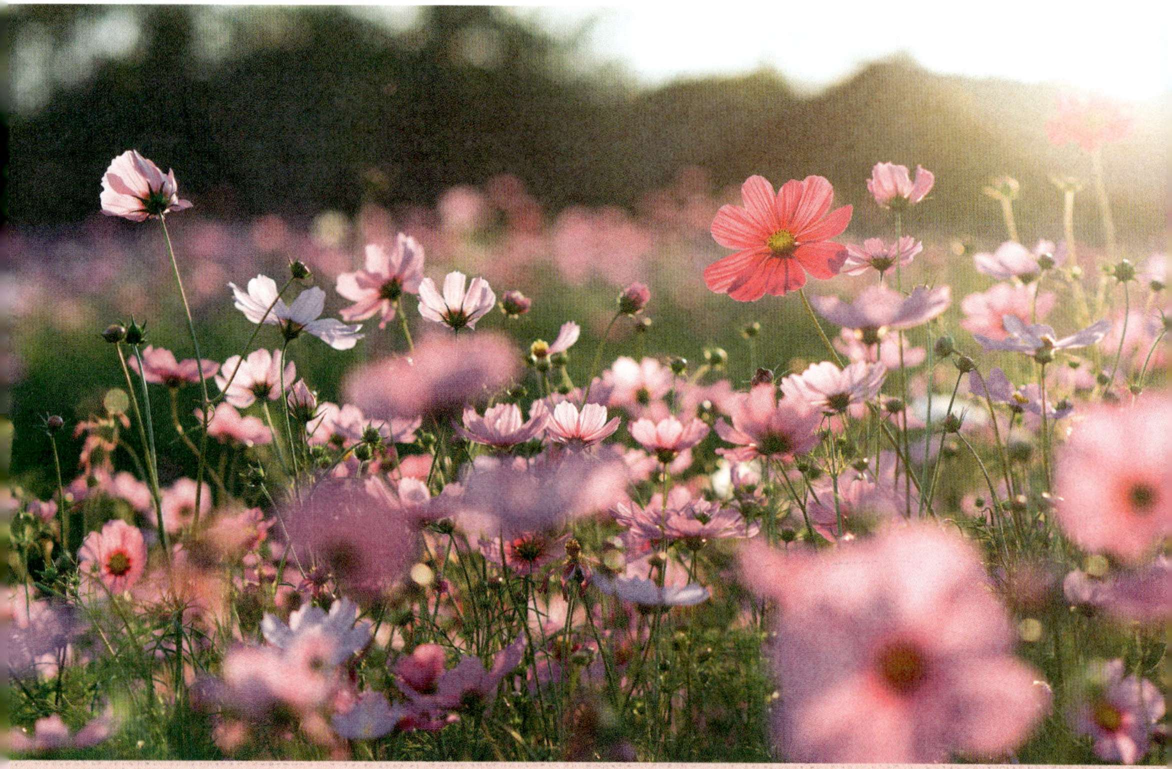

DIE SELBSTHEILUNGSKRÄFTE AKTIVIEREN

Doch was tun? Wir können über verschiedene Mechanismen stressbedingten Entgleisungen entgegenwirken. Dafür braucht unser Immunsystem gesundheitsförderliche Informationen. Die kann man einerseits über den Kopf, also auf der Gefühls- und Gedankenebene, an den Körper senden. So weiß man, dass gute freundschaftliche und familiäre Beziehungen sowie soziale Aktivitäten ganz wichtig für ein starkes Immunsystem sind und umgekehrt Einsamkeit wiederum das Risiko für Krankheiten oder sogar frühzeitigen Tod erhöht. Auch eine positive Lebenseinstellung wirkt gesundheitsförderlich. Umgekehrt kann man auf der Körperebene Einfluss auf das Immunsystem nehmen, entweder ganz direkt über eine ausgewogene Ernährung, ausreichend Schlaf und Bewegung oder indem man über verschiedene naturheilkundliche Techniken das vegetative Nervensystem aus dem Alarmzustand befreit.

Das ist das Verblüffende an naturheilkundlichen Anwendungen: Sie wirken nicht nur auf den Körper, sondern auch auf den Geist und die Seele. So kommt es, dass manche Patienten beim Meditieren Geistesblitze haben oder andere im Wickel liegend zu weinen beginnen.

Nutzen Sie die Kräfte der Natur, um ganzheitlich fitter zu werden oder zu heilen. Und das ist gar nicht schwierig. Sie finden in diesem Buch 77 einfache Anwendungen, von denen fast alle das Ziel haben, genau diese Selbstheilungskräfte zu stärken, damit Sie gesund werden oder gesund bleiben. Hier ein paar Beispiele:

Kopf an Körper:

- Studien zeigen, dass Menschen, die einen Sinn in ihrem Leben sehen, weniger entzündungsbedingte Erkrankungen wie Alzheimer, Herzinfarkte oder Schlaganfall bekommen (siehe S. 52).
- Lachen aktiviert die T-Zellen des Immunsystems (siehe S. 97).
- Meditation senkt den Augeninnendruck und hilft bei einem Glaukom (siehe S. 84).

Körper an Kopf:

- Saunieren wirkt entspannend auf das vegetative Nervensystem, denn es werden weniger Stresshormone ausgeschüttet. Dies führt zur Senkung von Entzündungsprozessen im Körper (siehe S. 144).
- Kalte oder wechselwarme Wasseranwendungen nach Kneipp führen unter anderem dazu, dass die Aktivität der Stressrezeptoren abnimmt. Dadurch sinkt der Blutdruck, und auch das Immunsystem profitiert wieder davon (siehe S. 81).
- Das Einatmen von Lavendelduft oder das Einreiben mit Lavendelöl verbessert den Schlaf und verringert Ängste (siehe S. 58).

Lebensstil an Kopf und Körper:

- »Der Mensch ist, was er isst«: Mit einer abwechslungsreichen Ernährung, bei der viel Gemüse, Kräuter, etwas Obst, fermentierte Lebensmittel und Vollkornprodukte überwiegen, hält man nicht nur das Gehirn fit und schützt es vor Entzündungen (siehe S. 26) sondern man kann sich auch von Depressionen befreien (siehe S. 64) und sogar die biologische Uhr zurückdrehen (siehe S. 46).
- Wer täglich 7000 Schritte geht, lebt nachweislich länger (siehe S. 106). Bewegung senkt Blutdruck, Blutzucker und Blutfette, hält Muskeln, Gelenke und Knochen fit, bekämpft Entzündungen und fördert die Ausschüttung von Glückshormonen (siehe S. 111).
- Entspannung wirkt wie ein Supermedikament. Sie schützt einzelne Organe wie die Augen vor Erkrankungen (siehe S. 84) und bewahrt ganze Systeme vor Überlastung (siehe S. 46).
- Hin und wieder eine Kur, um Entzündungen einzudämmen, einzelne Organe oder die drei Unzertrennlichen zu stärken – das hilft nicht nur beim Regenerieren, sondern auch, um gestörte Regulationsmechanismen wieder in die Spur zu bringen (siehe S. 166, »Das perfekte Jahr«).

EXTRA

JEDE INNERE BEWEGUNG DRÜCKT SICH DURCH UNSEREN KÖRPER AUS

Wie stark positive oder negative Gefühle den Körper erfassen, haben Emotionsforscher in einer Studie ermitteln können. Sie haben eine »Landkarte der Gefühle« erstellt. Darauf sieht man ganz deutlich, Freude und Liebe gehören zu den Emotionen, die besonders intensive Reaktionen in vielen Körperregionen bewirken. Trauer, Angst und Wut hingegen sind stark in der Brust und insbesondere in der Herzregion lokalisiert.

Nicht verwunderlich, dass anhaltende Angst oder Trauer durch den Verlust eines geliebten Menschen eine starke körperliche Reaktion in diesem Bereich hervorruft und manchmal sogar im sprichwörtlich gebrochenen Herzen mündet. In seltenen Fällen kann das Broken-Heart-Syndrom sogar tödlich enden.

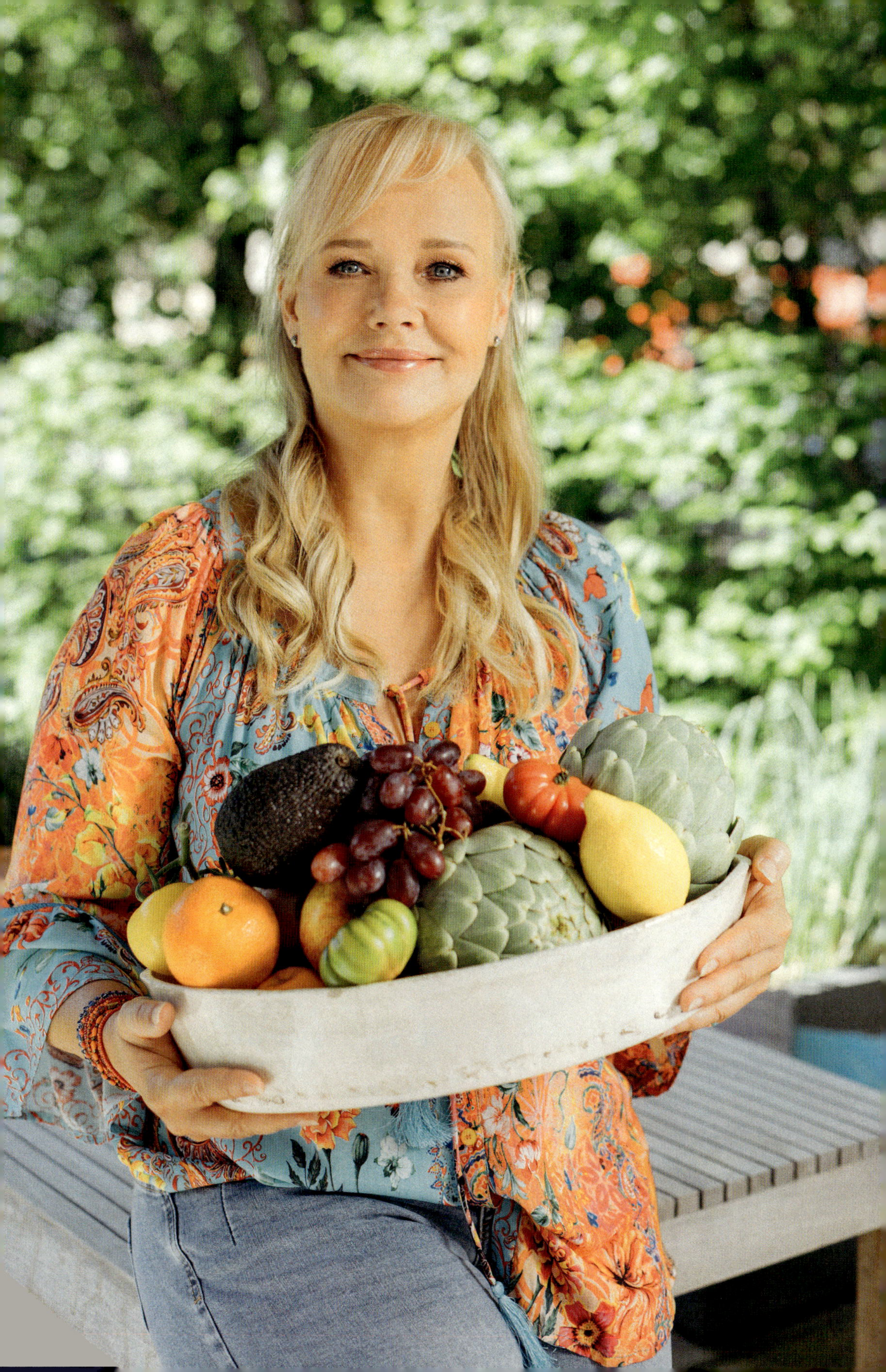

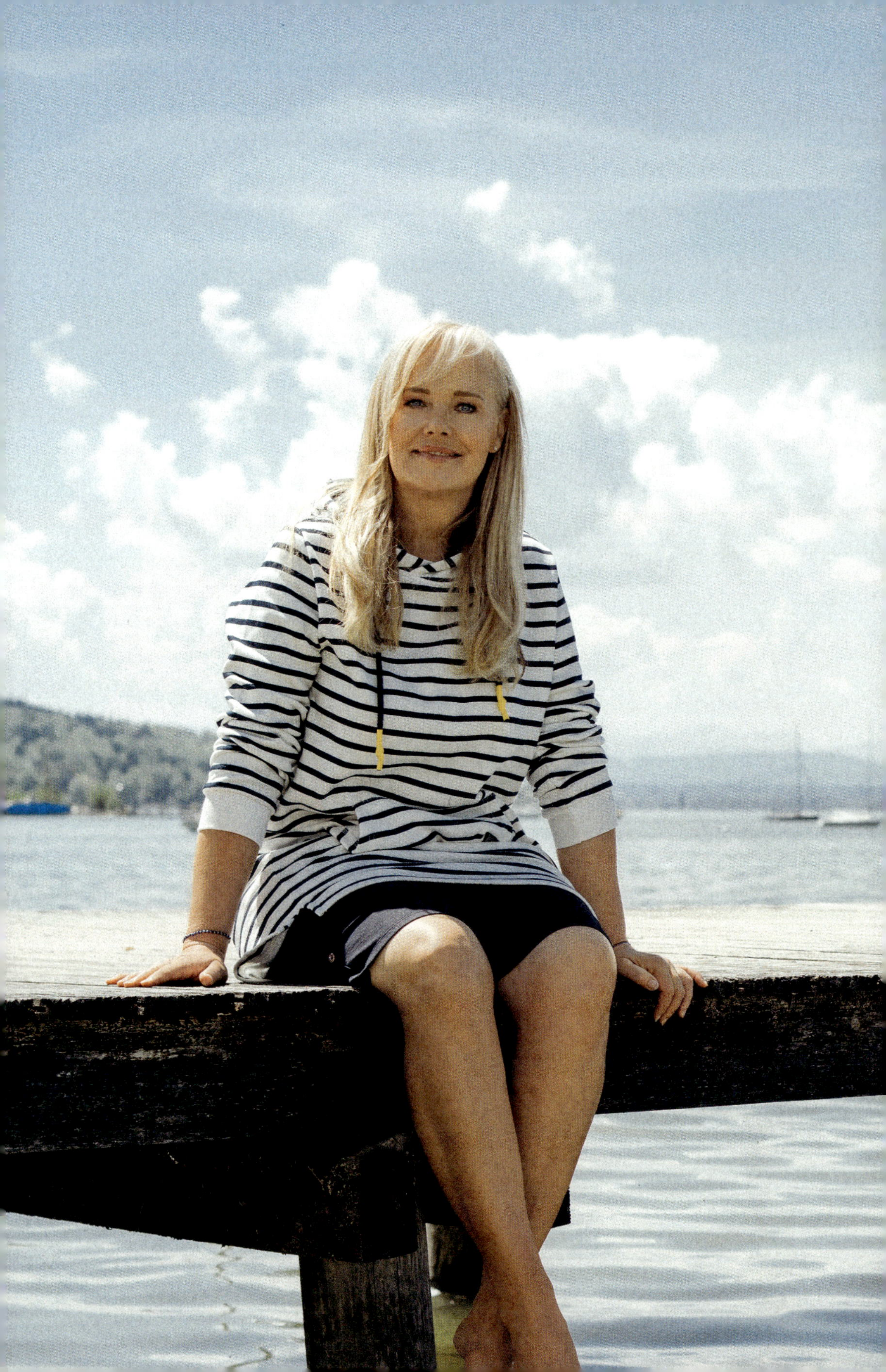

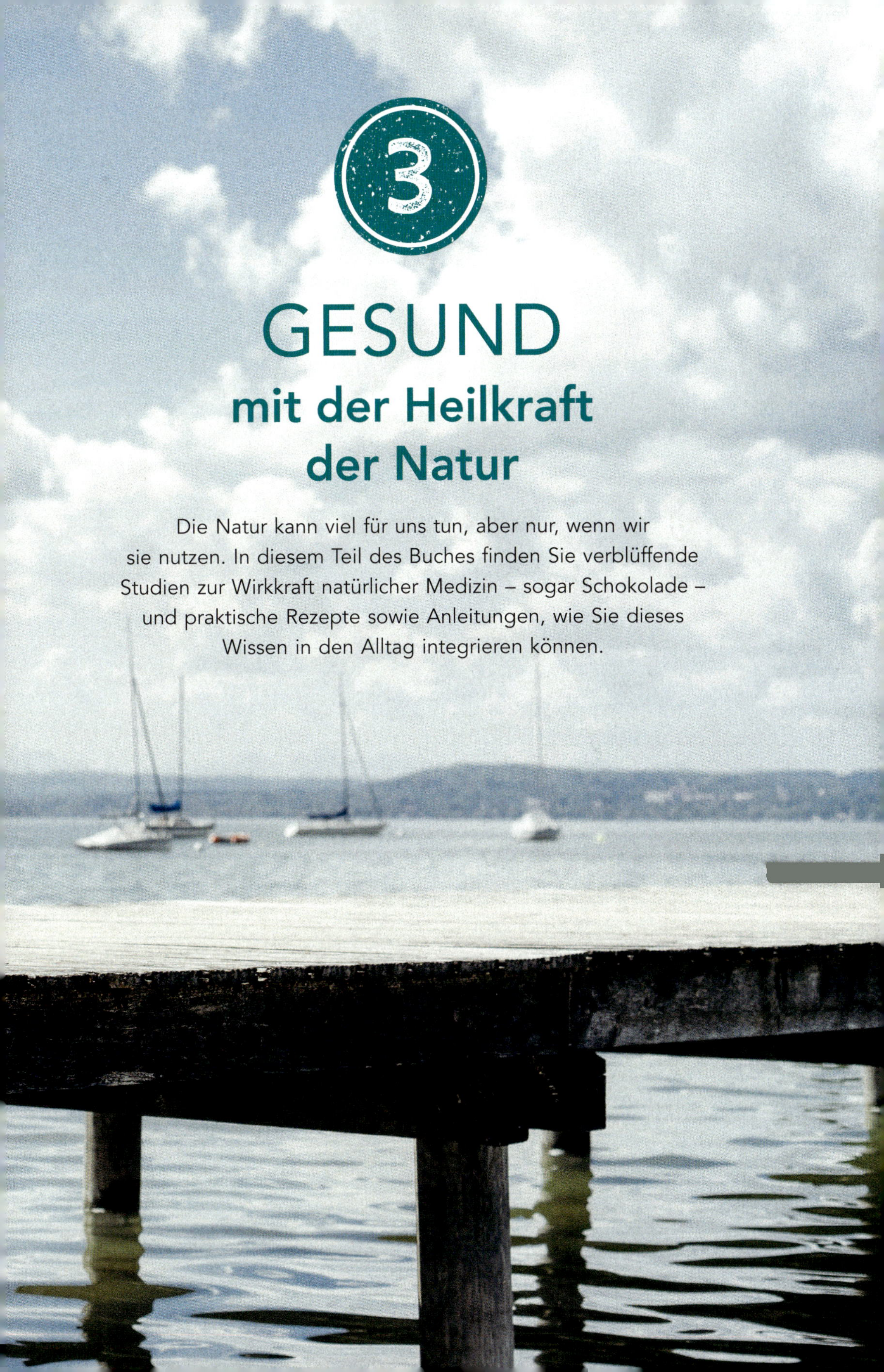

3

GESUND
mit der Heilkraft der Natur

Die Natur kann viel für uns tun, aber nur, wenn wir sie nutzen. In diesem Teil des Buches finden Sie verblüffende Studien zur Wirkkraft natürlicher Medizin – sogar Schokolade – und praktische Rezepte sowie Anleitungen, wie Sie dieses Wissen in den Alltag integrieren können.

BUNT ESSEN HÄLT DAS GEHIRN FIT

Pflanzenfarbe für die grauen Zellen

Es ist ja eine Binsenweisheit: Obst und Gemüse sind gesund! Sie beliefern uns mit lebenswichtigen Vitaminen, Mineralien sowie Ballaststoffen. Aber wir essen mit Obst und Gemüse noch mehr, nämlich sogenannte sekundäre Pflanzenstoffe. Sie weckten erst in den letzten Jahrzehnten das Interesse der Wissenschaft. Aber was die Forschung bislang alles zutage gefördert hat, ist spektakulär! Eine Gruppe, nämlich die Farbstoffe, die Pflanzen rot, grün, gelb, orange oder lila leuchten lassen, sind auch ein mächtiger Gesundheitsfaktor für das Gehirn. Man nennt sie »Flavonoide« (lat. *flavus* [goldgelb]).

So wirken Flavonoide:

- Sie verlangsamen den geistigen Abbau.
- Sie vermindern schädliche oxidative Prozesse.
- Sie machen es Entzündungen schwer.
- Sie halten die Gefäße gesund.
- Sie schützen vor Krebs und Herzkrankheiten.

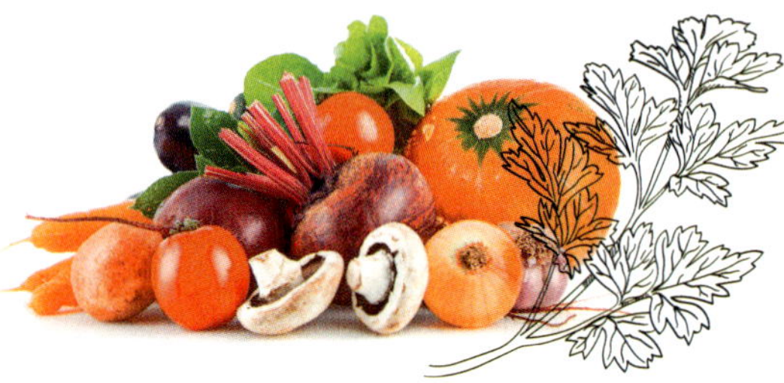

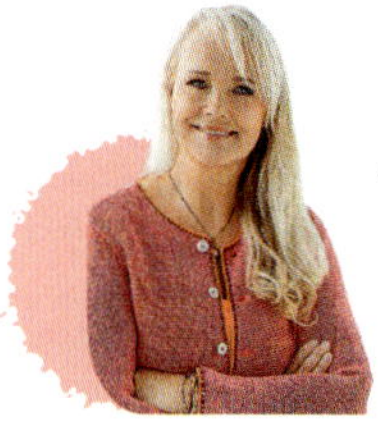

Als Kind und auch noch während des Studiums konnte ich mit Gemüse nicht so viel anfangen. Mit Obst vielleicht schon eher. Mein Vater pflegte zu sagen: »Schon wieder Salat? Ich bin doch keine Kuh.« Mit den Jahren las ich dann immer mehr über die positive Bedeutung von Obst und Gemüse und erlebte am eigenen Leib: Man braucht nur gute Rezepte, dann schmeckt Gemüse fantastisch. Es hilft, das Gewicht zu halten und ist aus vielerlei Gründen tatsächlich gesund. Was einst meine Oma behauptete, hat die Wissenschaft mittlerweile bewiesen. Das Gute ist auch, wenn man jeden Tag wirklich 500 Gramm Gemüse isst, dann hat man gar nicht mehr so viel Platz auf dem Teller oder im Magen für Dinge, die ungesund sind oder dick machen. Wichtig finde ich allerdings, dass alles frisch ist und am besten bio.

STUDIE NR. 1: FLAVONOIDE HALTEN DAS GEHIRN FIT

BEWEIS

Ein Team von amerikanischen Wissenschaftlern hat sich im Jahr 2021 zwei große Klassiker aus dem Bereich der Langzeitstudien vorgeknöpft und aus den schier unerschöpflichen Datensätzen neue Erkenntnisse zu Ernährungsgewohnheiten und geistiger Fitness gewinnen können. Die beiden Klassiker sind die »Nurses' Health Study« (1984–2000) sowie die »Health Professionals Follow-up Study« (1986–2002), die Gesundheitsdaten von fast 80 000 Frauen und Männern erfasst haben.

Das Interesse der Forscher galt der Frage: Hat der Verzehr von Obst und Gemüse und vor allem ihr Gehalt an Farbstoffen, sogenannter Flavonoide, Einfluss auf die geistige Fitness im Alter? Dazu werteten die Wissenschaftler die Fragebögen zu den Ernährungsgewohnheiten aus und setzten sie mit statistischen Methoden ins Verhältnis zu den Angaben der Studienteilnehmenden zu ihrer geistigen Fitness, die gegen Ende der Studien erhoben wurden. Sie sollten angeben, ob sie beispielsweise öfter Schwierigkeiten hatten, sich an jüngste Ereignisse zu erinnern oder der Handlung in einem Film zu folgen, und ob sie generell den Eindruck hatten, dass ihre Gedächtnisfähigkeiten nachgelassen hätten.

FAZIT: Ein hoher Verzehr von Flavonoiden geht mit einer besseren geistigen Fitness einher. Je mehr »Pflanzenfarbe« gegessen wurde – die höchsten Werte lagen bei etwa 600 Milligramm täglich –, desto geringer stellte sich das Risiko für den geistigen Abbau dar. Die stärkste Schutzwirkung konnte für Flavone, Flavanone und Anthocyane gefunden werden. Die positive Wirkung auf das Gehirn zeigte sich insbesondere für Erdbeeren, Orangen, Grapefruit, Zitronensaft, Äpfel und Birnen, Bananen, aber auch Sellerie und Pfeffer.

Wie kann das sein?

Unser Körper braucht viel Energie, das Gehirn sogar sehr viel. Und die gewinnt er vor allem durch Oxidation, ein lebensnotwendiger Stoffwechselprozess, um mithilfe von Sauerstoff Energie aus der Nahrung zu gewinnen. Das alles sind wahnsinnig komplizierte Abläufe, an deren Ende das Energiemolekül ATP, auch Adenosintriphosphat genannt, in den Mitochondrien gebildet wird. Unser Bedarf ist gigantisch und kann pro Sekunde 10 Millionen ATP-Moleküle pro Zelle betragen!

Dabei entsteht natürlich auch Müll, in dem Fall freie Radikale. Die werden von der körpereigenen Müllabfuhr entsorgt. Mit zunehmendem Alter schwächeln diese Mechanismen. Das Gehirn mit seinem hohen Energie- und Sauerstoffbedarf ist dann besonders gefährdet. Es resultiert in schlechteren Leistungen, was Gedächtnis, Aufmerksamkeit und Konzentration betrifft, oft Vorboten einer Demenz. Und da kommt das Grünzeug ins Spiel. Denn die Farbstoffe, also die Flavonoide in Obst und Gemüse, sind ein super antioxidatives Gegengewicht. Sie stoßen enzymatische Prozesse an, die die freien Radikale aus der Zelle vor die Tür setzen, fertig für die Entsorgung.

SO WIRD'S GEMACHT

Am besten essen Sie täglich einen Farbenmix, morgens ein Stück Obst, mittags und abends viel verschiedenfarbiges Gemüse. Dann kommen Sie auf hohe Anteile von Flavonoiden. Würzen Sie mit reichlich frischen Kräutern, denn auch die sind voller Flavonoide.

Smoothie-Farbstart in den Tag

ZUTATEN

Für 2 Personen

- 1 kleine Rote Bete
- 75 g Stangensellerie
- 1 Apfel
- 2 cm Ingwer
- 2 Stängel frische Petersilie
- 100 ml Orangensaft
- 100 ml grüner Tee (vom Vorabend)
- 1 Zitrone (Saft davon)
- 1 EL Oliven- oder Leinöl

ZUBEREITUNG

1. Die Rote Bete schälen, alle festen Teile in kleinere Stücke schneiden und mit der Petersilie und dem O-Saft in den Smoothiemaker geben.
2. Den Morgenshake mit dem grünen Tee und Zitronensaft auffüllen, einen Schuss Öl dazugeben und mit diesem Fitmacher fürs Gehirn in den Tag starten.

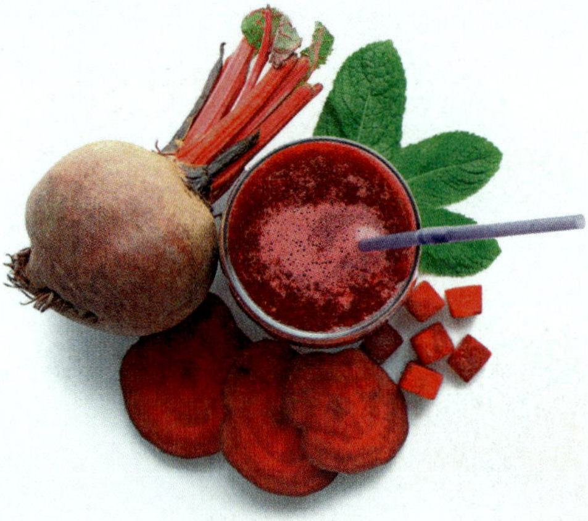

Als die drei Spitzenreiter unter den gedächtnisfördernden Farbstoffen gelten die folgenden:

- **Anthocyane** sind in blauen beziehungsweise violetten Pflanzen enthalten. Hohe Werte haben Blaubeeren, schwarze Johannisbeeren, Brombeeren oder Rotkohl, rote Zwiebeln sowie Rote Beten.
- **Flavone** kommen beispielsweise im Thymian, in Rosmarin, Petersilie, Staudensellerie, Kohl oder Pastinaken vor.
- **Flavanone** sind insbesondere in Zitrusfrüchten zu finden.

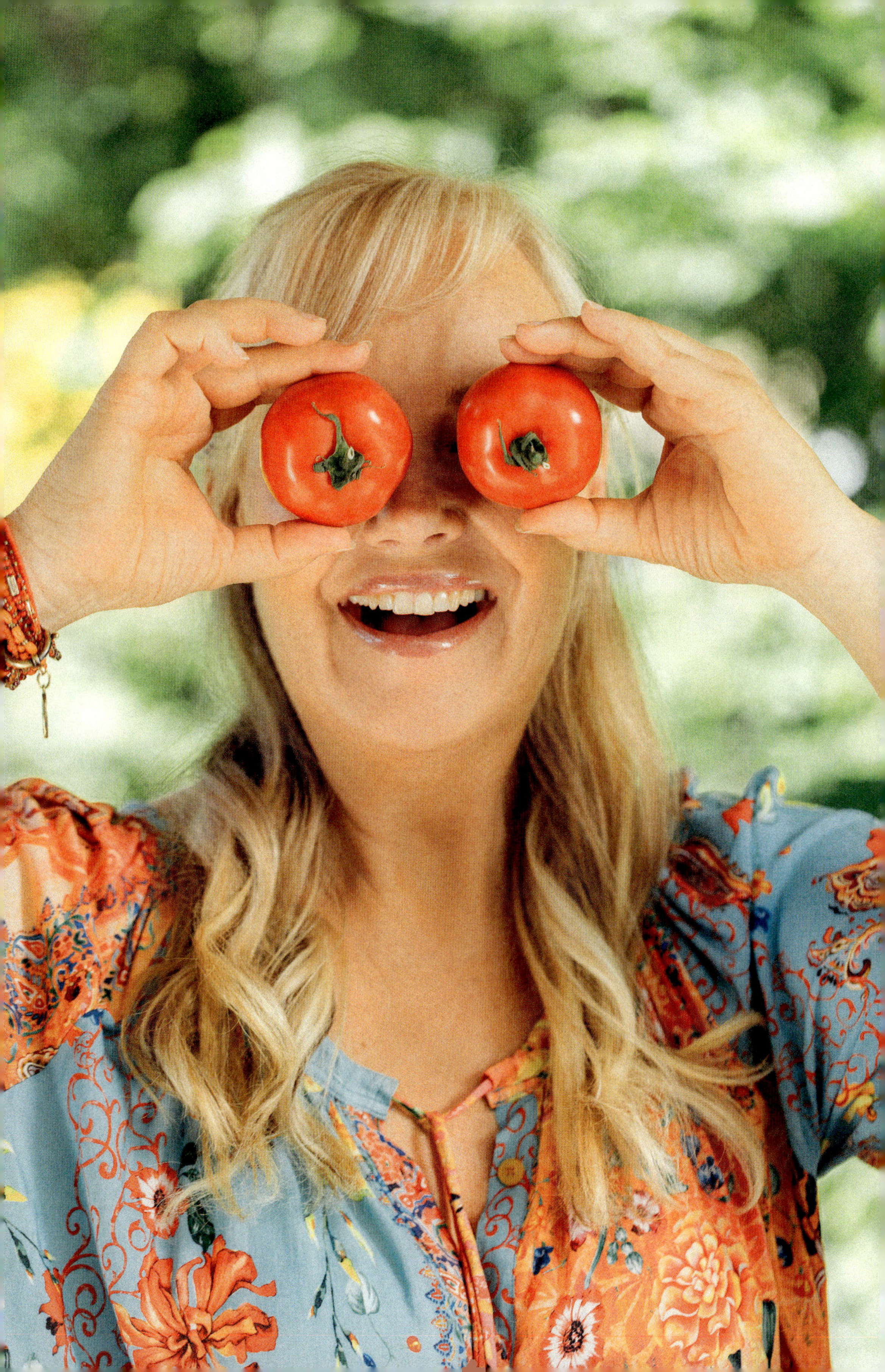

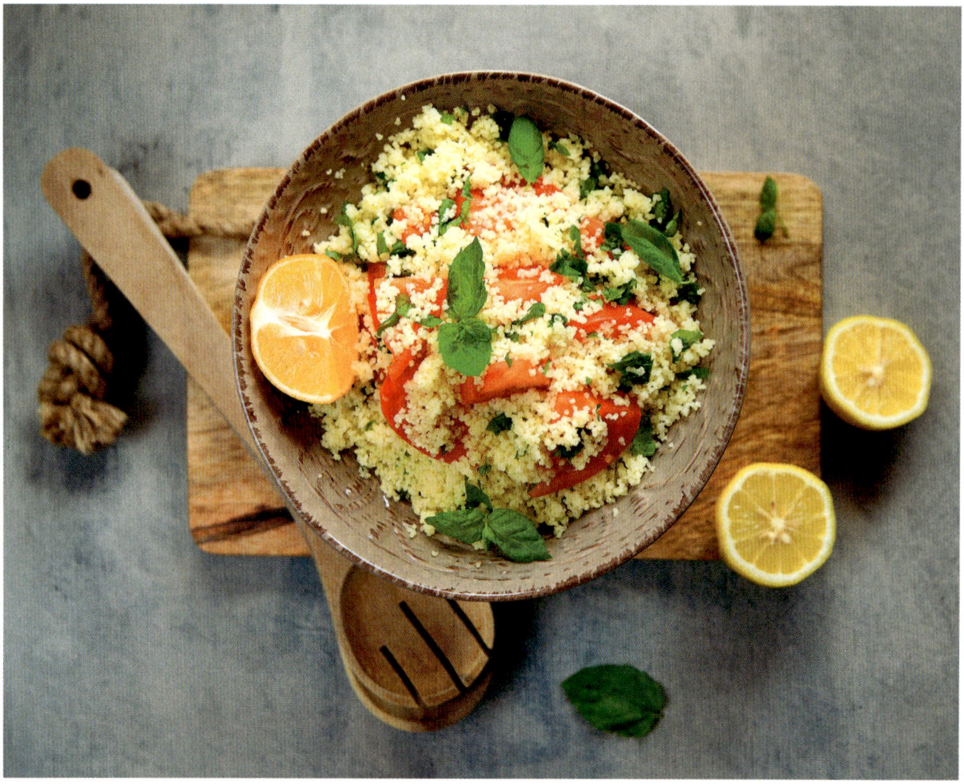

WOW

PFLANZENSTOFFE SCHÜTZEN AUCH VOR KREBS UND HERZKRANKHEITEN

Wer reichlich Lebensmittel mit hohen Flavonoidwerten verspeist, ist auch besser vor Krebs und Herzkrankheiten geschützt, wie viele Studien in den letzten Jahren belegen konnten. In einer Beobachtungsstudie an über 56 000 Dänen über 23 Jahre fiel auf, dass auch Raucher und Menschen, die täglich mehr Alkohol als empfohlen zu sich nehmen (mehr als 20 Gramm pro Tag), von dieser Ernährung profitieren, sogar mehr als Nichtraucher oder Wenig-Trinker (unter 20 Gramm pro Tag). Für alle, die alt werden möchten, heißt daher die Empfehlung aus dieser Studie (wie auch die der Weltgesundheitsorganisation WHO): mindestens 500 Gramm Gemüse und Obst täglich! Sehr gut belegt in vielen anderen Studien ist ebenso die krebsvorbeugende Wirkung von Kreuzblütlern, also allen Kohlsorten, Rettich, Radieschen und Kressearten.

Petersiliensalat-Taboulé

Der wohl berühmteste Salat aus dem Nahen Osten ist ein Antioxidanzien-Wunder. Viel Farbe, viel Geschmack und viel Gesundheit.

ZUTATEN

Für 4 Personen

- 150–200 g großblättrige Petersilie
- 20–30 g frische Minzblätter
- 2–3 große Tomaten
- ½ kleine Zwiebel
- 50 g feiner Bulgur
- Salz und Pfeffer
- 5 EL Olivenöl
- Saft von 1–2 Zitronen je nach Geschmack

ZUBEREITUNG

1. Petersilie und die Minzblätter waschen. Stiele der Petersilie bis zum Blattansatz entfernen, damit nicht zu viel davon im Salat ist (einfrieren und später weiterverwenden). Petersilie, Minze, Tomaten und Zwiebel sehr klein schneiden. Je nach Geschmack kann man auch mehr Tomaten nehmen.

2. Den Bulgur in ein Sieb geben, unter fließendem Wasser etwas abspülen. In eine Schüssel schütten und alle klein geschnittenen Zutaten untermischen. Mit Salz und Pfeffer würzen, mit dem Öl und dem Zitronensaft abschmecken.

Die extra gesunde Blumenkohl-Taboulé-Variante

Sie können diesen wunderbaren Salat noch gesünder machen. Ersetzen Sie den Bulgur durch Blumenkohl. Sie werden jetzt vielleicht etwas erstaunt denken, ich hätte mich verschrieben. Nein, das geht wirklich ganz einfach. Vierteln Sie einen normal großen Blumenkohl, und raspeln Sie das Viertel auf der Reibe. Ergibt viel Masse. Das Ergebnis wird Sie erstaunen und überzeugen. Supertipp auch für eine Sommerparty, da dieser Salat leicht und erfrischend ist.

KALTE GÜSSE GEGEN BLUTHOCHDRUCK

Gesünder mit »Wasserspielen« à la Kneipp

Neben einer möglichen familiären Vererbung sind es vor allem vier Faktoren, die zu Bluthochdruck führen: zu wenig Bewegung, ungesunde Ernährung, Übergewicht und Stress. Wobei Stress einer der wichtigsten Treiber ist. Er versetzt das sympathische Nervensystem in einen Dauererregungszustand. Wir sind bildlich gesprochen ständig im Angriffs- oder Fluchtmodus, was immer mit einer Blutdrucksteigerung einhergeht. Der Entspannungsnerv, der Parasympathikus, kommt kaum zum Zug. Mit »Wasserspielen« à la Kneipp können Sie daran tatsächlich viel ändern.

So wirkt Wasser:

- Es lässt den Blutdruck sinken.
- Es macht Geist und Gefäße entspannter.
- Es tut dem Herzen gut.
- Es trainiert den ganzen Kreislauf.
- Es stärkt die Abwehr.

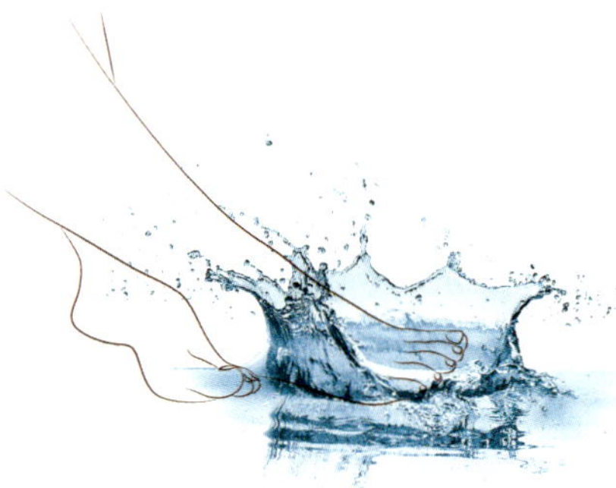

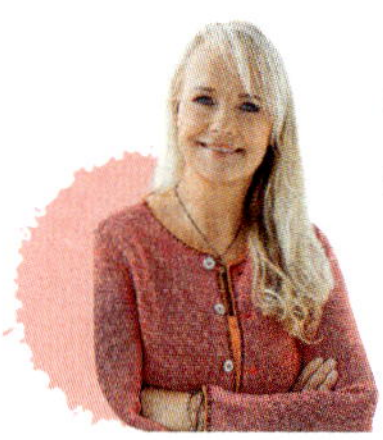

Machen Sie doch zum Spaß mal einen Test, und messen Sie in den verschiedensten Situationen Ihren Blutdruck: beim Sport, beim Kochen, beim Plaudern und so weiter. Wissen Sie, wann meiner am höchsten ist? Bei Aufregung! Wenn ich mich ärgere, geht er durch die Decke. Mehr als bei jedem Jogging, auch wenn mir mal wieder die Zunge aus dem Hals hängt vor Anstrengung.

Ein hoher Blutdruck ist so etwas wie »zu viel Druck auf dem Kessel«. Das ist kurzfristig sehr hilfreich, wenn man sich ordentlich aufregen, konzentrieren, anstrengen oder einen Wettlauf gewinnen möchte. Ist der Druck aber dauerhaft zu hoch, dann leiden unsere Gefäße und irgendwann vor allem Herz und Hirn. Deshalb sollten wir alle unseren Blutdruck kennen. Vor allem nach den Wechseljahren kann er manchmal erstaunlich in die Höhe schnellen. Werte in Ruhe gemessen bis maximal 139/89 sind okay, aber eigentlich ist es sinnvoll, schon früher immer mal wieder was für seinen Blutdruck zu tun. Die Naturheilkunde hat da viel zu bieten, und ausgerechnet das Wasser konnte jetzt in einer Studie zeigen, was es draufhat.

STUDIE NR. 2:

BEWEIS

BLUTDRUCKSENKER HYDROTHERAPIE

Für die Studie wurden 98 Patienten ausgewählt, die zu einer stationären Rehabilitation in der Klinik Bad Wörishofen weilten. Alle hatten leichten bis mittelgradigen Bluthochdruck sowie eine Herzerkrankung. Die Patienten durchliefen über drei bis vier Wochen das übliche Reha-Programm. Der einzige Unterschied: Fünfzig Patientinnen und Patienten erhielten pro Woche zusätzlich fünf bis zwölf Kneipp-Anwendungen und die anderen 48 keine. Den »Kneippern« wurden kalte oder wechselwarme Arm-, Knie- und Schenkelgüsse sowie abendliches Wassertreten verordnet. Die geschätzte Kreislaufbelastung pro Anwendung war vergleichbar der beim normalen bis zügigen Gehen.

FAZIT: Bei beiden Gruppen sank der Blutdruck während der Reha. Die »Wassergruppe« war jedoch in allen Werten überlegen, sowohl, was die 24-Stunden-Blutdruckmessung betraf, als auch, was einzelne Messungen am Tag und vor allem in der Nacht ergaben.

Gegen Ende der Rehabilitation zeigte die Gruppe mit Wasseranwendungen beim Belastungstest nicht nur einen geringeren Blutdruckanstieg als die Kontrollgruppe, sondern war auch leistungsfähiger. Außerdem: Patienten der Kneipp-Gruppe konnten wirklich mit weniger Medikamenten nach Hause gehen – die anderen nicht.

Das Interessante der Studie ist eine weitere Erkenntnis: Alle Anwendungen kann man problemlos zu Hause durchführen!

Wie kann das sein?

Bei der essenziellen Hypertonie (das heißt dauerhaftem Bluthochdruck ohne erkennbare Ursache) ist der Sympathikus hochaktiv. Dadurch werden mehr spezielle (α-adrenerge) Rezeptoren in den Gefäßwänden stimuliert, an die Stresshormone wie Adrenalin und Noradrenalin andocken. Sie bewirken eine Verengung der Gefäße und damit einen Blutdruckanstieg. Auch bei Kaltreizen werden die Gefäße zunächst eng gestellt. Doch in diesem Fall tritt umgehend das Wärmeregulationssystem des Körpers auf den Plan und gibt das Signal: Durchblutung an der unterkühlten Stelle zu steigern, um wieder auf »Betriebstemperatur« zu kommen! Die zugeführte Wärme führt zu einer Gefäßerweiterung, der Blutdruck sinkt. Auch die Aktivität der Stressrezeptoren nimmt ab. Durch regelmäßige Anwendungen werden diese α-adrenergen Rezeptoren heruntergeregeliert.

EXTRA

LEINÖL FÜR FITTE GEFÄSSE

Versorgen Sie Ihre Gefäße außerdem mit reichlich Omega-3-Fettsäuren. Sie werden unter anderem in die Gefäßwände eingebaut und sorgen für zusätzliche Elastizität. Darüber hinaus erhöhen sie die Fließfähigkeit des Blutes. Eine Superquelle für diese Fette ist unser heimisches Leinöl oder geschroteter Leinsamen. Mit 2 Esslöffeln Leinöl oder 30 Gramm geschrotetem Leinsamen täglich sind Sie gut versorgt.

SO WIRD'S GEMACHT

Wichtig ist Regelmäßigkeit. Vorteilhaft sind täglich zwei Wasseranwendungen. Das kann morgens der kalte Knie- oder Schenkelguss und abends das wechselwarme Fußbad, Wassertreten oder ein warmes Vollbad sein.

Vollbad

Temperatur: 38 bis 39 °C. Entspannende Zusätze von Lavendel oder Melisse erhöhen die Wirkung. Badedauer 15 bis maximal 20 Minuten.
Das Vollbad hat einen besonders schnellen Effekt auf den Blutdruck und kann den oberen Wert (Systole) um bis zu 30 mmHg sowie den unteren Wert (Diastole) etwa um 12 mmHg für mehrere Stunden senken. Durch die Wärme werden die Blutgefäße weit gestellt, und das Blut hat mehr freie Bahn, um gut fließen zu können.

WICHTIG: Wer unter einer Herzerkrankung leidet, sollte nur Halbbäder (also Wasser nur bis zur Hüfte) nehmen, um durch den Wasserdruck nicht das Herz zu belasten.

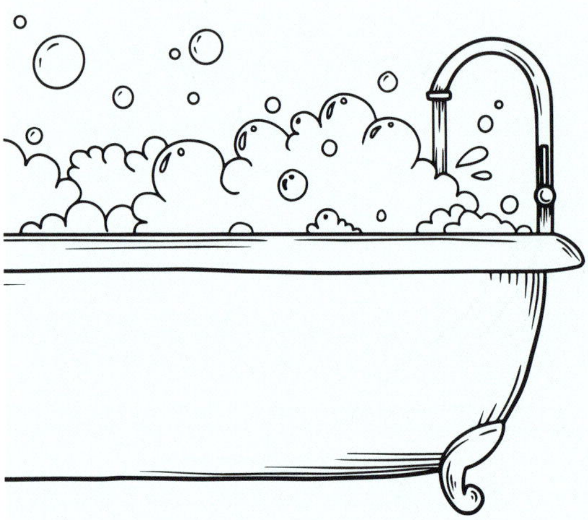

Kalter Knieguss

Sie brauchen dafür ein sogenanntes Kneipp'sches Gießrohr (siehe S. 35, 83), das Sie an den Schlauch anschließen. Dieses sorgt für einen gleichmäßig gebundenen Wasserstrahl. Sie können aber auch den Duschkopf abschrauben, um einen ähnlichen Effekt zu erzeugen. Führen Sie den Wasserstrahl vom rechten kleinen Zeh an der Außenseite des Beins bis eine Handbreit übers Knie, verharren Sie etwa 5 bis 10 Sekunden, und lassen Sie das Wasser über die Beinmitte nach unten laufen. Dann den Strahl an der Innenseite des Beins nach unten führen. Dasselbe mit dem linken Bein machen und zum Schluss beide Fußsohlen – wieder rechts beginnend – umspülen. Nicht abtrocknen, sondern das Wasser nur abstreifen und anziehen oder durch Bewegung für Erwärmung sorgen. Am besten gleich morgens, nachdem Sie aus dem Bett sind, oder als Abschluss nach der morgendlichen Dusche.

WICHTIG: Sie müssen vorher warm sein (siehe auch S. 80 ff., Wechseljahre).

Kalter Schenkelguss

Dieser Guss ist quasi die Verlängerung des Kniegusses bis zu den Pobacken.

Wechselwarmes Fußbad

Füllen Sie zwei Schüsseln mit reichlich Wasser: das eine 18 °C kühl, das andere 36 °C warm. Stellen Sie Ihre Beine zuerst 5 Minuten in das warme und dann 10 bis 15 Sekunden in das kalte Wasser. Wiederholen Sie die Prozedur. Zum Schluss das kalte Wasser abstreifen und nur die Fußsohlen abtrocken. Dann Socken anziehen und den Körper durch Gehen erwärmen oder gleich ins Bett huschen.

Kalter Armguss

Los geht's am rechten Arm, dabei sollte der Strahl von der rechten Kleinfingerseite über den Handrücken langsam aufwärts über den Arm bis zur Schulter geführt werden und von da aus ca. 10 Sekunden mantelartig über den Arm fließen. Danach geht's wieder abwärts bis zum Daumen. Dann kommt genauso der linke Arm dran. Zum Abschluss noch linke und rechte Handfläche begießen, fertig (siehe auch S. 80 ff., Wechseljahre).

WOW STRESS ALS SCHLÜSSELFAKTOR

Eine neue japanische Studie hat 412 Erwachsene im Alter von 48 bis 87 Jahren, die anfangs keinen Bluthochdruck hatten, über elf Jahre beobachtet. Dabei wurden viermal der Spiegel der Stresshormone Noradrenalin, Adrenalin, Dopamin und Cortisol sowie Anzeichen von Bluthochdruck und Herz-Kreislauf-Erkrankungen erfasst.

Jede Verdopplung der Stresshormone war mit einem um 21 bis 31 Prozent erhöhten Risiko für Bluthochdruck verbunden. Cortisol schien dabei eine besondere Rolle zu spielen. Denn war der Spiegel doppelt so hoch, war dies sogar mit einem um 90 Prozent höheren Risiko für Herzkrankheiten verbunden!

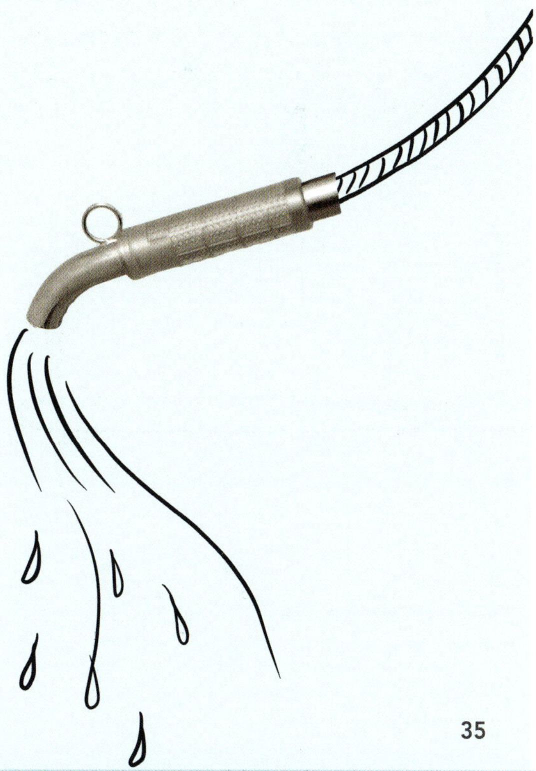

ÄPFEL SENKEN DIE BLUTFETTWERTE

Cholesterinsenker, Verdauungshelfer und Lungenschützer

Des Deutschen liebstes Obst heißt Apfel. Rund 25 Kilogramm verspachtelt jeder davon pro Jahr. Gut so, denn Äpfel sind nicht nur ein prima Training für unsere Beißerchen, sondern nehmen es sogar mit Medikamenten zur Senkung erhöhter Cholesterinwerte, den Statinen, auf. Damit sind sie ein idealer Schutz vor Herzinfarkt und Schlaganfall. Aber Dr. Apfel kann noch mehr. Er stärkt auch die Lungenfunktion. Außerdem kurbeln Äpfel die Verdauung an, können Durchfall stoppen und drehen offenbar auch am Zeiger der Waage. Ist doch ein Superfrüchtchen, oder? Und schmeckt auch noch gut.

So wirkt der Apfel:

- Er senkt den Cholesterinspiegel.
- Er schützt Herz und Lunge.
- Er hilft beim Abnehmen.
- Er fördert die Verdauung.
- Er bremst den Alterungsprozess.
- Er hilft (Ex-)Rauchern.

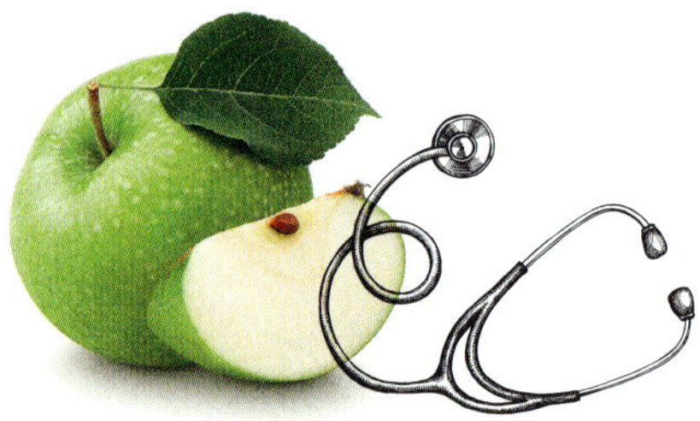

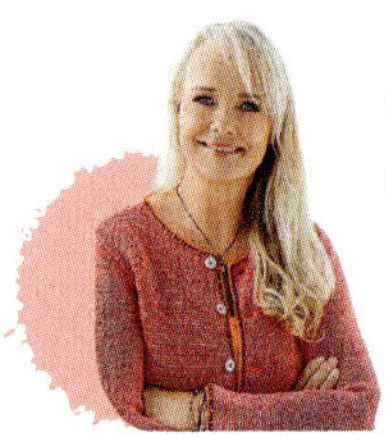

»An apple a day keeps the doctor away« – mit diesem Reim bin auch ich groß geworden. Der berühmte Apfel, der den Doktor ersetzen soll. Der Spruch hat schon mehr als 150 Jahre auf dem Buckel und sollte uns damals wie heute den Verzehr von Obst schmackhaft machen, um gesund zu bleiben. Was vor langer Zeit eine erste Ahnung war, wird heute sozusagen schwarz auf weiß belegt. Ich finde es faszinierend, was ein Apfel alles kann, im Krankheitsfalle bei Magen-Darm-Problemen oder eben als Langzeitmedikament. Deshalb schnipple ich mir gleich morgens einen Apfel aufs Müsli. Der beste Start in den Tag. Und was ich auch empfehlen kann: den Doktor für die Handtasche. Morgens einen Apfel einstecken, dann ist man gewappnet, wenn der kleine Hunger kommt.

STUDIE NR. 3:

BEWEIS

ÄPFEL TRETEN GEGEN STATINE AN

Schon mal was von einer »Sprichwortbewertungsmodellierungsstudie« gehört? Klingt lustig, nicht wahr?

Wohl nicht ganz so ernst meinten es auch die Wissenschaftler, die diese Studie in der Weihnachtsausgabe des *British Medical Journal* 2013 präsentierten. Sie ließen rein rechnerisch mithilfe mathematischer Modelle Äpfel, die ein natürlicher Cholesterinsenker sind, gegen Statine antreten, also Medikamente gegen einen zu hohen Cholesterinspiegel. Erhöhte Cholesterinwerte sind eine der Hauptrisikofaktoren für Herzinfarkt und Schlaganfall.

Die Frage lautete: Wie viele Todesfälle könnten verhindert werden, wenn man allen Briten ab dem fünfzigsten Lebensjahr flächendeckend entweder Statine oder einen Apfel täglich verschriebe? Dafür wurden alle verfügbaren Studien und Daten zu den beiden »Kontrahenten« Äpfel und Statine in die Modellrechnungen gepackt.

FAZIT: Statine würden die Zahl der jährlichen Todesfälle rein rechnerisch um 9400 senken, der täglich genossene Apfel kam auf 8500 verhinderte Todesfälle. Bedenkt man die möglichen Nebenwirkungen der Statine wie Magen-Darm-Beschwerden, Muskelschmerzen oder erhöhte Leber- und Blutzuckerwerte, aber auch die hohen Kosten, ging der Apfel als klarer Sieger hervor. Allerdings gilt auch für dieses natürliche »Medikament«: Man muss es täglich »einnehmen«!

Wie kann das sein?

Äpfel enthalten sehr viel Pektin, einen Stoff, der in den Zellwänden von allen Landpflanzen vorkommt und dort wie ein Gerüst wirkt. Für den Menschen ist Pektin unverdaulich und zählt deshalb zu den Ballaststoffen. Im Darm binden Pektine Gallensäuren, die dann über den Stuhl ausgeschieden werden. Um neue Gallensäure für die Verdauung von Fetten zu bilden, benötigt der Organismus Cholesterin. Das holt er sich aus dem eigenen Cholesterin-Pool und steckt es in die Herstellung neuer Gallensäure. Der Blutfettspiegel sinkt. Ein weiterer Effekt: Wenn Bakterien im Darm das Pektin abbauen, entstehen auch kurzkettige Fettsäuren. Diese wiederum können zusätzlich die Neubildung von Cholesterin in der Leber hemmen.

EXTRA

ERSTE HILFE FÜR DEN DARM

Äpfel haben viele Menschen eigentlich immer zu Hause. Bei Durchfall kann ein geriebener Apfel für Abhilfe sorgen. Das liegt auch am Pektin. Es bindet Flüssigkeit und macht den Darminhalt wieder fester. Wichtig ist es, den Apfel fein zu reiben, damit er für den angeschlagenen Verdauungstrakt leichter zu verarbeiten ist. Auch bei Verstopfung wirken die Pektine. Sie quellen im Darm auf, dehnen ihn dadurch und regen ihn zu vermehrter Peristaltik, also Bewegung, an. Dafür einfach ein bis zwei Äpfel mit Schale weg»schnurpsen«. Dazu reichlich trinken, damit das Pektin richtig gut quellen kann.

SO WIRD'S GEMACHT

Einfach jeden Tag einen Apfel essen – egal, wie und wann! Die wirksamen Pektine sind vor allem in der Schale und im Kerngehäuse enthalten. Ein Trick, wie man beispielsweise locker den ganzen Apfel verspachteln kann, ist, ihn quasi »von oben« zu essen, also vom Blütenrest (den kann man noch herausschneiden) Richtung Stängel. Das geht super, und Sie merken gar nicht, dass Sie die härteren Teile mitessen. Genauso handhaben Sie es, wenn Sie den Apfel grob raspeln, beispielsweise für ein Müsli.

Birchermüesli

ZUTATEN

Für 1 Person

- 2 EL Haferflocken
- 6 EL Milch (ersatzweise Hafermilch, Saft oder Wasser)
- 1 säuerlicher Apfel
- Etwas Zitronensaft
- 1 EL grob gehackte Mandeln oder Nüsse

ZUBEREITUNG

1. Am Vorabend die Haferflocken in einer kleinen Schüssel mit der Milch mischen und zugedeckt im Kühlschrank über Nacht quellen lassen. Am nächsten Morgen den Apfel waschen, Blütenansatz und Stängel entfernen.

2. Den ganzen Apfel samt Gehäuse auf die Haferflocken reiben (wie es bei Bircher üblich war), dabei an der Blütenrestseite beginnen. Den Zitronensaft darüberträufeln, damit sich der Apfel nicht verfärbt. Den Apfel und die Mandeln oder Nüsse mit den Haferflocken mischen – fertig ist das Müsli.

Sie können aber auch eine größere Portion für mehrere Tage auf Vorrat zubereiten.

KEINE ANGST VOR APFELKERNEN

Viele haben Angst, dass sie sich beim Verzehr von Apfelkernen mit Blausäure vergiften könnten. Tatsächlich enthalten die Kerne einen Stoff namens Amygdalin, der dem Apfel als Schutz gegen Fressfeinde dient und im Körper in Blausäure umgewandelt wird. Dafür müssen Sie aber auf den Kern beißen. Ganze Apfelkerne passieren den Verdauungstrakt einfach so. Aber selbst wenn man mal auf einen Kern beißt, passiert nichts. Ein erwachsener Mensch müsste rund 150 Apfelkerne zerkauen, um die kritische Dosis für Blausäure, die laut Europäischer Lebensmittelsicherheitsbehörde (EFSA) bei 30 bis 50 Milligramm liegt, zu erreichen. Das wären etwa zehn bis fünfzehn Äpfel plus zerkauter Kerne. Eher unwahrscheinlich!

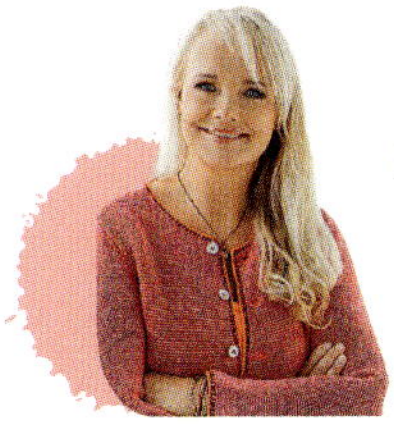

Das mit dem cholesterinsenkenden Effekt von Äpfeln funktioniert übrigens nicht nur in mathematischen Modellen, sondern auch im echten Leben, wie eine Studie mit Frauen in den Wechseljahren belegt, die ich bei meinen Recherchen fand. Für die Studie haben Forscher noch eine Schippe draufgelegt und getrocknete Äpfel, also quasi konzentrierte Apfelkraft, getestet.

STUDIE NR. 4:

BEWEIS

CHOLESTERIN SENKEN UND ABNEHMEN MIT GETROCKNETEN ÄPFELN

Vor dem Klimakterium schützen die weiblichen Östrogene Frauen ziemlich gut vor Herzinfarkt und Schlaganfall. Mit Beginn der Wechseljahre schädigen erhöhte Cholesterinwerte dann aber die Gefäße von Frauen genauso wie die von Männern.

In der amerikanischen Studie bekamen 160 Frauen im Alter von 45 bis 65 Jahren jeden Tag Trockenfrüchte – entweder 75 Gramm Äpfel oder 100 Gramm Pflaumen. Zu Beginn der Studie sowie nach drei, sechs und zwölf Monaten nahmen die Forscher Blutproben und bestimmten daraus eine Reihe von Blutwerten.

FAZIT: Bei den Apfelesserinnen war bereits nach drei Monaten der Wert des »schlechten« LDL-Cholesterins um bis zu 16 Prozent gesunken, nach einem halben sogar um 23 Prozent, also fast um ein Viertel! Und das »gute« HDL-Cholesterin war um 4 Prozent gestiegen. Die Pflaumen-Esserinnen profitierten ebenfalls, wenn auch nicht so stark. Ein überraschender Nebeneffekt: Trotz der zusätzlichen 240 Kilokalorien der Apfelringe hatten die Frauen nicht zugenommen, sondern im Verlauf der Studie im Schnitt sogar 1,5 Kilogramm verloren.

Wie kann das sein?

Getrocknete Äpfel sind Konzentrate, in dem Fall auch konzentriertes Pektin. Die Dosis entspricht in etwa zwei großen mittleren frischen Äpfeln. Außerdem sind Äpfel reich an Polyphenolen. Als Antioxidanzien verhindern sie, dass LDL-Cholesterin oxidiert und zur Gefahr für die Gefäße wird.

WOW

DR. APFEL FÜR (EX-)RAUCHER

Kein Quatsch, das haben Forscherinnen und Forscher in einer groß angelegten europäischen Studie ebenfalls ganz wissenschaftlich belegt. Neben Tomaten und Kräutertee schnitten Äpfel sehr gut ab. Der reichliche Verzehr verlangsamt die altersbedingte Verschlechterung der Lungenfunktion. Besonders profitierten Ex-Raucherinnen und Raucher vom Apfelessen.

SO WIRD'S GEMACHT

Ab jetzt gibt's abends anstelle von fettigen Chips gesunde Apfelchips. Dazu tagsüber noch einen frischen Apfel, und Sie tun viel für einen gesunden Fettstoffwechsel. Achten Sie beim Kauf darauf, dass die Apfelscheiben nicht geschwefelt sind. Noch besser sind selbst getrocknete Apfelringe. Sie sind günstiger und garantiert ohne Zusatzstoffe.

Apfelchips selbst machen

ZUTATEN / ZUBEHÖR

Für 4 Personen

- 4 Äpfel
- Messer
- Schneidebrett
- Backblech mit Backpapier
- Luftdurchlässige Tüte(n)

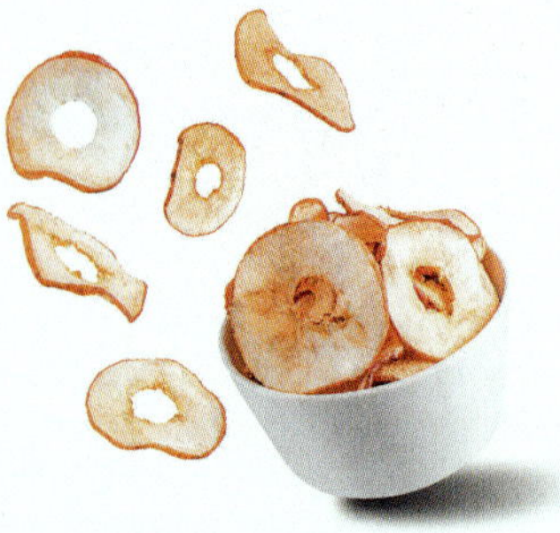

ZUBEREITUNG

1. Heizen Sie den Backofen auf 80 °C vor. Waschen Sie die Äpfel, und trocknen Sie sie gut ab. Nur reife Äpfel ohne Druckstellen nehmen.

2. Blütenrest und Stiel entfernen, mit einem scharfen Messer dünne Scheiben schneiden und auf das mit Backpapier ausgelegte Blech legen. In den vorgeheizten Ofen auf die mittlere Schiene schieben. Die Ofenklappe einen Spaltbreit offen lassen, damit Feuchtigkeit entweichen kann. Zwischendurch die Äpfel auch mal wenden.

3. Sie sind erst dann fertig, wenn kein Saft mehr beim Durchbrechen austritt. Das Trocknen kann mitunter bis zu 5 Stunden dauern. Sie können sich die Sache aber auch einfacher machen und legen sich einen Dörrautomaten zu. Die gibt es in verschiedenen Größen und in allen Preislagen.

4. Die getrockneten Äpfel werden in einer luftdurchlässigen Tüte aufbewahrt.

WICHTIG: Wer wegen hoher Cholesterinwerte Statine einnimmt, sollte nicht eigenhändig damit aufhören, sondern die Werte nach 1 bis 2 Monaten »Apfelkur« mit dem Arzt kontrollieren. **WEITERE GUTE QUELLEN FÜR PEKTIN:** Aprikosen, Birnen, Karotten, Guaven, Quitten sowie Beerenfrüchte. Einen Versuch wert könnte für Obstverschmäher auch die Einnahme eines Apfelpektin-Präparats sein, das diesen Ballaststoff in höherer Konzentration enthält. Die Europäische Behörde für Lebensmittelsicherheit (EFSA) empfiehlt zur Senkung erhöhter Cholesterinwerte 6 Gramm Pektin am Tag.
WICHTIG: Pektin will »schwimmen«. Also reichlich dazu trinken.

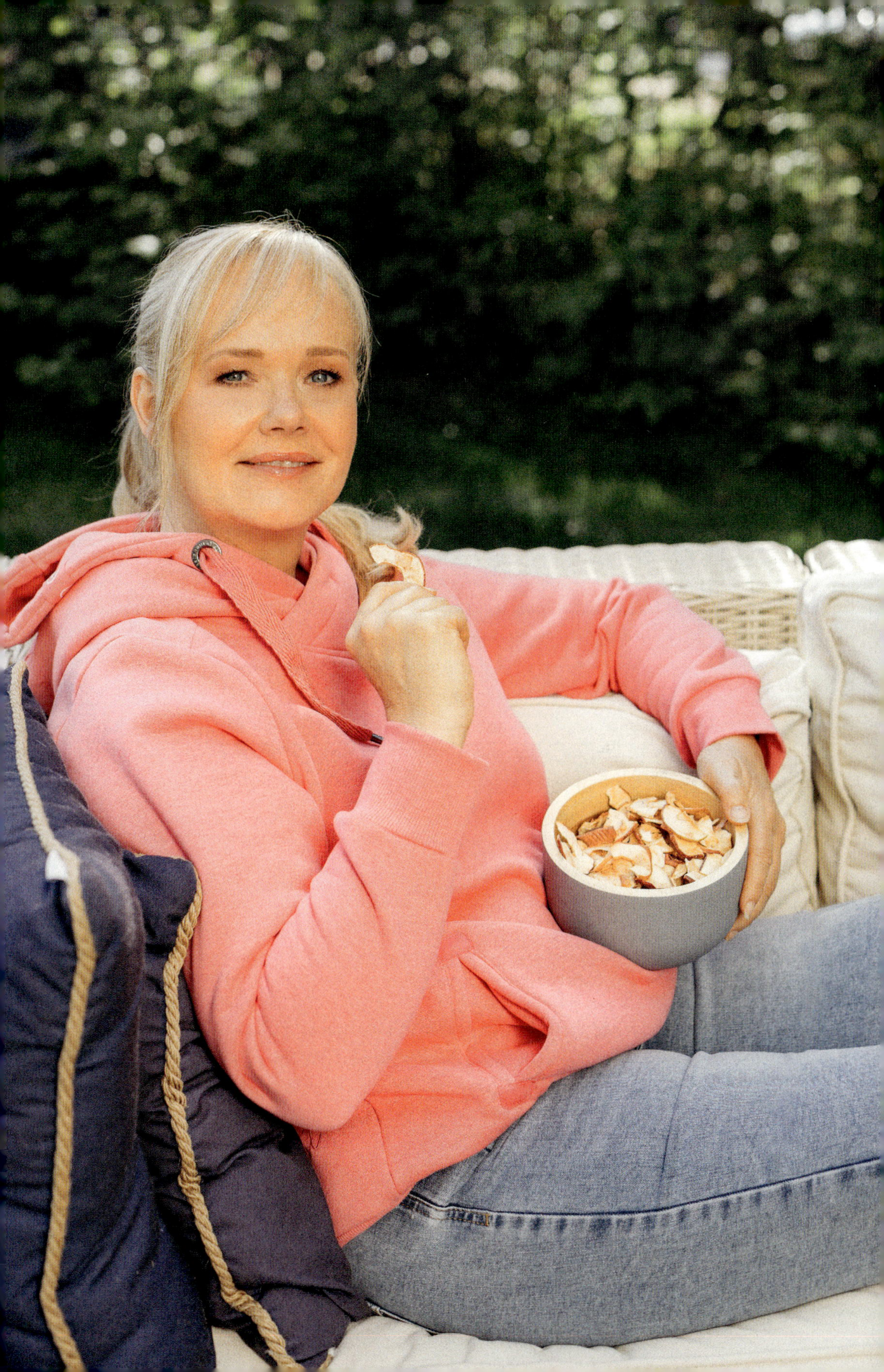

BLUTEGEL: TIERISCH GUTE MEDIZIN GEGEN SCHMERZEN

Ohne Ekel ran an die Egel

Wer kennt das nicht: Man hat's im Kreuz. Medizinisch ist das der Bereich der Lendenwirbelsäule (LWS). Schmerzen in dieser Region gehören zu den sieben meistverbreiteten Erkrankungen weltweit. Die Ursachen sind vielfältig, oft wird's chronisch.
In einer klinischen Studie mit betroffenen Patientinnen und Patienten konnte nun gezeigt werden, dass Blutegel sehr wirksam sind. Der kleine Wurm kann aber noch viel mehr. Mehrere randomisierte, kontrollierte Studien konnten die Wirksamkeit der Blutegeltherapie schon für Arthrose im Knie, im Daumengelenk und bei Karpaltunnelsyndrom oder Tennisarm belegen. Ganz abgefahren ist aber sein Einsatz in der plastischen Chirurgie und altbewährt bei Hautproblemen.

So wirken Blutegel:

- Sie nehmen es mit Schmerzmitteln auf.
- Sie regen den Blut- und Lymphfluss an.
- Sie lockern das Gewebe.
- Sie beugen Gerinnseln vor.
- Sie senken den Schmerzmittelverbrauch.
- Sie sagen Furunkeln und Abszessen den Kampf an.

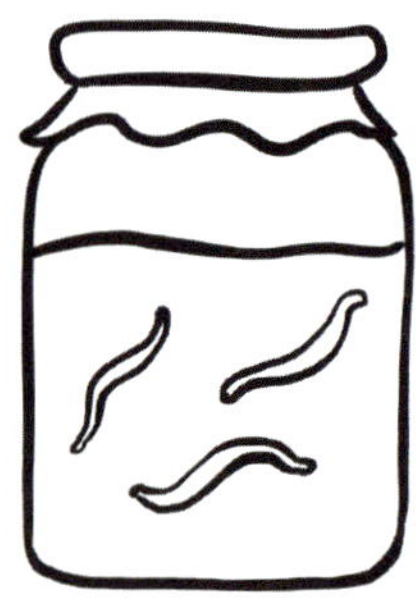

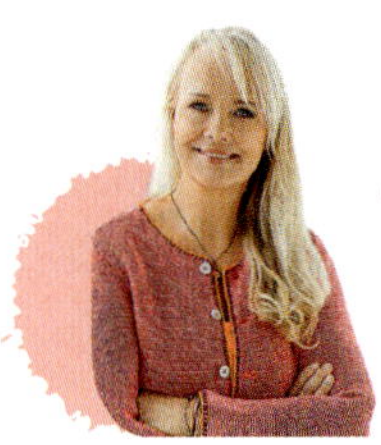

Es war ein langer Drehtag. Wir wollten für die Sendung »Hauptsache Gesund« zeigen, wie Blutegel sich am Knie der Kollegin festbeißen, die sich netterweise zur Verfügung gestellt hatte. Aber die Egel wollten nicht. Lustlos krabbelten sie auf dem entblößten Knie herum und ließen sich immer wieder fallen. Genervt zündete sich die Kollegin eine Zigarette an, und da war uns allen klar: Das war's! Blutegel mögen als Nichtraucher einfach kein Raucherblut!

STUDIE NR. 5:

BEWEIS

WER SCHNEIDET BESSER AB – BLUTEGEL ODER BEWEGUNGSTHERAPIE?

Das war hier die Frage. Und so wurden auch die 52 Studienteilnehmer eingeteilt, allesamt mit chronischen Schmerzen im unteren Rücken. Eine Gruppe von 27 Teilnehmern unterzog sich einer einmaligen Blutegelbehandlung. Dabei wurden zwischen vier und sieben dieser kleinen Blutsauger für eine Stunde am unteren Rücken aufgesetzt. Die Kontrollgruppe mit 25 Personen bekam vier Wochen Bewegungstherapien/Rückenschule (eine Stunde pro Woche) unter Anleitung eines Physiotherapeuten. Vor Beginn der Studie führten die oft heftigen Schmerzen dazu, dass alle Teilnehmer Schmerzmittel, fast alle Physiotherapien oder Massagen, manche auch Akupunktur oder Rehabilitationsmaßnahmen in Anspruch genommen hatten.

FAZIT: In der Blutegeltherapiegruppe wurde nach 28 Tagen eine stärkere Schmerzminderung dokumentiert als in der Kontrollgruppe. Die durch Blutegel erzielte schmerzlindernde Wirkung war genauso stark wie bei der Einnahme von Medikamenten (zum Beispiel Ibuprofen, Diclofenac). Außerdem kam es zu einer Verbesserung der Beweglichkeit des Rückens sowie der Lebensqualität der Patienten. Die Blutegelgruppe brauchte deutlich weniger Schmerzmittel. Sogar nach 56 Tagen waren all diese Effekte noch messbar.

Die Blutegel schnitten sogar besser ab als andere derzeit in aktuellen internationalen Leitlinien empfohlene wirksame Verfahren wie Physiotherapie, Akupunktur, Alexander-Technik oder Yoga!

Wie kann das sein?

Der exakte Wirkmechanismus der Blutegeltherapie ist noch nicht endgültig geklärt. Während des etwa sechzigminütigen Saugens geben die Blutegel auch ihren Speichel in die kleine Bisswunde ab. Dieser enthält mehr als hundert biologisch aktive Substanzen. Neuere biochemische Untersuchungen identifizierten dabei Wirkstoffe mit gerinnungshemmenden, antientzündlichen, aber auch schmerzlindernden (analgetischen) Eigenschaften. Letztere dürften bei der Schmerzlinderung eine größere Rolle spielen. Darüber hinaus enthält der Speichel der Tiere eine Gruppe von Enzymen (Hyaluronidase), die es ermöglichen, dass pharmakologisch aktive Substanzen tiefer ins Gewebe eindringen als bei einer Creme.

Außerdem könnte der Biss selbst, der übrigens an einen Mückenstich erinnert, die Schmerzwahrnehmung herunterfahren. Der regionale Blut- und Lymphverlust führt zu einer besseren Durchblutung und Entstauung, was sich entspannend auf die Muskulatur auswirkt. Denken Sie also beim nächsten Tennisarm, bei Rücken- oder Arthroseschmerzen mal an diese wirksame naturheilkundliche Therapie.

SO WIRD'S GEMACHT

Diese Therapie ist allerdings nicht zum Selbermachen. Die Blutegel werden eigens für medizinische Zwecke gezüchtet, um die hygienischen Standards zu erfüllen. Suchen Sie sich einen naturheilkundlich orientierten Therapeuten, Heilpraktiker oder Kliniken, die diese Behandlungsform anbieten (zum Beispiel über www.portasanitas.de).

Die Behandlung mit Blutegeln

- Blutegel sind Sensibelchen. Sie reagieren sehr empfindlich auf Gerüche und Ausdünstungen der Haut. Deshalb sollten Sie drei Tage vor der Blutegeltherapie keine Seife und Kosmetika verwenden sowie auf Nikotin und Alkohol verzichten.
- Blutegel saugen etwa 10 Milliliter Blut in einer Stunde. Nach 40 bis 90 Minuten haben sie ihr maximales Aufnahmevolumen erreicht und fallen von allein ab. Die Wunde blutet noch bis zu 24 Stunden nach, da die Wirkstoffe die Blutgerinnung gehemmt haben. Dieser Effekt ist erwünscht und stellt daher keine Nebenwirkung dar. Es wird ein Verband auf die Stellen gelegt, der bei starker Blutung stündlich, sonst später nach 12 Stunden vom Therapeuten gewechselt wird.
- Die Wunde wird am Folgetag der Behandlung kontrolliert, und es erfolgt ein Verbandswechsel. Solange die Wunde noch nicht verschlossen ist, muss man aufs Duschen verzichten, und am Tag der Therapie sowie am darauffolgenden Tag sollte man keinen Sport treiben oder andere anstrengende Bewegungen durchführen.
- Die Kosten setzen sich aus Beratungsgespräch, Behandlung, Anzahl der benötigten Blutegel und Folgetermin zusammen und können sehr schwanken. Als Richtwert sollten Sie mit etwa 200 Euro rechnen (Stand 2022). Einige private Krankenkassen übernehmen die Ausgaben. Auch wenn die Therapie im Rahmen einer Behandlung in Kliniken der integrativen Medizin erfolgt, kommen auf Patienten keine zusätzlichen Kosten zu.

EXTRA

MEDIZINFABRIK BLUTEGEL

Sie kommen schon seit Jahrtausenden in vielen Kulturen und Gegenden der Welt zum Einsatz. Bereits Plinius der Ältere (23–79) empfahl das Ansetzen von Blutegeln unter anderem bei Hämorrhoiden, was übrigens bis heute für Hartgesottene therapeutisch angeboten wird. Blutegel erleben wegen ihrer vielfältigen Einsatzmöglichkeiten eine Art Renaissance.

Nicht nur bei vielen Schmerzerkrankungen können die kleinen E(n)gel Erleichterung verschaffen. Auch bei Krampfadern oder Venenentzündungen ist ihr Einsatz einen Versuch wert. Ebenso bei Hörsturz und Tinnitus. Sehr erfolgreich kann man Hautprobleme wie wiederkehrende Furunkel, Karbunkel oder Abszesse bekämpfen. Oftmals hat man nach einer solchen Behandlung sogar für immer Ruhe vor diesen unangenehmen Eiterbeulen.

WOW

WIENER BLUT(EGEL)

An der Uniklinik Wien haben Blutegel eine »feste Stelle« in der plastischen Chirurgie, ebenso in vielen anderen vergleichbaren Kliniken.

Werden beispielsweise bei einer sogenannten Replantation Finger wieder angenäht, kann es zu Durchblutungsstörungen kommen. Dann haben Blutegel ihren großen Auftritt. Auch bei Gewebetransplantationen ist ihre Assistenz gefragt. Etwa fünfzig Einsätze pro Jahr haben die Wiener Blutegel. In der plastischen Chirurgie allgemein gehören Blutegel sozusagen zum Besteckkasten der Mediziner. Bei Hauttransplantationen werden mittels angesetzter Egel venöse Stauungen abgebaut und Thrombosen verhindert. Dadurch können die Hautlappen optimal miteinander verwachsen.

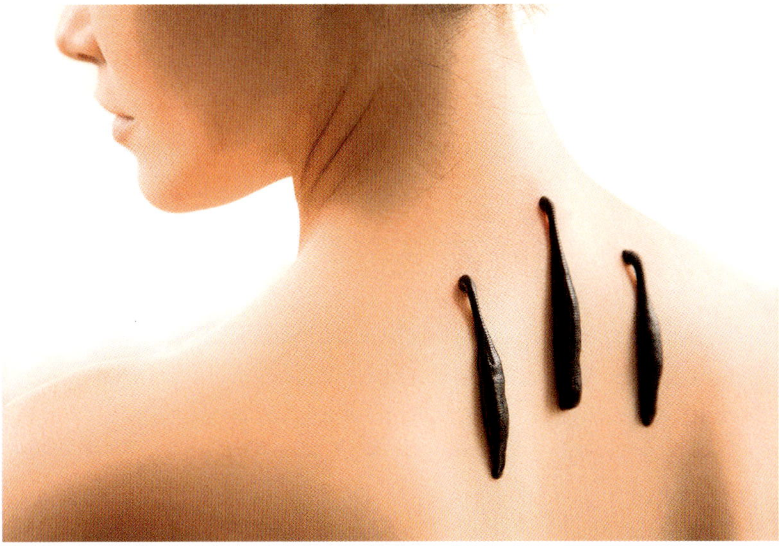

DREI JAHRE JÜNGER IN ACHT WOCHEN

Ganz natürlich an der biologischen Uhr gedreht

Ewige Jugend gibt es natürlich nicht. Aber das heißt noch lange nicht, dass man dem vorzeitigen Altern nichts entgegensetzen kann. Und nicht nur das, man kann sogar die biologische Uhr deutlich zurückstellen, wenn man ein paar einfache Dinge in den Alltag einbaut. Dazu zählen Bewegung, ausreichend Schlaf und eine vorrangig pflanzliche Ernährung. Probanden haben acht Wochen lang ein eigens dafür entwickeltes Programm absolviert. Das Ergebnis war eine deutliche Verjüngung von Körperzellen!

So wirkt das Verjüngungsprogramm:

- Es wirkt zellerneuernd.
- Es hemmt Entzündungen.
- Es bekämpft Keime.
- Es stärkt das Immunsystem.

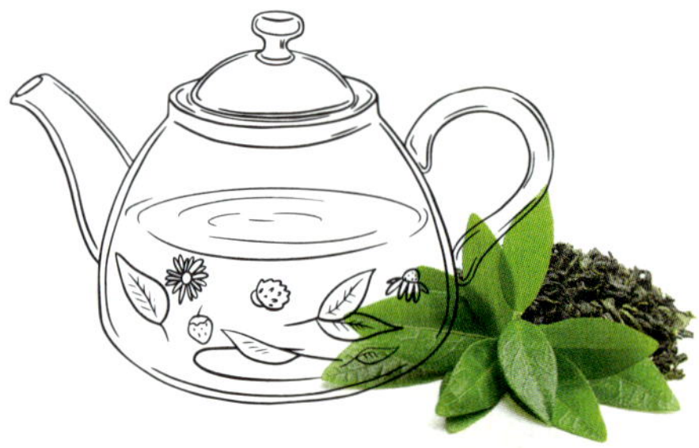

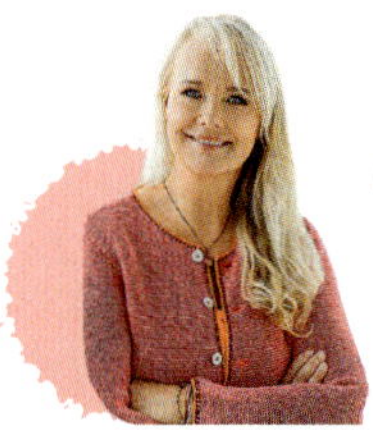

Erst seit einigen Jahren weiß man: Wie wir altern, ist nur zu 20 bis 30 Prozent in unserer DNA festgelegt. Der Rest geht auf das Konto von Lebensstil, Stress sowie Umwelteinflüssen. Man nennt das auch »Epigenetik«. Die griechische Vorsilbe epí bedeutet »auf« und bezeichnet vereinfacht gesagt alles, was ein Leben lang auf unsere Gene einwirkt. All das zusammen hat Einfluss darauf, wie schnell oder weniger schnell unsere Gewebe, Organe und Zellen altern.

Auch ich finde es nicht immer lustig zu altern. Ich beäuge meinen Hals, meinen der Schwerkraft folgenden Körper und bedaure diesen Prozess. Noch schlimmer ist es allerdings, wenn das Knie so schmerzt, dass ich nicht mit dem Hund rausmag oder gar auffällige Befunde beim Arzt mich nicht mehr schlafen lassen.

Altern ist eine Herausforderung und für mich zunehmend Motivation, gesunde Tipps zu Ernährung, Bewegung, Stressabbau im täglichen Leben so zu beherzigen, dass ich die Zellen dabei unterstützte, jung zu bleiben. Faszinierend, dass dieses laut einer aktuellen Studie tatsächlich geht!

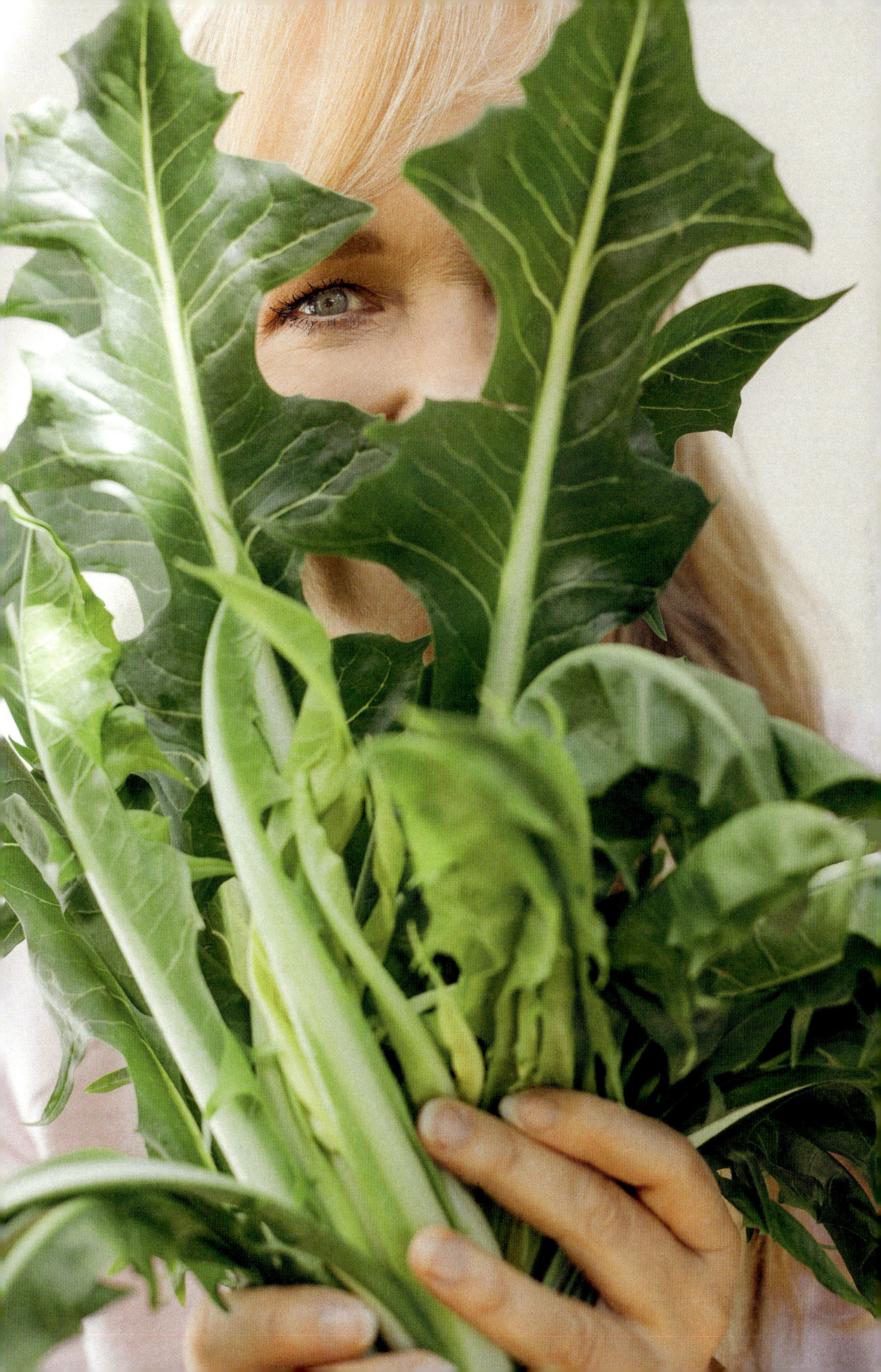

STUDIE NR. 6: BEWEIS

AUF ERFOLGREICHEM VERJÜNGUNGSTRIP

Je nach genetischer Veranlagung, Lebensweise, Umwelteinflüssen sowie Stress altern unsere Zellen mehr oder weniger schnell. Seit knapp zehn Jahren kann man diese Alterung sogar ziemlich genau bestimmen, denn in unseren Zellen ticken quasi »Altersuhren«. So reicht bereits eine Speichelprobe, um an die entscheidenden Informationen zu kommen. Diese Marker werden auch »epigenetische Uhr« genannt. Doch kann man diese Uhr zurückdrehen? Um das herauszufinden, wurden 43 männliche Probanden zwischen 50 und 72 Jahren für die Studie ausgewählt. Zunächst wurde bei allen mittels Speichelprobe das biologische Alter bestimmt. Dann durfte eine Hälfte einfach fröhlich so weiterleben wie bisher, und die andere Gruppe machte sich auf einen achtwöchigen Jungbrunnentrip. Verordnet wurden täglich dreißig Minuten Bewegung, zwei Atemübungen und sieben Stunden Schlaf. Auf dem Speiseplan stand viel Pflanzenpower, besonders dunkelgrünes Gemüse, Kohlgemüse, Rote Bete, ebenso wie Kürbis- und Sonnenblumenkerne oder Knoblauch. Fünf bis zehn Eier und drei Portionen Leber gab es zudem pro Woche. Zwischen 19.00 Uhr und 7.00 Uhr war Essenspause – ein kleines Intervallfasten sozusagen. Zusätzlich gab es ein Nahrungsergänzungsmittel mit verschiedenen Pflanzeninhaltsstoffen und ein Präparat mit Milchsäurebakterien.

FAZIT: Nach Ablauf des achtwöchigen Programms und erneuten Speichel-Messungen stand fest: Die epigenetische Uhr der Experimentalgruppe konnte messbar zurückgedreht werden, während die Kontrollgruppe weiter alterte. Die Behandlung mit Diät und Lebensstil war mit einem Rückgang des genetischen Alters (DNAmAge) um 3,23 Jahre im Vergleich zu den Menschen der Kontrollgruppe verbunden!

Übrigens kommt eine Studie mit 143 eineiigen Zwillingspaaren zu ähnlichen Ergebnissen. Vor allem eine pflanzlich orientierte Ernährung sowie ausreichend Bewegung haben offensichtlich entscheidenden Einfluss, um altersbedingten Krankheiten vorzubeugen und das Altern insgesamt zu verlangsamen.

EXTRA

WAS TICKT DENN DA?

Im Jahr 2014 präsentierte der deutsch-amerikanische Wissenschaftler Steve Horvath eine wissenschaftliche Sensation: In unseren Zellen tickt eine Altersuhr. Natürlich hat sie keine Zeiger, sondern es sind chemische Informationen, an denen man das Alter ablesen kann. Marker sind sogenannte Methylgruppen, die am Erbgut, der Desoxyribonukleinsäure (DNA), wie Beiboote andocken. Ihre Aufgabe ist es, dafür zu sorgen, dass stets die richtigen Gene an- oder ausgeschaltet werden. So aktivieren oder deaktivieren die Methylgruppen beispielsweise bestimmte Neurotransmitter oder reagieren auf Entzündungsprozesse mit dem Zuschalten von entsprechenden Genen, die die Entzündung unterdrücken sollen.

Etwa zwanzig Millionen solcher Methylierungsstellen gibt es am Erbgut, einige tausend stehen in engem Zusammenhang mit dem Alter. Man nennt sie wie gesagt auch »DNAmAge«. Horvaths Verdienst war es, Muster zu erkennen. Bei einem Kind sehen die Methylgruppen anders aus als bei einem Zwanzigjährigen. Noch anders sind sie bei einem Achtzigjährigen, oder sie gehen sogar verloren.

Wie kann das sein?

Neben täglicher Bewegung, Entspannung und ausreichendem Schlaf wurde eigens für die Studie ein Anti-Aging-Speiseplan entwickelt, der vor allem Nährstoffe enthielt, die für den Methylierungszyklus wichtig sind, also den Schutzprozess an unseren Zellen.

Methylgruppen bestehen aus Kohlen- (C) und Wasserstoff (H). Um ihren sogenannten C1-Stoffwechsel zu organisieren, braucht es vor allem viel Folat, das Vitamin B_9. Das erklärt die Leber auf dem Speiseplan, die besonders reich an Folat ist, ganz vorn Puten-, Gänse- und Rinderleber. Aber auch Eier, Kohl, Spinat, Vollkornprodukte, Weizenkeime und Weizenkleie, Erd- und Walnüsse beliefern uns mit diesem wichtigen B-Vitamin. Von Folsäure spricht man übrigens, wenn dieses Vitamin künstlich hergestellt wird.

Weiterhin werden die Vitamine B_6, B_{12} sowie Cholin, Betain und Methionin benötigt, die ebenfalls reichlich auf dem Speiseplan standen. Andere bioaktive Stoffe wie die Schwefelstoffe im Kohl, in Rettich und Kresse oder die Curcumine im Kurkuma, die Rosmarinsäure oder die Farbstoffe in Früchten und Gemüse übernehmen wichtige Funktionen im Zusammenspiel zwischen Genen und Umwelt.

Eins haben alle ausgewählten Lebensmittel gemeinsam: Sie sind reich an »Methylspendern«. Werden sie dem Körper über die Ernährung zur Verfügung gestellt, kann er sie je nach Bedarf zur Ausbalancierung der DNA-Methylierung einsetzen und uns so ganz ohne Medikamente zu einer »Verjüngung« verhelfen.

Mit ausreichend Schlaf, bewusster Entspannung und moderater Bewegung haben wir drei weitere natürliche Medikamente zur Verfügung, um die biologische Uhr zurückzustellen. Ein beeindruckendes Beispiel dafür, was wir selbst in der Hand haben!

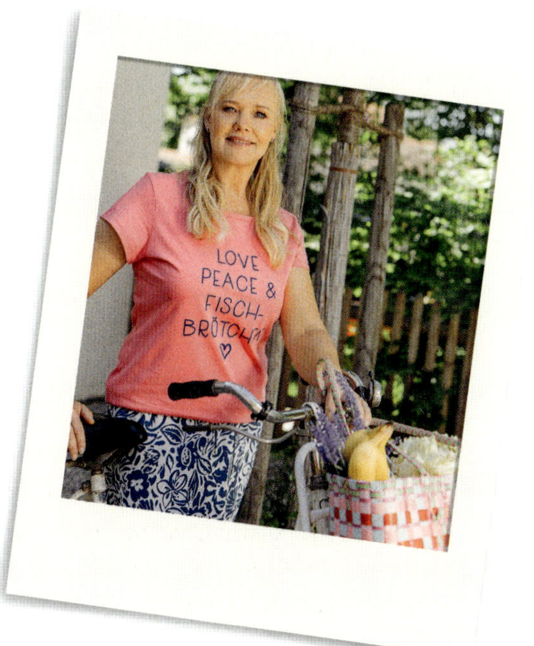

Stressabbau

Zweimal täglich eine kleine Entspannungseinheit: In der Studie wurde Atemtraining nach Benson angewendet. Die Benson-Meditation ist eine einfache Atemübung über 10 bis 20 Minuten, bei der ein Wort, Gebet oder Ähnliches ständig wiederholt wird. Andere aufkommende Gedanken werden dabei ignoriert. Die Wiederholung des Mantras soll beim Ausatmen erfolgen. Wesentlich sind eine ruhige Umgebung und bequeme Körperhaltung (siehe auch S. 88, Glaukom, Mantra-Meditation)
Gönnen Sie sich außerdem nachts mindestens 7 Stunden Schlaf.

Bewegung

Mindestens 30 Minuten Bewegung pro Tag für mindestens 5 Tage pro Woche bei einer Intensität von 60 bis 80 Prozent der maximalen wahrgenommenen Anstrengung. Nutzen Sie alle Möglichkeiten, die der Alltag für Bewegung bietet!

Allgemeine Hinweise

- Achten Sie auf eine ausreichende Flüssigkeitszufuhr: Trinken Sie täglich 2 bis 3 Tassen grünen oder Oolong-Tee (gebrüht 10 Minuten).
- Bevorzugen Sie Bioprodukte, da sie weniger mit chemischen Rückständen, Antibiotika und so weiter belastet sind.
- Bewahren Sie Lebensmittel nach Möglichkeit nicht in Plastikbehältnissen auf.
- Verwenden Sie gute Öle (Oliven-, Kürbiskern- und/oder Leinöl).
- Legen Sie zwischen 19.00 und 7.00 Uhr eine Pause für den Stoffwechsel ein.
- Die Hauptautorin der Studie Dr. Kara Fitzgerald bietet auf ihrer Internetseite viele tolle Rezepte und Informationen rund um das Thema »Methylierung« an: www.drkarafitzgerald.com.

Top-Lebensmittel

Grünkohl, Mangold, Kohl, Spinat, Löwenzahn, Brokkoli, Kohl, Blumenkohl, Rosenkohl, Pak Choi, Rucola, Grünkohl, Brunnenkresse, Kohlrüben, Kohlrabi, Rettich, Rote Bete, buntes Gemüse nach Wahl, Kürbiskerne, Sonnenblumenkerne, Beeren (wild bevorzugt), Rosmarin, Kurkuma, Knoblauch, Leber, Eier.

WEITERE TOP-LEBENSMITTEL: Vollkornprodukte, Bierhefe, Weizenkleie und Weizenkeime.

WOW

GRÜNER TEE UND DAS ASIATISCHE PARADOXON

In asiatischen Ländern wird (noch) viel geraucht. Im Verhältnis dazu sind Herzinfarkte und Schlaganfälle relativ gering. Wie kann das sein? Offensichtlich liegt es am hohen Konsum von grünem Tee. Das meinen jedenfalls Forscher der Yale-School of Medicine, die dem »asiatischen Paradoxon« nachgegangen sind. Sie analysierten mehr als 100 Studien zum Thema Grüntee. So scheint der tägliche Konsum von etwa 1,2 Litern einen gewissen Schutz vor diesen Krankheiten zu bieten. Der Schutzfaktor heißt »Epigallocatechingallat« (EGCG), ein sekundärer Pflanzenstoff, der im Grüntee und seiner Halbschwester dem Oolong-Tee reichlich vorhanden ist. Er ist ein wichtiger Player, um den oxidativen Stress in den Zellen zu verhindern, den Fettstoffwechsel zu regulieren und das Verkleben von Blutplättchen zu mindern. Weniger oxidativer Stress bedeutet auch weniger Entzündungen und ein besseres Immunsystem. Also nicht abwarten, sondern immer mal wieder grünen Tee trinken. Eine gute Prophylaxe, um gar nicht erst krank zu werden.

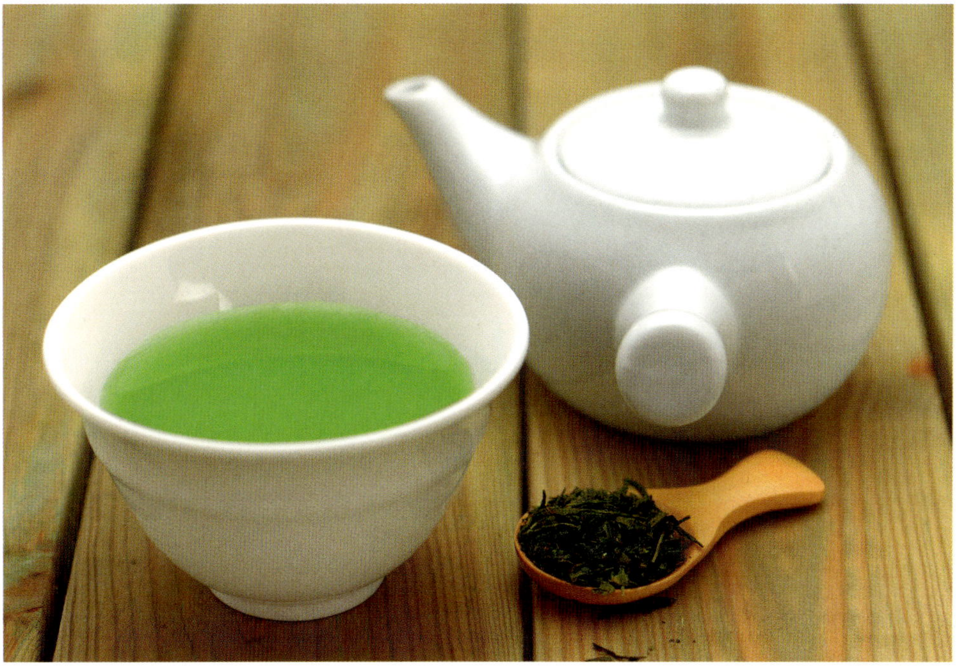

EIN ERFÜLLTES LEBEN SCHÜTZT VOR ALZHEIMER

Sinn im Leben ergibt Sinn

»Bloß keinen Alzheimer kriegen«, das ist eine der häufigsten Sorgen, die wohl viele in der zweiten Lebenshälfte umtreibt. Selbst nach mehr als hundert Jahren Forschung zu dieser Erkrankung gibt es immer noch keine wirkliche Therapie. Umso wichtiger ist es also, Alzheimer so weit wie irgend möglich vorzubeugen.
Bekannt ist, dass Nichtrauchen, Bewegung, aber auch Omega-3-Fettsäuren (zum Beispiel aus fetten Fischen oder Leinöl) ein Schutzpotenzial besitzen. Relativ neu ist die Erkenntnis, dass ein sinnerfülltes Leben das Risiko für Demenz erheblich senken kann. Auch in Bezug auf Schlaganfälle oder Herzinfarkt scheint dieser Zusammenhang zu gelten.

So wirkt Sinngebung:

- Sie senkt das Risiko für Alzheimer.
- Sie schützt vor Schlaganfall und Herzinfarkt.
- Sie hält Entzündungen in Schach.
- Sie senkt den Cortisolspiegel (Stresshormon).
- Sie lässt uns länger und zufriedener leben.

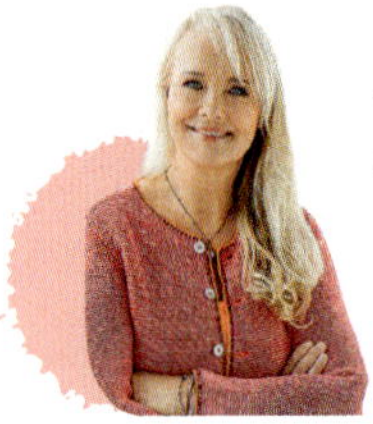

Je älter ich werde, desto klarer wird mir, dass alt zu werden allein noch kein erstrebenswertes Ziel ist. Es geht auch um die Lebensqualität, also darum, dass man aus den Tagen, die man zur Verfügung hat, etwas macht. Was das für jeden bedeutet, ist sicherlich unterschiedlich. Aber es wird deutlich, dass der Ruhestand beziehungsweise der Abschluss des Berufslebens allein für die meisten nicht so erfüllend ist wie erwartet. Sondern viel mehr die Kraft, die aus neuen Zielen, Berufungen, Engagements, Hobbys und Dingen kommt, für die man bisher wenig Zeit hatte.
Weil diese Frage so viele umtreibt, gibt es eine relativ neue Forschungsrichtung, die sich »Lebenszweck« respektive »Purpose in Life (PIL)« nennt. Wissenschaftler untersuchen da den Einfluss emotionaler, sozialer und spiritueller Faktoren auf die Gesundheit und bringen handfeste Ergebnisse.

STUDIE NR. 7:

BEWEIS

LEBENSZWECK MINDERT RISIKO FÜR ALZHEIMER

Mehr als 1400 geistig fitte, sich selbst versorgende Seniorinnen und Senioren, die in Gemeinschaften leben, wurden regelmäßig körperlich untersucht, geistig getestet und gleichzeitig nach ihrer Lebenseinstellung befragt. Diese Probanden erlaubten auch, dass ihr Gehirn nach dem Tod auf Veränderungen untersucht würde, wie sie bei Demenz oder Alzheimer auftreten.

Das veröffentlichte Zwischenergebnis von 264 dieser Probanden erstaunte: Das Risiko für eine Alzheimer-Demenz war bei denen, die einen Sinn im Leben sahen und Zukunftspläne, also Ziele hatten, um 52 Prozent geringer als bei denjenigen mit eher negativen Erwartungen. Die Gruppen waren bezüglich Alter, Geschlecht und Bildung vergleichbar. Berücksichtigt wurden auch depressive Symptome, die Anzahl chronischer Erkrankungen sowie der Umfang des sozialen Netzwerks.

FAZIT: Die Menschen mit Zielen und Plänen hatten deutlich bessere Chancen, geistig auf der Höhe zu bleiben, keinen Alzheimer zu entwickeln, und viele von ihnen erlitten nicht einmal eine leichte Beeinträchtigung der geistigen Fähigkeiten!

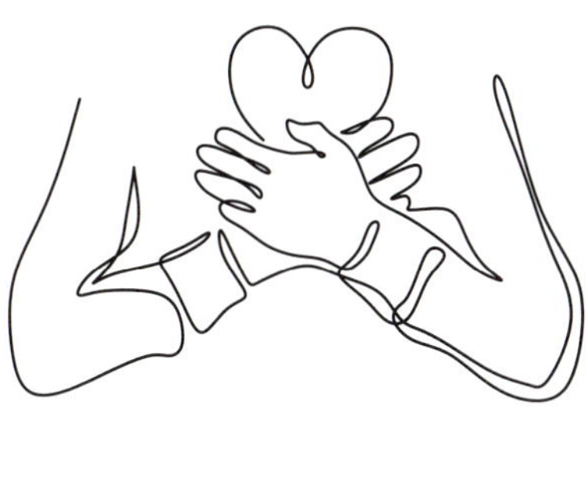

Wie kann das sein?

Ein zufriedener Geist scheint krank machende Entzündungen in Schach zu halten, die sowohl bei Alzheimer, Herzinfarkt als auch Schlaganfall eine große Rolle spielen. Die Wissenschaftler vermuten auf der Basis verschiedener PIL-Studien, dass ein sinnerfülltes Leben mit einer besseren Regulierung von Stresshormonen einhergeht. Die bisher vorliegenden Daten zeigen, dass bei Menschen, die viel Sinn in ihrem Leben sehen, der Cortisolspiegel in einer stressigen Situation zwar deutlich ansteigt, aber danach wieder abfällt. Ein wenig sinnhaftes Leben könnte unterschwellig zu chronischem Stress und damit ständig erhöhten Cortisolspiegeln führen. Über verschiedene Kettenreaktionen werden so Entzündungen getriggert.

Wenn Pläne Wirklichkeit werden, geben Neuronen im Stirnhirn das Signal: »Ziel erreicht«, was ein positives Erfolgsgefühl auslöst. Vermutungen legen auch nahe, dass Menschen, die im Leben noch was vorhaben, insgesamt stärker auf ihre Gesundheit achten.

EXTRA

»SINN«VOLLES INTERNETPORTAL

Für alle, die tiefer in Fragen nach dem Lebenssinn eintauchen wollen, auch um für sich selbst Antworten zu finden, empfehle ich die Seite www.sinnforschung.org. Neben vielen hilfreichen Gedanken für die persönliche Sinnfindung sind auch alle neuen Forschungsergebnisse zu finden.

SO WIRD'S GEMACHT

»Es gibt nichts Gutes, außer man tut es«, sagte Erich Kästner. Dem Leben eine höhere Bedeutung geben, vielleicht die Welt ein bisschen besser machen – damit tut man übrigens nicht nur anderen etwas Gutes, sondern auch sich selbst. Unterstützung wird überall gebraucht, ob bei der Betreuung von Kindern, kranken oder einsamen Menschen, beim Umwelt- oder Tierschutz. Aber auch dafür zu sorgen, dass hin und wieder gefeiert wird, ist ein lohnenswerter Zweck!

Ein paar Ideen, dem Leben Sinn zu geben:

- Leisten Sie Nachbarschaftshilfe.
- Übernehmen Sie die Betreuung von Enkelkindern.
- Engagieren Sie sich in einem Verein, oder üben Sie ein Ehrenamt aus.
- Bieten Sie Arbeitsgemeinschaften (AGs) in Schulen an.
- Singen Sie im Chor, und bereiten Sie so sich und anderen Freude.
- Leisten Sie eine sinnvolle beziehungsweise erforderliche regelmäßige finanzielle Unterstützung, wenn Sie dazu in der Lage sind.
- Tun Sie endlich all das, wofür Sie vorher nie die Zeit zu haben glaubten.

WOW MIT BERGTEE DAS GEHIRN FIT HALTEN

Ein Hauptmerkmal der Alzheimer-Erkrankung sind Ablagerungen des giftigen Proteins Beta-Amyloid im Gehirn. Das Problem: Bei Gesunden wird dieser Müll in enger Zusammenarbeit mit den Kraftwerken der Zellen, den Mitochondrien, über die Blut-Hirn-Schranke entsorgt. Mit zunehmender Alterung kann es zu Störungen auf diesem Transportweg kommen. Und genau die wollen Forscher aus Rostock gemeinsam mit internationalen Experten beheben.

Ins Blickfeld sind dabei auch verschiedene Substanzen aus der Natur geraten, unter anderem Johanniskraut und Griechischer Bergtee (*wichtig:* nur die Sorte Sideritis scardica). Erste Studien mit Mäusen und Beobachtungen an Patienten sind vielversprechend, vor allem die Verwendung alkoholischer Auszüge.

Zur Prävention empfiehlt der »Entdecker« des altbekannten Mittels, der Rostocker Professor Jens Pahnke, öfter eine Tasse Bergtee zu trinken. Dafür gibt man 5 bis 10 Gramm Teestängel in kaltes Wasser, kocht sie kurz auf und lässt sie anschließend 10 bis 15 Minuten zugedeckt ziehen.

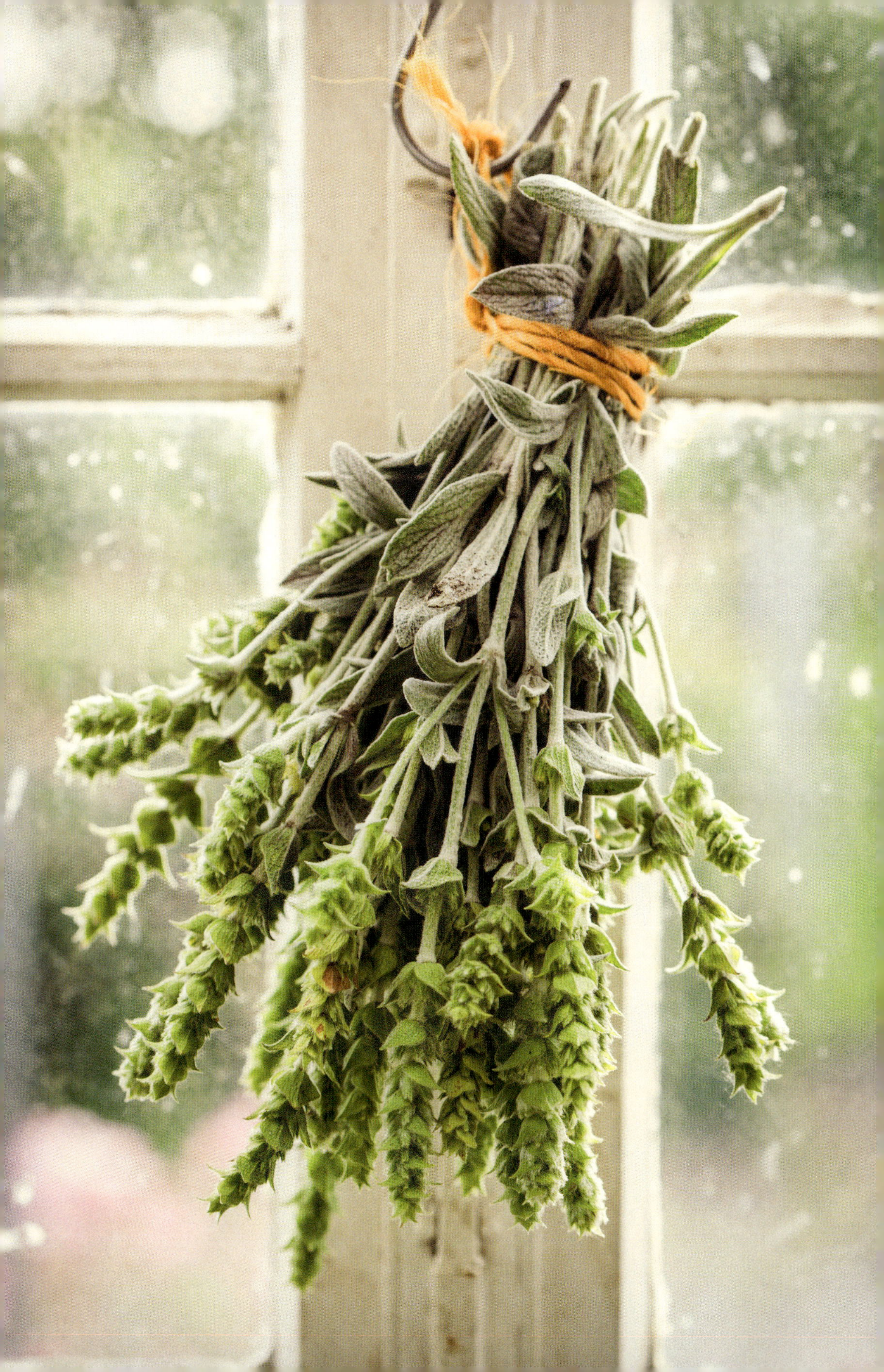

TRAUMHAFT SCHLAFEN MIT LAVENDEL

Aromatherapie mit dem Duft des Südens

Ob Ängste, Depressionen oder Schlafstörungen – Lavendel hat eine unglaublich beruhigende Kraft allein durch seinen Duft. Der kann auch den 34 Millionen Deutschen helfen, die unter Ein- und Durchschlafstörungen leiden. Jeder zweite Betroffene nimmt frei verkäufliche Schlafmittel ein, oft über einen längeren Zeitraum. Das Problem: Die Wirkung lässt nach, und die Abhängigkeit, sprich Suchtgefahr, steigt. In Deutschland sind bereits 1,2 bis 1,5 Millionen Menschen abhängig. Eine Möglichkeit, diesen Pfad gar nicht erst zu betreten, ist die Aromatherapie, ein Teilgebiet der Naturheilkunde. Besonders gut wirkt hier der Duft von Lavendel.

So wirkt Lavendel:

- Er verbessert den Schlaf.
- Er hilft gegen Angst und Prüfungsstress.
- Er wirkt gegen Depressionen.
- Er lindert Schmerzen.

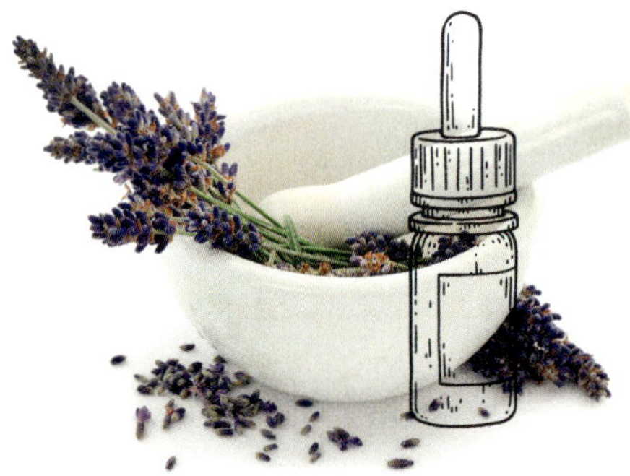

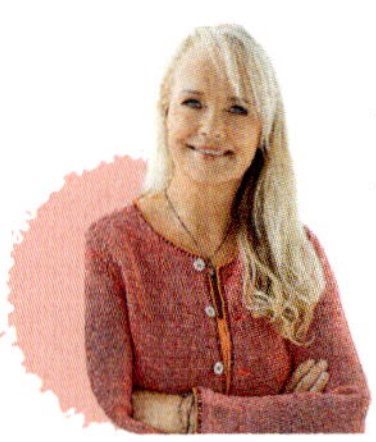

Sie werden jetzt vielleicht schmunzeln, aber ich habe tatsächlich ein kleines Herz, handgenäht und mit Lavendel gefüllt, in meinem Bett liegen. Ich mag den Geruch einfach und bin schier platt, dass Lavendel in Studien so gut abschneidet wie synthetische Schlafmittel. Und das ganz ohne Nebenwirkungen!
Wer leidet heute nicht hin und wieder unter Stress, manchmal Angst, manchmal depressiven Symptomen oder Müdigkeit? Gegen all das wirkt Lavendel. Im Grunde sollte jeder ordentlich Lavendel im Garten oder auf der Fensterbank haben, um daran zu schnuppern. Und dann eine gute Nacht zu verbringen!

STUDIE NR. 8:

BEWEIS

DÜFTE ALS EINSCHLAF-HILFE IM CHECK

Kann man Schlafproblemen mit Aromatherapie, also dem medizinischen Einsatz ätherischer Öle, beikommen? Diese Frage stellte sich ein koreanisches Forscherkollektiv und durchforstete die wissenschaftlichen Bibliotheken. Am Ende der Sichtung von fast 8000 Arbeiten wurden 34 Studien genauer unter die Lupe genommen, in denen sowohl Einzelaromen (zum Beispiel Lavendel oder Damaszener Rose) als auch Mischungen auf ihre Wirksamkeit untersucht wurden. Übrigens enthielten die meisten Kombinationen von – in der Regel – drei ätherischen Ölen auch Lavendel. Er war sozusagen der Star bei den verschiedenen Studien. Angewendet wurde die Aromatherapie entweder direkt als Inhalation oder indirekt, zum Beispiel durch das Tragen einer Duftkette.

FAZIT: Die Aromatherapie kann den Schlaf deutlich verbessern und als Nebeneffekt Stress, Angstzustände und Depressionen verringern. Die besten Ergebnisse erzielten Einzelaromen im Vergleich zu Mischungen. Lavendel konnte besonders gut punkten.

Wie kann das sein?

Mit jedem Atemzug streichen Duftmoleküle an den rund dreißig Millionen Riechzellen in der Nase vorbei. Forscher haben festgestellt, dass die Nase mehr als eine Billion Gerüche unterscheiden kann. Ätherische Öle sind komplexe Vielstoffgemische.

Beim Lavendel sorgen Linalylacetat und Linalool für den typischen Duft und die Wirkung. Nehmen Riechzellen einen Duftstoff wahr, wird eine Informationskaskade in Gang gesetzt, um bestimmte Rezeptoren im Gehirn zu aktivieren. Im Falle von Lavendel heißt die Adresse: GABA, ein Neurotransmitter. Er wirkt angstlösend, entspannend und schlaffördernd. Gleichzeitig docken die Substanzen an die sogenannten Kalziumkanäle im Gehirn an und wirken dort wie eine Art Bremse für sich breitmachende Stresshormone Adrenalin und Noradrenalin.

Wie stark die Duftmoleküle sind, beweist eine 3000 Jahre alte Salbendose, die man bei der Eröffnung des Grabes von Pharao Tutanchamun fand. Sie verströmte noch einen schwachen Lavendelduft. Da kann man erahnen, was für starke heilsame Kräfte im Lavendel gebunden sind.

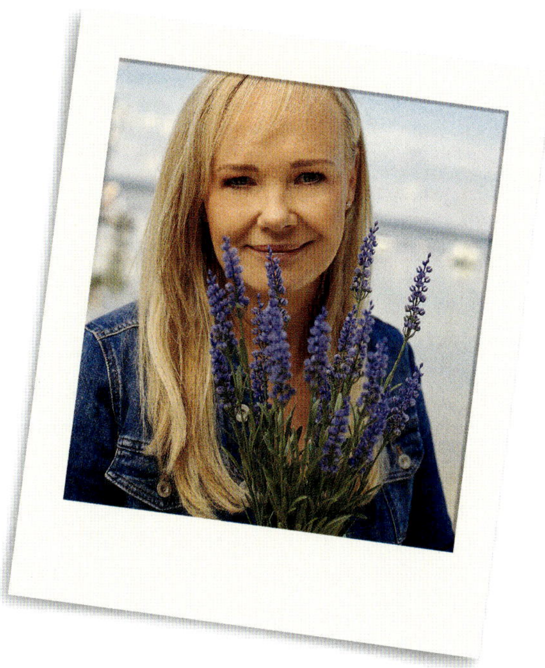

SO WIRD'S GEMACHT

Der Geruchssinn ist ständig aktiv, auch im Schlaf. Düfte wirken übrigens nicht nur über die Nase, sondern entfalten ihre Wirkung auch über die Haut. Das ist doch klasse, und deshalb gibt es hier vier Tipps.

Lavendelkissen

Man kann es fertig kaufen oder ein kleines Säckchen selbst mit getrocknetem Lavendel befüllen. Legen Sie das Duftsäckchen auf oder neben das Kopfkissen. Zwischendurch immer mal wieder schütteln. Es ist übrigens auch sehr gut für Kinder geeignet.

Ätherisches Öl

Geben Sie 2 bis 3 Tropfen Lavendelöl auf das Kopfkissen. Auf diese Weise inhalieren Sie den Duft und schlummern gut ein.

Brust einreiben

Dafür eignet sich 10-prozentiges Lavendelöl, das es in der Apotheke gibt. Einfach ein paar Tropfen von dem Öl auf der Brust verreiben, bei Kindern beispielsweise mit einer kleinen Massage (auch am Rücken) verbinden.

Entspannendes Bad

Damit sich das Öl im Wasser löst, werden 10 bis 15 Tropfen in einer Tasse mit Milch verrührt, bevor man alles zusammen ins Badewasser gibt. Badedauer 20 Minuten.

WOW LAVENDELDUFT IM KRANKENHAUS

An der Uniklinik Dresden werden auf den Intensivstationen der Kliniken für Anästhesie und Neurologie Düfte wie Lavendel, Vanille oder Mandarine eingesetzt, um Ängste, Schlaflosigkeit oder Schmerzen zu lindern. Gerade bei akuten Schmerzen gibt es gute Belege für die Wirksamkeit einer zusätzlichen Aromatherapie, unter anderem Massagen mit Lavendelöl. Die natürlichen Düfte und Essenzen unterstützen insgesamt den Heilungsprozess und verringern außerdem den Medikamentenverbrauch. Zu den verschiedenen Anwendungsmöglichkeiten zählen Waschungen und Bäder, Auflagen und Kompressen sowie Einreibungen mit ätherischen Ölen oder das Beduften eines Zimmers. Zur Verbesserung des Schlafs werden die Zimmer mit Lavendel beduftet. Am besten eignet sich dazu ein Aroma-Diffuser. Funktioniert auch zu Hause.

EXTRA

KEINE ANGST DANK LAVENDEL

Bei einer sogenannten generalisierten Angststörung (Generalized Anxiety Disorder [GAD]) haben die Betroffenen nahezu ständig Angst vor verschiedensten Situationen und Dingen. Diese Angst schränkt das Leben immer weiter ein und ist dann häufig auch begleitet von körperlichen Symptomen wie Herzrasen, Schwitzen oder Magenschmerzen. Viele greifen aufgrund der belastenden Symptome zu Beruhigungsmitteln, die aber nicht selten abhängig machen. In einer großen und modernen, also multizentrischen doppelt verblindeten Studie konnte gezeigt werden, dass das Lavendelpräparat mit dem Wirkstoff Silexan (Lavendelölkapseln) genauso effektiv ist wie das übliche synthetische Beruhigungsmittel Lorazepam.

Die fettlöslichen Stoffe Linalool und Linalylacetat können die Blut-Hirn-Schranke durchbrechen und im Gehirn an Rezeptoren ihre angstlösende Wirkung erzielen.

Für Alltagsängste wie Prüfungsstress ist Lavendeltee eine gute Hilfe. Beginnen Sie zwei bis drei Wochen vor der Prüfung damit, täglich ein bis zwei Tassen davon zu trinken.

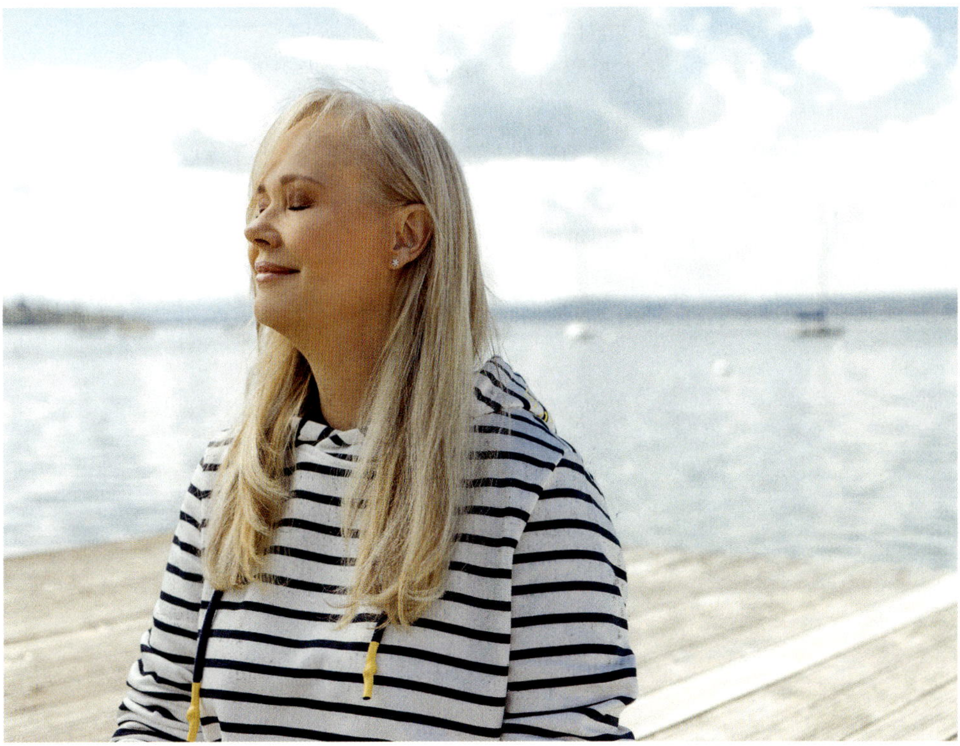

EINE EXOTISCHE PFLANZE HILFT BEI HEUSCHNUPFEN

Homöopathische Hilfe aus Südamerika

Gehören Sie auch zu denen, die sich, wenn der Frühling kommt, am liebsten hinter verschlossenen Fenstern und Türen verkriechen würden? Regen herbeisehnen? Fast jeder vierte Deutsche wird von einer Allergie geplagt, zu den häufigsten zählt der Heuschnupfen. Dabei kommt es zu einer allergisch bedingten Entzündung der Nasenschleimhaut.
Auslöser sind meistens Gräser- oder Blütenpollen, denen man leider kaum entfliehen kann. Die typischen Symptome: Fließschnupfen, Juckreiz und tränende Augen. Oft kommt es dadurch auch zu Schlaf- und Konzentrationsstörungen sowie Tagesmüdigkeit. So ein Heuschnupfen macht die Betroffenen schlicht und einfach fertig. Vielen hilft dann der Kleine Goldregen, Galphimia glauca.

So wirkt der Kleine Goldregen:

- Er macht es Allergenen schwer.
- Er desensibilisiert und wirkt dadurch auch vorbeugend.
- Er lässt die Nasenschleimhäute und die Bindehaut abschwellen.
- Er lindert Juck- und Niesattacken.
- Er wirkt angstlösend.

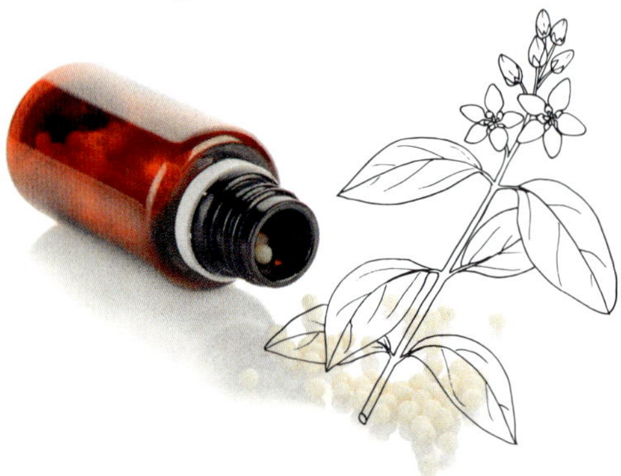

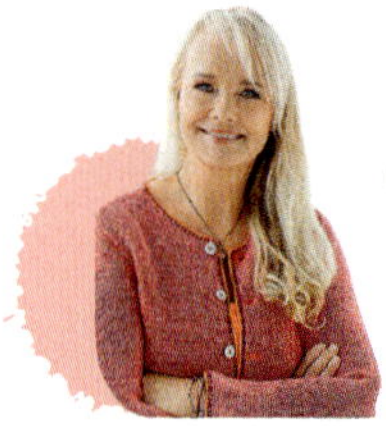

Ich würde wetten, dass Sie noch nichts von diesem in Südamerika beheimateten immergrünen Strauch Galphimia glauca gehört haben, der nichts mit dem hiesigen giftigen Goldregen zu tun hat. Mitte der 1960er-Jahre entdeckte ihn der Pharmazeut Willmar Schwabe in Südamerika. Er beobachtete, wie Medizinmänner der Indiostämme die Pflanze auch gegen allergische Beschwerden und Heuschnupfen einsetzten. So brachte er reichlich Pflanzenproben mit von seiner Expedition. In neueren Studien konnte übrigens nicht nur die antiallergische, sondern auch eine angstlösende Wirkung nachgewiesen werden. Ein Glück, dass die Medizinmänner nicht auf Studien warten müssen.

STUDIE NR. 9:

BEWEIS

GALPHIMIA GLAUCA AUF DEM PRÜFSTAND

In einer Serie von elf Studien mit insgesamt 1038 Patienten wurde die Wirksamkeit der akuten Heuschnupfenbehandlung mit Galphimia glauca in Niedrigpotenzen untersucht. Sieben dieser elf Studien waren sogar randomisiert (die Gruppen sind nach einem Zufallsmechanismus zugeordnet) und placebokontrolliert (eine Gruppe bekommt ein Scheinmedikament). Anhand von 752 Patienten konnte hier gezeigt werden, dass sich die typischen Augen- und Nasensymptome im Vergleich zum Placebo innerhalb von zwei Wochen bereits deutlich besserten.

FAZIT: Galphimia glauca linderte Augensymptome signifikant besser als das Placebo. Die Wirksamkeit wurde als ähnlich gut wie die typischerweise eingesetzten Antihistaminika (Allergiemedikamente) eingestuft, und zwar ohne Nebenwirkungen. Es ist damit einen Therapieversuch wert und/oder eine gute Ergänzung zur medikamentösen Therapie.

Wie kann das sein?

Die antiasthmatische und antiallergische Wirkung beruht auf verschiedenen sekundären Pflanzenstoffen, unter anderem dem Polyphenol Gallotannin, einem wasserlöslichen Gerbstoff. Auch das Flavonoid Quercetin ist an der antiallergischen Wirkung beteiligt. Weitere Inhaltsstoffe von Galphimia glauca sind Phytosterole, also pflanzliche Hormone. In den Potenzen D_4 und D_3 hat das Mittel eine Wirkung, die mit konventionellen Antihistaminika vergleichbar ist. Der Vorteil des homöopathischen Mittels: Es macht nicht müde wie die Antihistaminika, und man kann es auch vorbeugend einnehmen (siehe S. 62), um einen allergischen Schub zu verhindern. Bei stärkeren Beschwerden lohnt es sich, einen homöopathischen Arzt zu konsultieren.

EXTRA

WAS DIE BUCHSTABEN UND ZAHLEN BEDEUTEN

D_6, D_{12}, oder C_3, die Buchstaben und Zahlen sagen etwas darüber aus, wie oft eine homöopathische Ausgangssubstanz in einem Alkohol-Wasser-Gemisch oder mit Milchzucker schrittweise verdünnt und nach festgelegtem Muster jedes Mal verschüttelt oder verrieben werden muss, bevor die nächste Verdünnungsphase eingeleitet werden kann. Auf die Verdünnung folgt also immer ein mechanischer Prozess. Die Buchstaben und Zahlen geben dabei Auskunft über die Höhe der Potenzierungsstufe an. »D« steht dabei für eine D-Potenz (Dezimalpotenz = Potenzierung 1:10), »C« für eine C-Potenz (Centesimalpotenz = Potenzierung 1:100). Sie sind die am häufigsten verwendeten Potenzierungen. Die Zahlen geben an, wie oft hintereinander die Potenzierung erfolgte. Die Angabe »D_3« heißt also, dass die Ursubstanz dreimal hintereinander im Verhältnis 1:10 verdünnt und verschüttelt (potenziert) wurde, D_6 demzufolge sechsmal.

SO WIRD'S GEMACHT

Der südamerikanische Exot hat sich bei der homöopathischen Behandlung allergiebedingter Symptome und ganzjährigem allergischen Schnupfen mit Niesen, Juckreiz, Kribbeln und Brennen der Nasenschleimhaut gut bewährt. Das Mittel kann für alle Altersstufen verwendet werden.

Bei akuten Beschwerden

Erwachsene nehmen Galphimia glauca D_3 oder D_6, jeweils 5 Globuli (Kügelchen) oder 5 Tropfen dreimal täglich.

Dosierung bei Kindern dreimal täglich:

- Säuglinge jeweils 1 Globulus.
- Kleinkinder jeweils 2 Globuli.
- Ab Kindergartenalter jeweils 3 Globuli.

Zur Vorbeugung

Beginnen Sie sechs Wochen vor dem Start Ihrer persönlichen Heuschnupfensaison, abends jeweils 7 Tropfen einzunehmen.

WOW SOGAR GEGEN ANGSTSTÖRUNGEN HILFREICH

In der mexikanischen Volksmedizin nennt man den Strauch *noche buena* (gute Nacht) oder *curandero* (Heiler). Verwendet wird die Pflanze dort auch als Beruhigungsmittel. Das alte Wissen der Medizinmänner um die angstlösende Wirkung des Kleinen Goldregens konnte bereits in einigen Studien bestätigt werden, eine stammt aus dem Jahr 2018. So zeigte sich, dass ein Extrakt von Galphimia glauca ebenso gute angstlösende Effekte hat wie Standardmedikamente aus der Gruppe der Benzodiazepine, die zu den Klassikern der Schlaf- und Beruhigungsmittel gehören. Der Vorteil des pflanzlichen Mittels gegenüber den synthetischen: gute Verträglichkeit und vor allem weniger Tagesmüdigkeit.

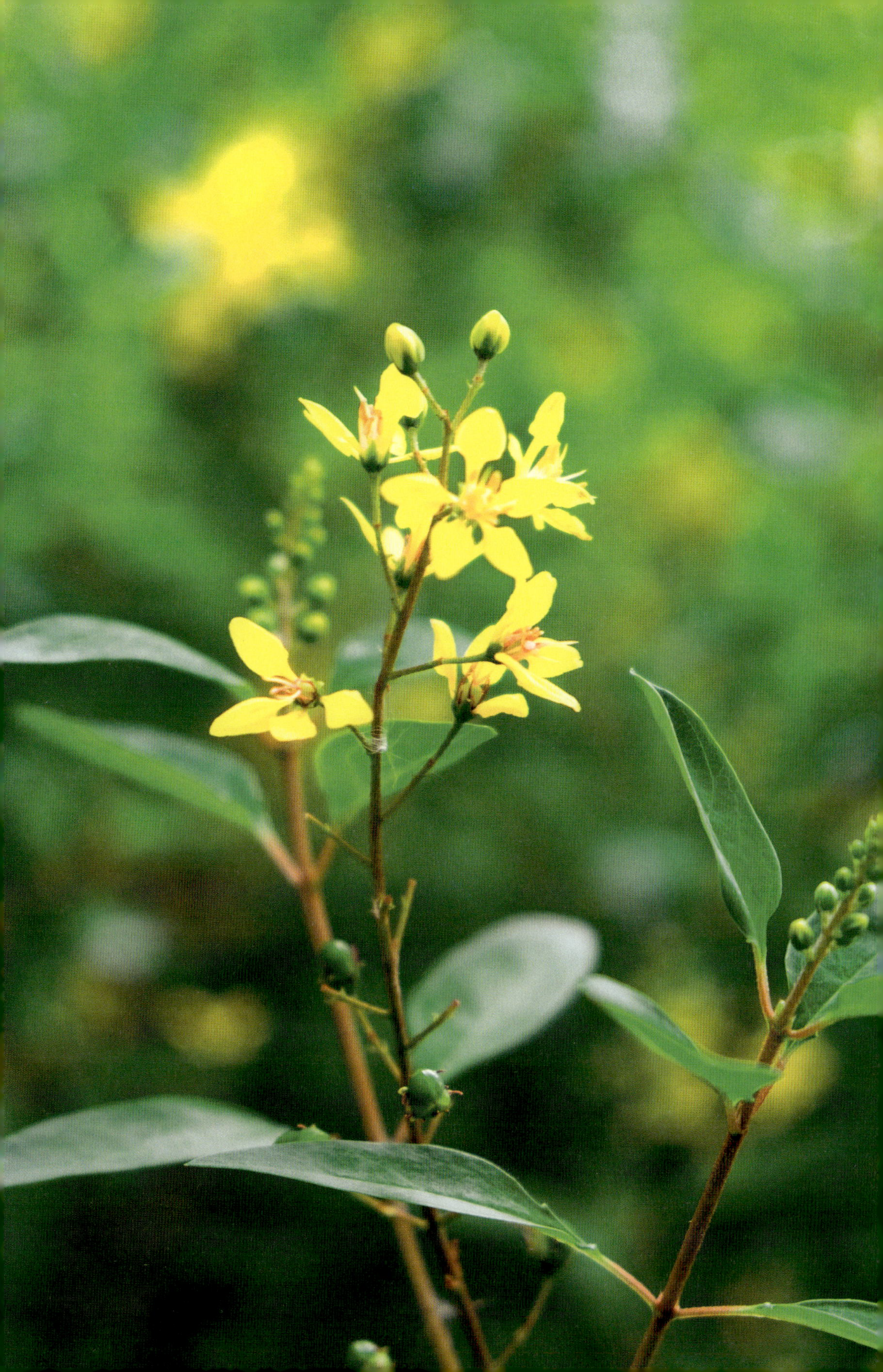

ESSEN GEGEN DEPRESSIONEN

Wenn der Darm SOS ans Gehirn sendet

Mikroorganismen tummeln sich zu Billionen in unserem Verdauungstrakt und bilden das sogenannte Darm-Mikrobiom, das landläufig auch als »Darmflora« bezeichnet wird. Wie wichtig diese Untermieter für unsere Gesundheit sind, hat sich in den letzten Jahren herumgesprochen. Aber welche Macht der Darm und sein Mikrobiom über unsere psychische Verfassung hat, das entdeckten Forscher erst relativ spät.

»Darm an Gehirn«, lautet die Devise, denn zwischen »unten« und »oben« gibt es einen regen Kommunikationsaustausch, der wiederum einen erheblichen Einfluss auf unsere Stimmung und das Verhalten hat. Werden allerdings die falschen Signale in unsere Schaltzentrale gesendet, kann es zu neurologischen und psychischen Störungen wie Depressionen, Angststörungen oder zum Aufmerksamkeitsdefizit-Hyperaktivitätssyndrom (ADHS) kommen. Mit der richtigen Ernährung aus ballaststoffreichen Lebensmitteln (Präbiotika) und fermentierten milchsäurehaltigen Lebensmitteln, »Probiotika« genannt, kann man Darm und Kopf bei Laune halten. Unterdessen spricht man schon von Psychobiotika.

So wirkten Psychobiotika:

- Sie sorgen für bessere Laune.
- Sie helfen gegen Depressionen.
- Sie verringern Ängste.
- Sie hemmen Entzündungen.
- Sie wirken positiv auf das Immunsystem.
- Sie kurbeln die Verdauung an.

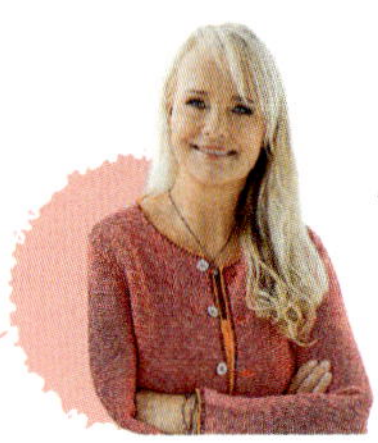

Angst kann auf den Magen schlagen oder uns das Herz in die Hose rutschen lassen. Wir alle kennen solche »Bauchgefühle«, und spätestens da wird klar, der Magen-Darm-Trakt ist eng mit dem Gehirn verbunden. Aber dass die Bakterien im Darm unser Gehirn »programmieren« können, für schlechte oder gute Stimmungen sorgen (auch wenn wir keinen äußeren Anlass feststellen), ja sogar neurologische oder psychische Erkrankungen triggern, hat mich schon sehr erstaunt und auch sehr neugierig gemacht. Toll ist daran, dass das richtige Essen uns demnach tatsächlich länger als nur im Moment des Genießens glücklich machen kann.

++++++ **Psychobiotika** ++++++++++ Depressionen ++++++++++++ Ängste ++++++

STUDIE NR. 10:

BEWEIS

SMILES – BESSER DRAUF MIT DER RICHTIGEN ERNÄHRUNG

»Der Mensch ist, was er isst«, besagt eine bereits zitierte Redewendung. Aber gilt das auch für unsere Psyche, gar für das Entstehen (oder die Schwere) von Depressionen oder anderen psychischen Erkrankungen? Schon seit einigen Jahren gibt es ernst zu nehmende Hinweise, dass die Ernährung tatsächlich direkten Einfluss auf unsere Psyche hat. Und zwar über das Mikrobiom und die Signale, die über die sogenannte Darm-Hirn-Achse gesendet werden.

Diese bisherigen Erkenntnisse veranlasste eine Gruppe australischer Forscherinnen und Forscher, die SMILES-Studie aufzulegen, eine der ersten kontrollierten und randomisierten Arbeiten zu dieser Thematik. (Das Akronym SMILE steht für »Supporting the Modification of Lifestyle in Lowered Emotional States« [etwa »Unterstützung von Lebensstilveränderungen bei Depressionen«].) Die Idee dahinter: Patientinnen und Patienten, die an mittelschweren bis schweren Depressionen leiden, bekommen entweder eine etwas andere Ernährung über zwölf Wochen oder werden als Kontrollgruppe in ein soziales Betreuungsprogramm eingeschlossen.

Von den 67 Studienteilnehmern landeten 33 in der »Essgruppe«, die anderen im Sozialprogramm. Beide Gruppen bekamen gemäß ihrer Zuteilung im Verlauf der Studie 7 gleich lange Beratungssitzungen. Die »Diätler« logischerweise Ernährungsberatungen, die anderen Gesprächstherapie.

Das Hauptaugenmerk lag auf der Steigerung der Ernährungsqualität mit folgenden Lebensmittelgruppen: Vollkornprodukte (5 bis 8 Portionen pro Tag), Gemüse (6 Portionen pro Tag), Obst (3 pro Tag), fettarme und ungesüßte Milchprodukte (2 bis 3 pro Tag), rohe und ungesalzene Nüsse (1-mal pro Tag), Olivenöl (3 EL am Tag), Hülsenfrüchte (3 bis 4 Portionen pro Woche), Fisch (mindestens 2-mal pro Woche), mageres rotes Fleisch (3- bis 4-mal pro Woche), Huhn (2- bis 3-mal pro Woche) sowie Eier (bis zu 6 Stück in der Woche).

Dagegen wurden Süßigkeiten, raffiniertes Getreide, frittierte Lebensmittel, Fast Food, verarbeitetes Fleisch und zuckerhaltige Getränke auf maximal 3-mal pro Woche beschränkt. Das galt auch für Alkohol, wobei wenn, dann vorzugsweise Wein zum Essen getrunken werden sollte. Also: Darben musste bei dieser Diät wirklich niemand!

FAZIT: Am Ende der 12 Wochen war das Ergebnis verblüffend. Der Diätgruppe ging es erheblich besser als der Kontrollgruppe. Die Depressionssymptome und Angstgefühle hatten deutlich abgenommen, was sowohl objektive Daten als auch das subjektive Erleben der Teilnehmer bestätigten. Gutes Essen macht offenbar bessere Laune. Das zeigen auch andere Studien.

Wie kann das sein?

Der Darm und sein Mikrobiom sind über verschiedene Kommunikationswege mit dem Gehirn verbunden. So produzieren manche Bakterien beim Verdauen von Ballaststoffen kurzkettige Fettsäuren, die für die Synthese des Glückshormons Dopamin wichtig sind und über die Darm-Hirn-Achse Einfluss nehmen. So hat man zum Beispiel bei der Untersuchung von fast 2000 Stuhlproben depressiver Patienten herausgefunden, dass zu wenige Bakterien der Arten Coprococcus und Dialister, die beim Verdauen von Ballaststoffen ebendiese kurzkettigen Fettsäuren bilden, vorhanden sind. Weitere wichtige Informationskanäle vom Darm zum Hirn sind das Immunsystem mit Hauptsitz im Darm und die hormonellen sowie direkten Nervenverbindungen zum Gehirn.

Da die Zusammensetzung des Darm-Mikrobioms im Wesentlichen davon bestimmt wird, was es zu »futtern« bekommt, ist klar, dass die Ernährung eine Schlüsselfunktion hat. Und seit Langem ist bekannt, dass der Verzehr von komplexen Kohlenhydraten sowie pflanzlichen Lebensmitteln die mikrobielle Zusammensetzung des Darms positiv beeinflusst. Umgekehrt haben stark verarbeitete Lebensmittel, künstliche Süßstoffe sowie Zucker eine negative Wirkung.

Je mehr Futter die »guten« Bakterien erhalten, desto besser geht es uns offenbar auch mental. Wie heißt es so schön und ist jetzt sogar wissenschaftlich bewiesen: Essen hält Leib und Seele zusammen!

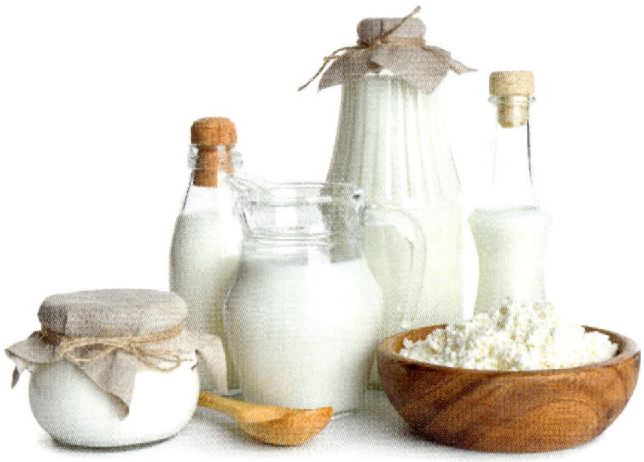

EXTRA

ALTE HINTERLASSENSCHAFTEN UND NEUE ERKENNTNISSE

Moderne Analysemethoden machen so manches möglich, unter anderem die Untersuchung von jahrtausendealtem Kot, der in Höhlen von Mexiko und Utah gefunden wurde. Dank des trockenen Klimas konnte er sozusagen »unbeschadet« bis in die Neuzeit überleben. Die Wissenschaftler interessierten sich vor allem für das Mikrobiom und verglichen es mit heutigen Stuhlproben. Dafür untersuchten sie die Hinterlassenschaften von Probanden aus industrialisierten (USA, Dänemark, Spanien) und nichtindustrialisierten Ländern wie Peru, Madagaskar oder Tansania sowie einer Gemeinschaft indigener Menschen in Zentralmexiko. Nur bei Letzteren fanden die Forscher deutliche Gemeinsamkeiten mit dem antiken vielfältigen Darm-Mikrobiom. Bei den anderen Proben sind fast 40 Prozent der alten Mikroben-DNA verschwunden, also eine Vielzahl von Darmbakterien offenbar längst ausgestorben.

Die Schlussfolgerung der Wissenschaftler: Viele Einflüsse der westlichen Lebensweise schädigen die Darmflora, dazu gehören vor allem verarbeitete Lebensmittel, aber auch Antibiotika und eine überwiegend sitzende Lebensweise.

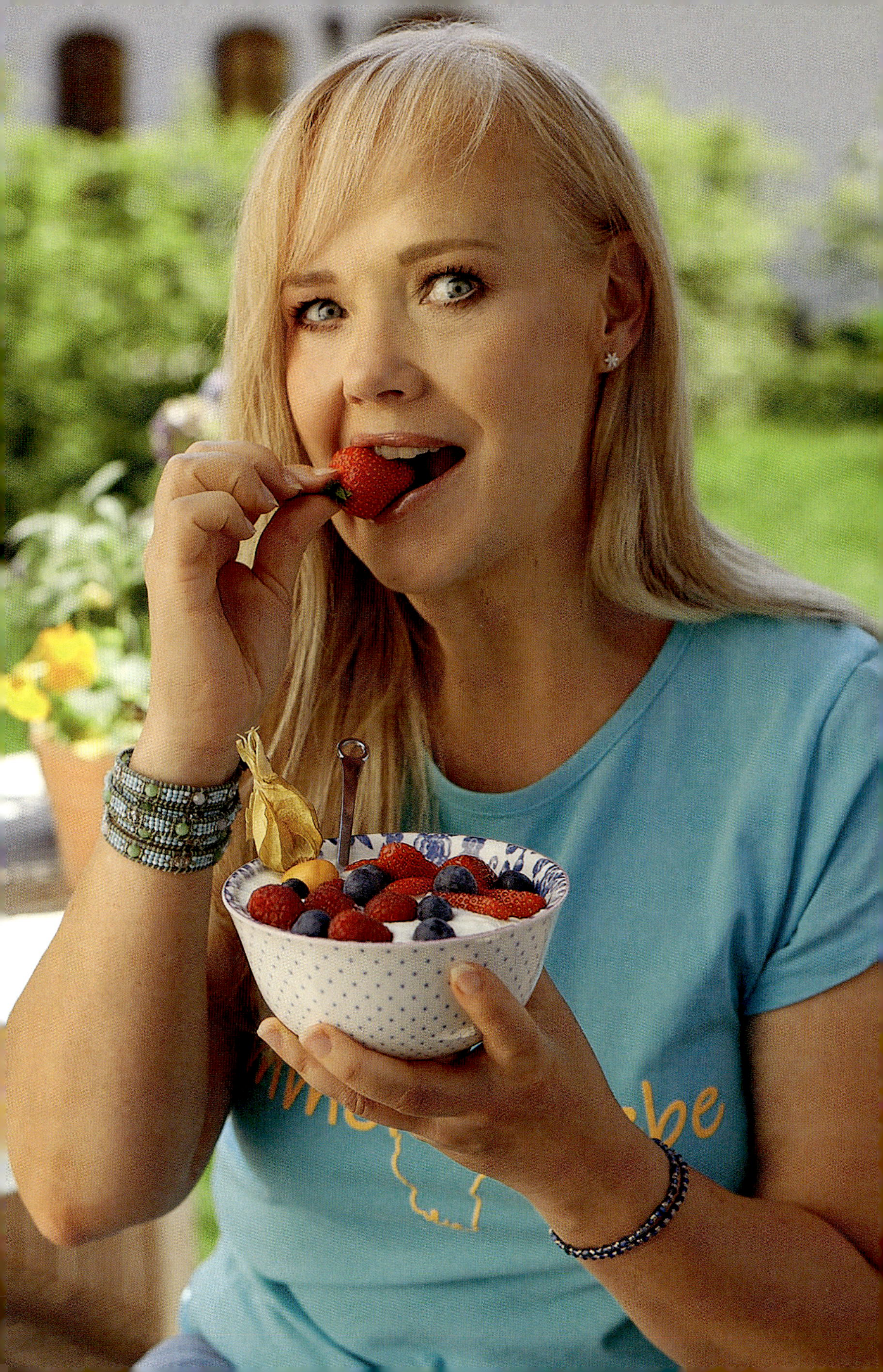

SO WIRD'S GEMACHT

Essen Sie jeden Tag von diesen »psychobiotischen« Lebensmitteln. Eine gute Anleitung für einen abwechslungsreichen Speiseplan bieten die bevorzugten Lebensmittel aus der SMILES-Studie.

Präbiotika

Präbiotika sind unverdauliche Pflanzenstoffe (Ballaststoffe), die den »guten« Bakterien wie Bifidobakterien oder Laktobazillen im Darm als Futter dienen. Je mehr gutes Futter, desto besser können sie sich vermehren. Gute Quellen sind Gemüse, Obst, Vollkornprodukte, Nüsse, Samen sowie Hülsenfrüchte. Es werden 35 bis 40 Gramm Ballaststoffe täglich empfohlen.

Reich an diesen Gesundmachern sind beispielsweise Weizenkleie (45 Gramm Ballaststoffe pro 100 Gramm), Haferflocken (10 Gramm pro 100 Gramm) oder Kichererbsen (21,4 Gramm pro 100 Gramm). Auch Samen und Nüsse punkten, allen voran Leinsamen (39 Gramm pro 100 Gramm). Beim Gemüse schießen die Schwarzwurzeln den Vogel ab (17 Gramm pro 100 Gramm).

TIPP: Je länger man Gemüse kauen muss, desto höher ist oftmals der Anteil der Ballaststoffe. Auf Karotten muss man beispielsweise länger beißen als auf Gurken. 100 Gramm Karotten liefern 4 Gramm Ballaststoffe, 100 Gramm Salatgurke hingegen nur 1 Gramm.

Probiotische Lebensmittel

Probiotische Lebensmittel enthalten lebende Mikroorganismen, vor allem Hefen und Bakterien (wie Milchsäurebakterien). Eine sehr gute Quelle sind fermentierte, also vergorene Lebensmittel: Sauerkraut (kein abgepacktes, weil pasteurisiert und damit leblos), Kefir, Buttermilch, Sauerteigbrot, Ayran, Kombucha-Tee, Tempeh (fermentierte Sojabohnen) oder das koreanische Kimchi.

WOW NACH ZEHN WOCHEN VERÄNDERTES MIKROBIOM

Forscherinnen und Forscher der Stanford University konnten zeigen, dass eine Ernährung reich an fermentierten Produkten schon nach zehn Wochen die Vielfalt des Mikrobioms deutlich erhöht, das Immunsystem stärkt und Entzündungsbotenstoffe im Blut senkt.

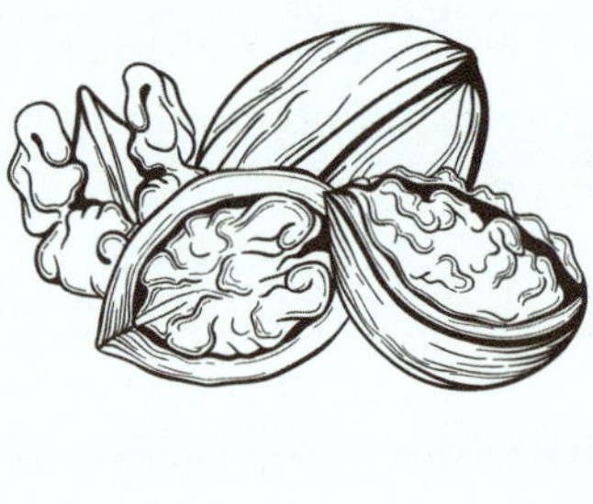

Linsen-Dal

Man könnte dieses Dal (so der indische Name für ein Gericht, das überwiegend aus Hülsenfrüchten besteht) als »natürliches Synbiotikum« bezeichnen, denn es enthält sowohl Prä- als auch Probiotika.

ZUTATEN

Für 4 Personen

- 2 Zwiebeln
- 1 Knoblauchzehe
- 1 rote Chilischote
- 3 cm Ingwer
- 3 mittelgroße Tomaten
- 20 g Ghee (geklärte Butter) oder Öl
- 1 TL Koriandersamen, gemörsert
- 1 TL Kreuzkümmelpulver
- 2 TL Kurkumapulver
- 150 g rote Linsen
- 150 g gelbe Linsen
- 150 ml Hühnerbrühe (auch instant möglich)
- 400 ml Kokosmilch
- Salz, Pfeffer
- 200 g Joghurt
- Frischer Koriander nach Geschmack, grob gehackt

ZUBEREITUNG

1. Zwiebeln und Knoblauch schälen, fein würfeln. Chilischote waschen und entkernen, Ingwer schälen und beides fein hacken. Tomaten vierteln und in grobe Stücke schneiden.

2. Ghee oder Öl in einer Pfanne erhitzen. Zwiebeln, Knoblauch, Chili, Ingwer, Koriander, Kreuzkümmel und Kurkuma darin 2 Minuten sanft anbraten. Linsen sowie Tomaten dazugeben und mit der Hühnerbrühe ablöschen, kurz köcheln lassen und dann die Kokosmilch dazugeben. Mit Salz und Pfeffer abschmecken, 20 Minuten weiter köcheln. Bei Bedarf noch etwas Brühe zugießen.

3. Auf den Teller geben, mit Joghurt verfeinern und mit Koriander bestreuen.

Sie können das Dal pur essen, mit saisonalem Gemüse wie Spargel oder Zucchini anreichern oder als Beilage zu Hühnchen oder Fisch. Probieren geht über Studieren, sozusagen.

Selbst fermentieren – leichter als gedacht

Es gibt ein einfaches Grundrezept, bei dem nichts schiefgehen kann. In 1 Liter Wasser werden 20 Gramm Salz aufgelöst. Geben Sie Gemüse Ihrer Wahl in ein Schraubglas Am besten fangen Sie mit Gurken an. Geben Sie 1 Knoblauchzehe und 1 Stückchen Meerrettich hinzu, Dill oder Dilldolden, Kräuter und Gewürze nach Gusto. Alles mit dem Salzwasser aufgießen. Ein bisschen Platz zwischen Flüssigkeit und Deckel lassen, denn beim Gären entstehen ja Gasbläschen. Deckel zuschrauben und stehen lassen. Bei Zimmertemperatur können Sie schon nach einer Woche in ein mild-saures Gürkchen beißen. Wenn Sie die Gärung verlangsamen wollen, dann einfach kühl stellen. Das Gemüse hält sich monatelang – das Wasser ist ein gesunder Milchsäuretrunk.

MIT KURKUMA DIABETES BEKÄMPFEN

Ein uraltes Medikament – neu untersucht

Diabetes hat in den letzten Jahrzehnten den Status einer Volkskrankheit erreicht und betrifft in Deutschland geschätzt acht Millionen Menschen. Es besteht eine hohe Dunkelziffer. Man unterscheidet dabei hauptsächlich zwischen Diabetes Typ 1, einer Autoimmunerkrankung, und Diabetes Typ 2, der häufigsten Form, deren Ursachen sowohl genetische Faktoren als auch vor allem Fragen des Lebensstils sind. Doch ganz offensichtlich hatten auch Menschen ferner Zeiten damit zu tun. In der ayurvedischen Medizin ist Diabetes mellitus schon seit über 1500 Jahren bekannt und wird in allen einschlägigen Lehrwerken als »Madhumeha« bezeichnet.

Das heutige »Superfood« Kurkuma wurde neben anderen Empfehlungen schon damals von ayurvedischen Ärzten verordnet. Dieses uralte »Medikament« erlebt möglicherweise gerade eine Renaissance in Sachen Diabetes.

So wirkt Kurkuma:

- Es reguliert den Blutzucker.
- Es hilft gegen Entzündungen.
- Es verringert Schmerzen.
- Es unterstützt die Zellerneuerung.
- Es wirkt antioxidativ.
- Es mischt bei der Krebsvorbeugung mit.

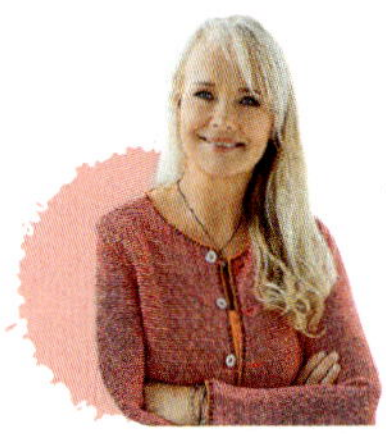

Meine Mutter, meine Oma und Uroma – alle hatten Diabetes. Und manchmal frage ich mich, wann es wohl losgeht bei mir. Diabetes kommt ja nicht von heute auf morgen. Es ist ein schleichender Prozess. Dieses Schleichende nennt sich »Prädiabetes«. Quasi eine Vorstufe. Gut ist, dass man in dieser Phase noch vieles in der Hand hat und den Diabetes verzögern oder gar verhindern kann. Doch auch wer schon »zuckerkrank« ist, profitiert sehr von einer etwas anderen Ernährung, viel Bewegung, weniger Stress und dem natürlichen Diabeteskiller Kurkuma. Ich habe meist eine fertige Paste im Kühlschrank, von der ich mir jeden Tag 1 EL in warme Milch rühre statt Milchkaffe. Das Rezept finden Sie gleich.

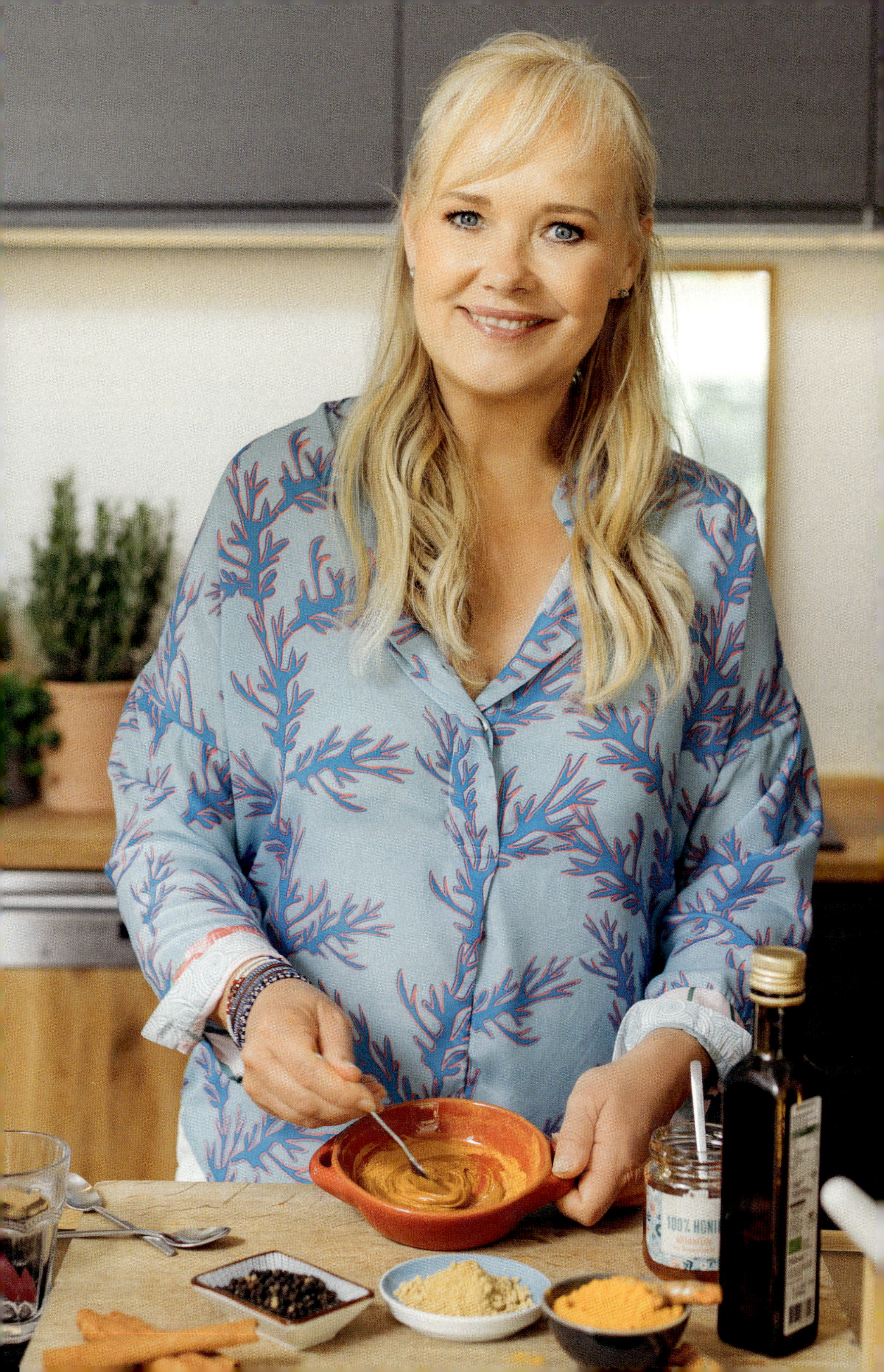

STUDIE NR. 11: BEWEIS

KANN MAN MIT KURKUMA VORSTUFEN VON DIABETES RÜCKGÄNGIG MACHEN?

Das war die Fragestellung einer thailändischen Studie, an der 240 Patienten und Patientinnen über 35 Jahre teilnahmen. Bei allen war Prädiabetes diagnostiziert, ebenjene Vorstufe des Diabetes, bei der noch eine Umkehr des Prozesses möglich ist.

Die Probanden bekamen ein Ernährungs- und-Bewegungs-Programm an die Hand und wurden in Einzelgesprächen über die Bedeutung eines gesunden Lebensstils aufgeklärt. Alle Teilnehmer schluckten über neun Monate täglich sechs völlig gleich aussehende Kapseln. Die einen enthielten jedoch keinen Wirkstoff (also ein Placebo), die anderen je 250 Milligramm Curcuminoide. Beide Kapselarten wurden von der Government Pharmaceutical Organization (GPO) in Thailand sogar extra für diese Studie hergestellt. Nach drei, sechs und neun Monaten gab es Zwischenuntersuchungen.

FAZIT: Die Blutanalysen der wichtigsten Diabetesparameter zeigten zu allen Zeiten deutlich bessere Werte bei der Kurkuma-Gruppe. Im Verlaufe der zwölfmonatigen Studie entwickelte keiner aus der Kurkuma-Gruppe einen Diabetes Typ 2, in der Placebo-Gruppe dagegen 16 Prozent der Teilnehmer. Die Wissenschaftler konnten außerdem feststellen, dass sich die Funktion der insulinproduzierenden Betazellen der Bauchspeicheldrüse unter Kurkuma verbessert hatte. Des Weiteren glänzte die Kurkuma-Gruppe mit höheren Werten von Adiponektin, das entzündungshemmend wirkt. Man weiß, dass höhere Adiponektinspiegel das Risiko für die Entstehung von Diabetes verringern.

Wie kann das sein?

Kurkuma ist so etwas wie eine Universalapotheke. Diese Wurzel vereint in sich mehr als 10 000 chemische Substanzen. Bisher konnten über 600 Heilstoffe identifiziert werden. Isoliert wirkt jeder dieser Stoffe nur begrenzt, aber in ihrer Gesamtheit entfalten sie eine enorme therapeutische Wirkung und verstärken sich dabei gegenseitig.

Die sekundären Pflanzenstoffe Curcumin und Turmeron haben eine starke antioxidative und damit auch antientzündliche Wirkung. Da Entzündungen eine der Hauptursachen für den Abbau der insulinproduzierenden Zellen in der Bauchspeicheldrüse sind, besteht die Annahme, dass die entzündungshemmende Aktivität von Curcumin ein Schlüsselfaktor für die antidiabetische Wirkung ist.

Ein weiterer Mechanismus sorgt offensichtlich für eine verbesserte Empfindlichkeit der Zellen für Insulin. Das Hormon sorgt wie ein Schlüssel dafür, dass Zucker dorthin gelangt, wo er hingehört, nämlich in die Zellen, und nicht im Blut rumlungert, wo er Schaden anrichtet.

Allerdings ist es insgesamt wichtig, den Stoffwechsel nicht zu überfordern und eher leichte Kost zu bevorzugen. Auch Pausen von mindestens vier Stunden zwischen den Mahlzeiten sind ganz wichtig, ebenso wie Bewegung. Denn nur wer sich bewegt, verbraucht Energie und verhindert so hohe Blutzuckerkonzentrationen. Auch die kleinen Gefäße werden besser durchblutet. Ein langjähriger Diabetes geht oft mit Komplikationen wie dem diabetischen Fuß oder Netzhautschäden einher, die auf eine schlechtere Durchblutung der kleinen Gefäße zurückzuführen sind. Eine kleine Studie untersuchte den Effekt von Kurkuma auf diese Gefäße. Offensichtlich wirken sich die antioxidativen, entzündungshemmenden sowie gefäßstärkenden Eigenschaften von Kurkuma auch positiv auf die Funktion der kleinen Gefäße aus.

EXTRA

AYURVEDISCHER SUPERSTAR

In der alten vedischen Schrift *Charaka Samhita* wird die Gelbwurz (Haridra) als »Lekhaniya« (Fett abbauend, schlank machend), »Kushthaghna« (entzündliche Hauterkrankungen heilend) und »Vishaghna« (Gifte neutralisierend, als Gegengift wirkend) beschrieben. In der ayurvedischen Medizin gilt die Kurkumawurzel bis heute als entzündungshemmend, antiseptisch und reinigend und wird bei Entzündungen aller Art eingesetzt. Auch bei schweren Erkrankungen wie Diabetes oder Krebs spielt Kurkuma in der ayurvedischen Medizin eine Rolle.

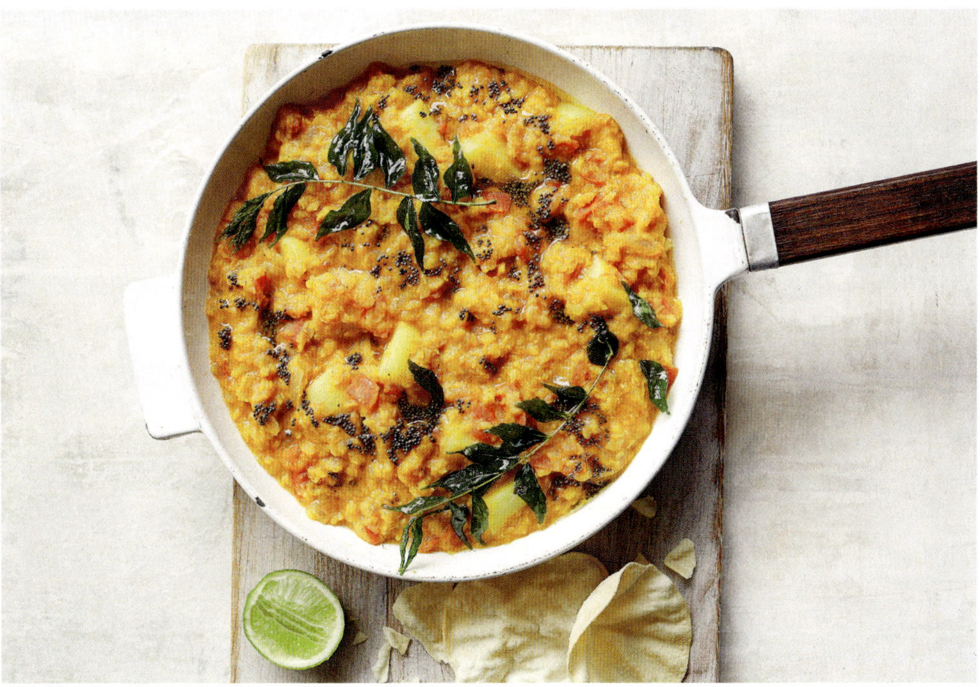

Zur Vorbeugung von Diabetes

Hier reicht die tägliche »Gewürzdosis« von 2 bis 3 TL. Das entspricht 3 bis 4 Gramm und ist für alle Menschen gut verträglich. Man kann dieses Gewürz, das wenig Eigengeschmack hat, vielen Gerichten »untermogeln«. Bei mir kommt es in Eintöpfe, in Buletten oder Sauce Bolognese. Es passt auch in jede Gemüsesuppe oder zu Hülsenfruchten.

Für Prädiabetes oder zur Mitbehandlung von Diabetes sind höhere Dosen notwendig, die man als Nahrungsergänzungsmittel einnimmt. Lassen Sie sich dazu von einem ayurvedisch-naturheilkundlich orientierten Arzt oder in einer solchen Klinik beraten. Menschen, die Gerinnungshemmer einnehmen, sollten bei höheren Dosen vorsichtig sein.

Tipp: Kurkuma pur, ob frisch oder getrocknet, wird nicht besonders gut vom Körper aufgenommen. Damit sich seine heilsamen Stoffe voll entfalten können, braucht es drei »Zündstoffe«: Wärme, Pfeffer und etwas Fett. Diese drei Elemente erhöhen die Wirksamkeit der Curcumoide um das Hundertfache.

Der Klassiker: Goldene Milch

Diese Rezeptur mag ich gern, weil die »Goldene Milch« kräftig schmeckt und sehr wirkstoffreich ist.

ZUTATEN

Für 1 Person (reicht für 10 Tage)

- 200 g flüssiger Honig
- 50 g Kurkuma (20 leicht gehäufte TL)
- 1 TL Muskat
- 3 TL Zimt
- 2 TL Ingwerpulver (optional auch frisch geriebener Ingwer)
- ½ TL Pfeffer
- 2 EL Leinöl

ZUBEREITUNG

Alles einfach miteinander verrühren, und fertig ist die Supermedizin.

ANWENDUNG

Geben Sie davon jeden Tag 1 EL (25 Gramm) in eine warme Tasse (Hafer-)Milch. Umrühren und einfach genießen. Bitte nicht in heiße Milch einrühren, da sonst die heilsamen Stoffe im Honig zerstört werden, auch das gesunde Leinöl verträgt keine Hitze.

Blumenkohlsalat mit Kurkuma

ZUTATEN

Für 4 Personen

- 1 Blumenkohl
- Salz
- 1 TL Kurkumapulver
- 1 Apfel
- 1 Bund Koriandergrün (wer Koriander nicht mag, kann Petersilie nehmen)
- 4 EL Sonnenblumenkerne
- 6 EL Olivenöl
- 4 EL Zitronensaft
- Pfeffer

ZUBEREITUNG

1. Den Blumenkohl putzen, waschen und in Röschen teilen. Etwas Wasser mit Salz und Kurkuma aufkochen, den Blumenkohl darin bissfest kochen. Abgießen, abschrecken und abtropfen lassen.

2. Unterdessen die Marinade zubereiten. Dafür den Apfel waschen, vierteln und das Kerngehäuse entfernen. Die Viertel in dünne Scheiben schneiden. Den Koriander (oder Petersilie) waschen, trocken schütteln und die Blätter grob hacken. Apfel, Koriander, Sonnenblumenkerne, Öl und Zitronensaft mischen, mit Salz und Pfeffer würzen.

3. Den abgekühlten Blumenkohl mit der Marinade mischen und 10 Minuten durchziehen lassen. Ein wunderbar leichter Sommersalat.

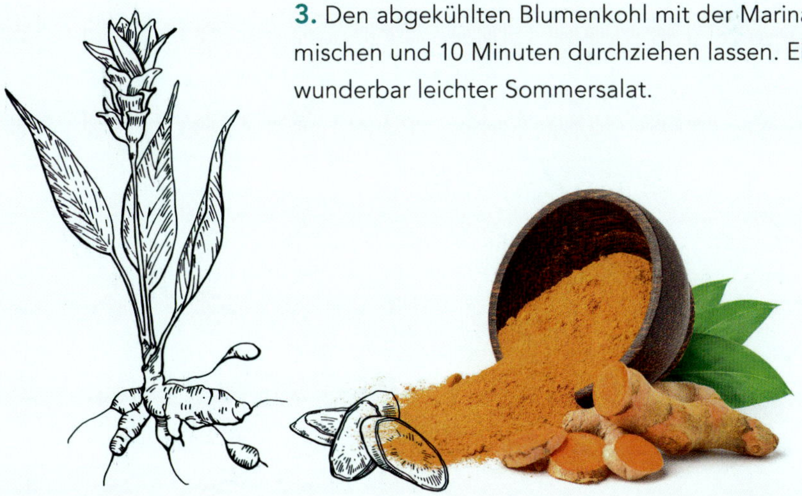

WOW ALLROUNDER KURKUMA

Es gibt Tausende Studien zu Kurkuma. Als gesichert gelten heute Erkenntnisse, dass dieses Gewürz die Gefäße vor Arteriosklerose schützen kann, Schmerzen ähnlich gut wie gängige Schmerzmittel lindert, erhöhte Cholesterinwerte senkt und sogar bei Depressionen Wirkung zeigt. Auch bei der Bekämpfung von Krebs kann Kurkuma eine wichtige Rolle spielen. Es aktiviert köpereigene Proteine, die für die natürliche Bekämpfung potenziell gefährlicher Zellen, eben auch von Tumorzellen, zuständig sind. Ein Prozess, der Tag für Tag stattfindet und »Apoptose« genannt wird.

SCHRÖPFEN GEGEN NACKENSCHMERZEN

Die Renaissance eines alten Verfahrens

Vor allem Frauen können ein Lied davon singen. Sie leiden besonders häufig unter Schulter- und Nackenschmerzen. Häufigste Ursache sind Muskelverspannungen nach Fehl- oder Überbelastung, also vor allem Computerarbeit. Aber auch emotionale (Dauer-)Anspannung ist ein wichtiger und unterschätzter Risikofaktor. Sie führt zu Verspannungen der Schulter-Nacken-Muskulatur, Verhärtungen im Gewebe, Druck auf die Nerven und in der Folge zu schlechterer Beweglichkeit und Schmerzen.

Das Schröpfen kann hier schnell und anhaltend Abhilfe schaffen. Bei diesem Verfahren wird mit Schröpfgläsern oder Schröpfköpfen ein Unterdruck erzeugt, wenn sie auf die Haut aufgesetzt werden. Das nennt man »trockenes Schröpfen«. Klassisch wird dafür die Luft im Glas mit einem in Alkohol getränkten Wattebausch erhitzt. Heute geht das moderner, einfach mit einer Pumpe am Glas. Wenn der Effekt verstärkt werden soll, greifen Behandler gern mal zum blutigen Schröpfen. Dabei wird die Haut leicht angeritzt, bevor man das Schröpfglas aufsetzt.

So wirkt Schröpfen:

- Es steigert die Durchblutung.
- Es lockert muskuläre Verspannungen.
- Es verbessert Lymphfluss und Stoffwechsel.
- Es leitet entzündliche Stoffe ab.

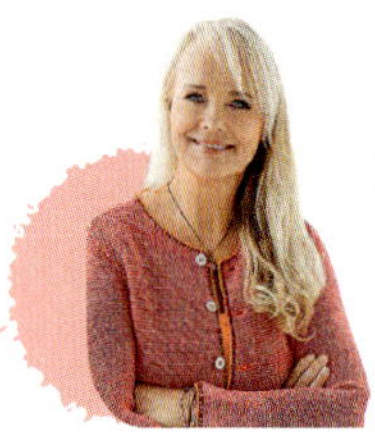

Dieses Naturheilverfahren existiert bereits seit über 5000 Jahren. Dass das Schröpfen heutzutage wieder so beliebt ist, liegt an der Einfachheit und Wirkungsstärke. Ich persönlich lasse mich gern schröpfen, auch blutig. Das ist – sagen wir mal – die verschärftere Methode. Die kleinen Lanzettenpiekser sind aber kaum zu spüren, das Schröpfen selbst noch weniger. Am eindrucksvollsten ist wohl der Moment, in dem die Gläser abkippen und voller Blut sind. Da braucht man schon ein bisschen Nerven. Meist wird ja eh unblutig geschröpft. Ach, und machen Sie das nicht, wenn Sie ein schulterfreies Kleid tragen wollen, sonst sind Sie dank der runden blauen Flecken das Gespräch des Abends. Ansonsten genießen Sie die Leichtigkeit und Wärme, die sich in den geschröpften Körperregionen breitmacht, egal, ob Sie blutig oder unblutig oder ganz modern mit Pulsation geschröpft wurden.

STUDIEN NR. 12 A–C: BITTE EINMAL SCHRÖPFEN GEGEN DEN SCHMERZ

BEWEIS

Die bewährten Klassiker trockenes und blutiges Schröpfen sowie die moderne Variante der pneumatischen Pulsationstherapie (maschinelles Verfahren, das Trockenschröpfen und Massage kombiniert) haben Wissenschaftler unter die Lupe genommen, um herauszufinden, welche Therapieform besser gegen Nacken- und Schulterschmerzen hilft. Dafür wurde jede Schröpfform in einer unabhängigen Studie auf ihre Wirksamkeit geprüft. Jeweils fünfzig Patienten wurden über zwei Wochen entweder trocken oder blutig geschröpft oder mit der pneumatischen Pulsationstherapie behandelt. In den Kontrollgruppen waren Patienten, die nicht behandelt wurden. Alle mussten Fragebögen zu ihren Schmerzen ausfüllen. Es wurden die Druckschmerzempfindlichkeit, Ruhe- und Bewegungsschmerz, die Lebensqualität und anderes gemessen. Doch was wirkte besser?

FAZIT: Bereits nach einer einzigen Behandlung erlebten die blutig Geschröpften und die Teilnehmer der Pulsationstherapie eine enorme Schmerzlinderung (von 30,5 und 34,0 Prozent). Bei den trocken Geschröpften stellte sich dieser Effekt mit einer Schmerzreduktion von 27,5 Prozent nach der fünften Behandlung ein.

Außerdem berichteten alle geschröpften Teilnehmer, dass sie weniger Schmerzen bei Kopfbewegungen hatten, aber auch sonst nicht mehr so schmerzempfindlich waren. Dadurch stieg auch die Lebensqualität. Ein sehr gutes Ergebnis also für alle Geschröpften, denn chronische Nackenschmerzen sind oft sehr hartnäckig und nicht gut zu beeinflussen.

Wie kann das sein?

Durch das Vakuum, das die Schröpfgläser erzeugen, werden die Haut und das Unterhautgewebe – bis hinab zur Muskulatur – in den Schröpfkopf eingesaugt. Das erzeugt lokale und darüber hinaus reichende (systemische) Effekte. So wird das Muskel- und Bindegewebe mechanisch gedehnt, was zu einer Lockerung von Verspannungen beiträgt. Zudem wird durch das Schröpfen die lokale Durchblutung angeregt. Das verbessert die Sauerstoffversorgung, den Lymphfluss und sorgt für einen lang anhaltenden gesteigerten Zellstoffwechsel im behandelten Bereich. Darüber hinaus werden angesammelte entzündungsfördernde Substanzen ausgeleitet. In der traditionellen chinesischen Medizin spricht man vom Beseitigen des stagnierenden Qi (Lebensenergie) und Hindernissen bei der Durchblutung.

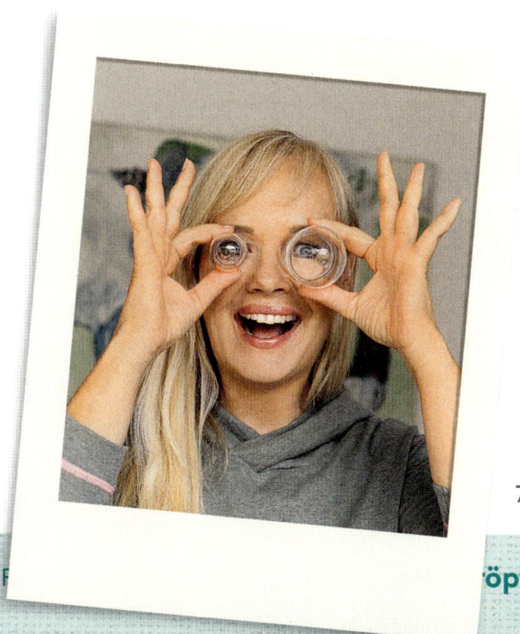

SO WIRD'S GEMACHT

Schröpfen als Therapieoption gehört in die Hände eines Arztes oder Heilpraktikers. Die Behandlung wird von naturheilkundlich orientierten Kliniken und Ärzten angeboten. Die Krankenkassen übernehmen die Kosten von 30 bis 50 Euro pro Sitzung in der Regel nicht, es sei denn bei Behandlungen in integrativen Kliniken.

Für den Hausgebrauch

Bei leichten muskulären Verspannungen empfiehlt sich der Gebrauch von Schröpfgläsern aus Glas oder Kunststoff, die mit einem Gummiball versehen sind oder komplett aus Silikon bestehen (diese sind auch gut für Massagen geeignet). So kann man recht einfach den Unterdruck erzeugen. Es gibt sie als Set (mit Anleitung) zu kaufen, in der Regel in einer Kombination verschiedener Größen.
Vor dem Aufbringen den Gummiball zusammendrücken, dann auf die schmerzende Stelle legen und den Gummiball wieder loslassen. Das Glas saugt sich auf der Haut fest. Je nach Größe des schmerzenden Areals werden mehrere Gläser aufgesetzt.

ACHTUNG: Nicht geschröpft werden darf bei Entzündungen der Haut an den zu behandelnden Stellen, in Bereichen mit Muttermalen, auf Narben, bei Sonnenbrand sowie nach einer Strahlentherapie, bei Blutgerinnungsstörungen oder der Einnahme von Blutverdünnern, ebenso in der Schwangerschaft.

WOW HILFT AUCH BEI KARPALTUNNELSYNDROM UND ANDEREN SCHMERZEN

Prof. Andreas Michalsen, Chefarzt der Abteilung Innere Medizin und Naturheilkunde am Immanuel-Krankenhaus Berlin, fand in einer Studie heraus, dass eine einzige traditionelle Schröpfbehandlung am Trapezmuskel (oberer Rücken) reichte, um die Symptome des Karpaltunnelsyndroms sowie die damit verbundenen Nackenschmerzen zu lindern. Auch Rückenschmerzen im unteren Bereich sprechen gut auf diese Behandlung an.

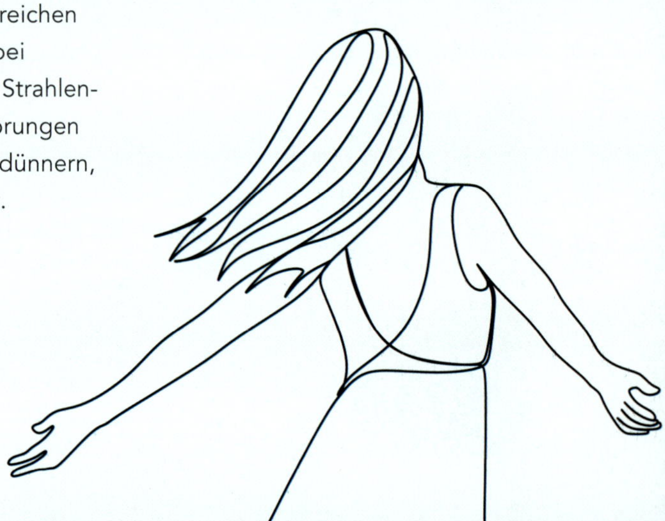

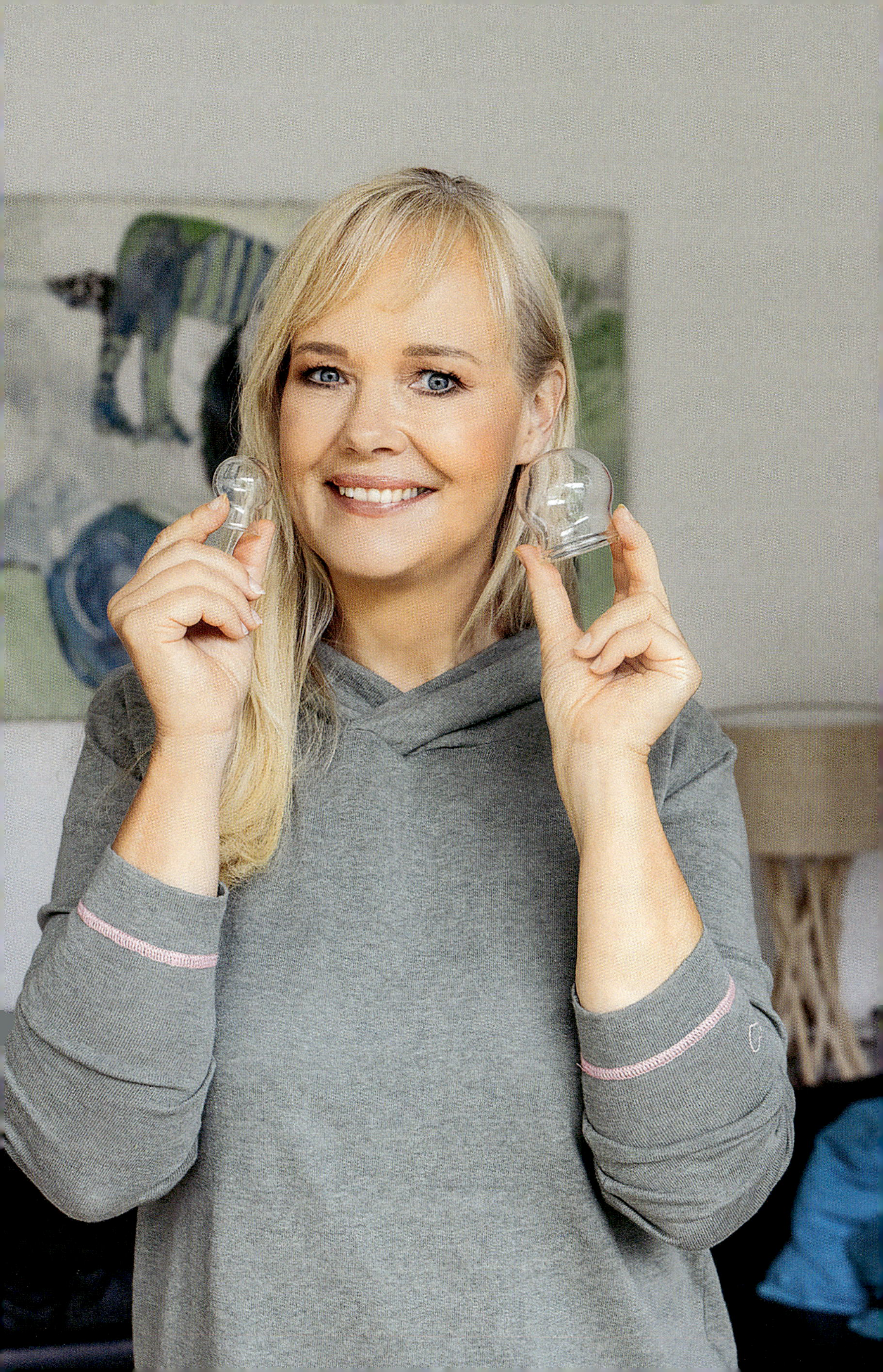

BESSER DURCH DIE WECHSELJAHRE MIT WASSERANWENDUNGEN

Kneipp, erfolgreich reloaded

Von A wie Ängsten über D wie depressive Verstimmungen zu H wie Hitzewallungen und Herzjagen – auf der Tonleiter der Wechseljahre kommt so manche schräge Melodie zustande. Grund genug, für bessere Musik im eigenen Körper zu sorgen. Auf der mentalen Klaviatur bringt es etwas, wenn frau die Zeit des Umbruchs positiv zur Neuorientierung nutzt. Auf der körperlichen Ebene können einfache naturheilkundliche Maßnahmen viel bewirken, wie eine Berliner Studie eindrucksvoll zeigte!

So wirken Wasseranwendungen:

- Sie kurbeln die Durchblutung an.
- Sie entspannen die Muskeln.
- Sie regen lokale Stoffwechselprozesse an.
- Sie sind ein Supertraining für das Immunsystem.
- Sie stärken das Herz-Kreislauf-System.
- Sie entlasten den Kopf.

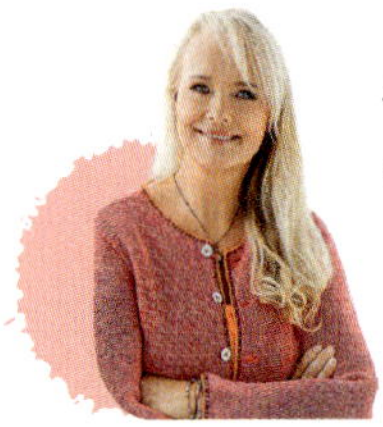

Als der bayrische Priester Sebastian Kneipp (1821–1897), der vor allem als Hydrotherapeut und Naturheilkundler bekannt wurde, sein Gesundheitskonzept entwickelte, setzte er ganz bewusst auf einfache und erschwingliche Therapeutika wie heimische Kräuter und Wasser, dessen Heilkraft ihn einst selbst gerettet hatte. Was er damals nicht wissen konnte: Viele seiner »Wasserspiele«, vor allem die kurzen kalten Güsse, passen heute super in unsere von Zeitnot geprägte Zeit. Man braucht dafür nur wenige Sekunden, und der Effekt ist riesig. Nicht nur im Krankheitsfall, sondern vor allem zur Vorbeugung. Morgens gehören bei mir der kalte Knie-Arm- und der Gesichtsguss zur Routine. Sie erfrischen (der Gesichtsguss strafft auch noch die Haut), sind eine morgendliche Trainingseinheit für die Gefäße und bringen den Geist in Schwung. Ich bin dem Wasserdoktor, wie Kneipp liebevoll genannt wurde, sehr dankbar für seine Hydrotherapie.

STUDIE NR. 13:

BEWEIS

KNEIPPEN ZU HAUSE – WAS ES ALLES BRINGT

Diese Frage sollte eine Studie an der Berliner Charité im Rahmen einer Dissertation beantworten. Es nahmen achtzig Frauen teil, sechzig blieben bis zum Schluss dabei. Alle hatten vielfältige Wechseljahrsbeschwerden, die mittels der sogenannten Menopausen-Skala (MRS II) ermittelt wurden. Die spannende Frage der Studie: Welche positiven Veränderungen stellen sich bei den Frauen nach zwölf Wochen kneippen ein oder passiert nicht wirklich was?

Dafür wurden die Teilnehmerinnen in sechs Wasseranwendungen geschult: Gesichts-, Arm-, Knieguss sowie Ober- und Unterkörperwaschung und kalte Fußbäder. Während der ersten sechs Wochen sollten sie zwei bis fünf dieser Anwendungen pro Tag durchführen, danach waren auch weniger möglich. Alle wurden mehrmals zwischendurch untersucht und befragt.

FAZIT: Nach zwölf Wochen berichtete die Gruppe über signifikant weniger Hitzewallungen und Schlafstörungen. Aufgrund der deutlichen Besserung wollten fast alle Teilnehmerinnen die Anwendungen weiter beibehalten.

Wie kann das sein?

Die Wärmeregulation ist eine lebenswichtige Funktion des Körpers. Deshalb sind in der Haut Temperaturfühler verteilt, sogenannte Thermorezeptoren, die Unterschiede schnell wahrnehmen, um die Kerntemperatur von 37 °C aufrechtzuerhalten. Die größte Dichte an Rezeptoren befindet sich im Gesicht, die geringste an den unteren Extremitäten. Zusätzliche Thermorezeptoren zur Erfassung der Körperkerntemperatur finden sich im Körperinneren, zum Beispiel in der hinteren Bauchhöhle, der Muskulatur, aber auch im Rückenmark und verschiedenen Hirnregionen.

Beim Überschreiten bestimmter Schwellenwerte gibt der Hypothalamus im Zwischenhirn Anweisungen, wie der Körper reagieren soll. Je nach Temperaturreiz kommt es zu Veränderungen der Hautdurchblutung, Kältezittern oder Schweißabsonderung. Diese komplexe Verschaltung der Thermorezeptoren zieht auch Reaktionen im Körperinneren nach sich, die das vegetative, muskuläre und selbst das hormonelle System betreffen. Kurzfristige Kältereize bewirken zunächst, dass sich die Blutgefäße verengen und sich das Blut in den Körperkern zurückzieht. Nach kurzer Zeit kommt dann die Gegenreaktion: Die kalten Körperregionen werden besonders stark durchblutet, was zu einer lang anhaltenden Weitstellung der Gefäße führt.

Die Hydrotherapie nutzt diese natürlichen Körpervorgänge zur vegetativen Umstimmung (also Beruhigung oder Anregung), außerdem zur Gewöhnung (Anpassung) des Körpers an Stressoren (Adaptation; lat. *adaptare* [anpassen]) und damit größerer Widerstandskraft auf allen Ebenen. Die Atmung, die Verdauung, der Stoffwechsel, die Gefäße, das Nerven- und das Immunsystem – sie alle profitieren von regelmäßigem Kneippen.

SO WIRD'S GEMACHT

Die sechzig Frauen der Studie bevorzugten vor allem die Güsse. Spitzenreiter war der Knieguss. Auf Platz 2 kam der Armguss, und an dritter Stelle der Beliebtheit fand sich der Gesichtsguss wieder. Schrauben Sie für die Güsse den Duschkopf von der Brause ab. Einen idealen, nämlich gebundenen, Wasserstrahl erreichen Sie mit einem sogenannten Gießrohr. Eine Investition von etwa 50 Euro in die Gesundheit, die sich wirklich lohnt. Könnte ja mal auf eine Geschenkliste …

WICHTIG: Kalte Güsse oder Waschungen sollten Sie nur machen, wenn der Körper warm ist.

Kalter Knieguss

Führen Sie den Wasserstrahl vom rechten kleinen Zeh an der Außenseite des Beins bis eine Handbreit übers Knie, etwa 5 bis 10 Sekunden verharren und das Wasser über die Beinmitte nach unten laufen lassen. Dann den Strahl an der Innenseite des Beins nach unten führen. Dasselbe mit dem linken Bein machen und zum Schluss beide Fußsohlen – wieder rechts beginnend – umspülen. Nicht abtrocknen, sondern das Wasser nur abstreifen und anziehen oder durch Bewegung für Erwärmung sorgen.
Am besten gleich morgens, nachdem Sie aus dem Bett sind, oder als Abschluss nach der morgendlichen Dusche.

Kalter Armguss

Los geht's am rechten Arm, dabei sollte der Strahl von der rechten Kleinfingerseite über den Handrücken langsam aufwärts über den Arm bis zur Schulter geführt werden und von da aus circa 10 Sekunden mantelartig über den Arm fließen. Danach geht's wieder abwärts bis zum Daumen. Dann kommt genauso der linke Arm dran. Zum Abschluss noch linke und rechte Handfläche begießen. Fertig.

Kalter Gesichtsguss – auch »Schönheitsguss der Naturheilkunde« genannt

Starten Sie mit dem kalten Wasserstrahl an der rechten Schläfe, dann über die Stirn zur linken Schläfe und über die Stirn zurück zur rechten Gesichtshälfte. Fahren Sie nun mit drei senkrechten Strichen die rechte Seite auf und ab, dann in gleicher Weise über die linke Seite. Anschließend umkreisen Sie das Gesicht noch dreimal im Uhrzeigersinn. Dabei langsam durch den Mund ein- und ausatmen. Zum Schluss das Gesicht nur abtupfen.

WAS DIE GÜSSE SONST NOCH DRAUFHABEN

Die sechs Wasseranwendungen der Studie können aber noch viel mehr als Wechseljahresbeschwerden lindern. Hier in Kurzform, wogegen sie alles helfen. Sowohl vorbeugend als auch gezielt bei Beschwerden:

- **KALTER GESICHTSGUSS:** macht müde Augen und den Geist munter, kann Kopfschmerzen schnell lindern, stärkt die Abwehr gegen Atemwegsinfekte und hilft bei Akne.
- **KALTER ARMGUSS:** belebende Wirkung auf den Kreislauf und das Nervensystem. Die Atmung wird vertieft und das Herz beruhigt. Er wird zur Unterstützung bei Herzschwäche empfohlen. Auch der Kopf kommt zur Ruhe. Hilft bei Kopfschmerzen und Schwindel und kann einen beginnenden Schnupfen bremsen, bevor er so richtig loslegt.
- **KALTER KNIEGUSS:** Er wirkt nicht nur schlaffördernd, sondern auch blutdrucksenkend (siehe auch S. 32, Bluthochdruck), durchblutungsfördernd, stärkt die Beckenorgane, kräftigt die Venen und hilft bei Krampfadern sowie schweren Beinen.
- **KALTES FUSSBAD:** stärkt die Fußmuskulatur, steigert die Durchblutung der Unterleibsorgane und hat einen schlaffördernden Effekt. Auch der Kopf wird entlastet. Hilft bei schweren Beinen, Krampfadern, Einschlafproblemen, Kopfschmerzen, Migräne, Nasenbluten, akuter Gicht und zur Stärkung des Immunsystems.
- **OBERKÖRPERWASCHUNG:** stärkt die Abwehr, hilft bei chronischen und akuten Atemwegserkrankungen, fördert die Heilung bei Lungen- und Rippenfellentzündung. Hilft vorbeugend gegen Wundliegen.
- **UNTERKÖRPERWASCHUNG:** führt zu einer verbesserten Durchblutung der Beine und wirkt dadurch herzentlastend, schlaf- und verdauungsfördernd. Auch bei schweren Beinen, Krampfadern und heißen Beinen zu empfehlen.

WICHTIG: keine kalten Behandlungen an den Beinen bei Nieren-, Blasen- und Unterleibserkrankungen, während der Menstruation, bei Ischias und Hexenschuss.

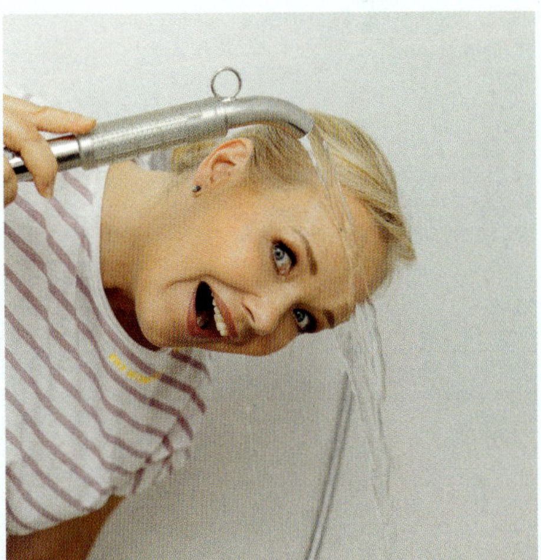

MIT MEDITATION DEM GLAUKOM PAROLI BIETEN

Sanfter Schutz für die Augen

Der grüne Star – alias das Glaukom – ist weltweit verbreitet. Er zerstört lange unbemerkt die Fasern am Sehnerv. Unerkannt und unbehandelt, kann er zur Erblindung führen. Das häufigste Symptom und wichtigster Risikofaktor ist ein erhöhter Augeninnendruck. Er schädigt den Sehnerv auf mechanischem Weg und erschwert zusätzlich seine Durchblutung, was zur fortschreitenden Zerstörung führt. Also lautet die Maxime: Augeninnendruck senken. Normalerweise geschieht das mit Medikamenten, Lasertherapie oder auch operativ. Erstaunliche Erfolge registrieren Forscher mithilfe der Meditation, wie eine Studie eindrucksvoll zeigt. Denn offenbar spielt auch »ganz normaler Stress« eine wichtige Rolle.

So wirkt die Meditation:

- Sie senkt den Augeninnendruck.
- Sie wirkt ausgleichend.
- Sie senkt den Stresshormonspiegel.
- Sie macht weniger anfällig für Stress.
- Sie senkt den Blutdruck.
- Sie macht uns fokussierter.

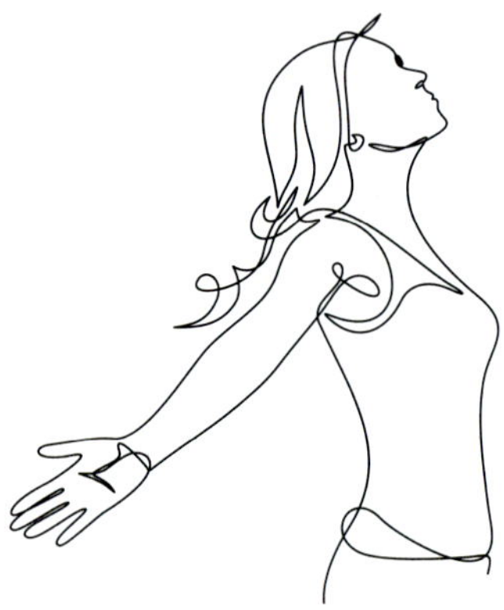

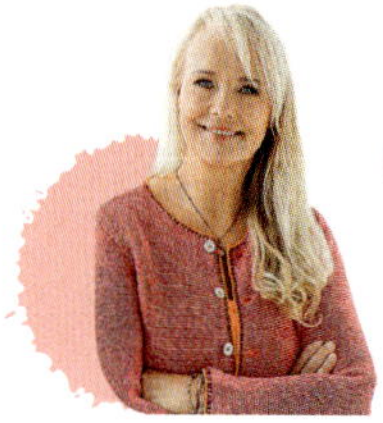

Bei meinen Recherchen stieß ich auf einen »alten« Bekannten aus meiner Zeit als Moderatorin des MDR-Gesundheitsmagazins »Hauptsache Gesund«: Prof. Bernhard Sabel. Er ist Direktor des Instituts für Medizinische Psychologie der Universität Magdeburg und Mitautor der Studie. Sabel vertritt seit Jahrzehnten die Ansicht, dass unsere traditionelle Sicht auf Seh-Erkrankungen als ausschließliche Angelegenheit von Biologie und Physik (Optik) zu einseitig ist. Warum sollten ausgerechnet Erkrankungen der Augen – bis auf wenige Ausnahmen – keinen seelischen Bezug haben?
Keiner zweifelt daran, dass Ärger auf den Magen schlägt oder das Herz an dramatischen Gefühlen brechen kann. Seine These: Stress kann sowohl als Ursache wie auch als Folge der Erkrankung eine bedeutende Rolle spielen. Mal Henne, mal Ei

sozusagen. Sabel hat dazu auch eine eigene Übersichtsarbeit vorgelegt, die den Einfluss und den Forschungsstand zu dieser ganzheitlichen Sicht wiedergibt.
Ich habe das alles mit großer Spannung gelesen. Denn ich werde häufig von Betroffenen oder ihren Angehörigen daraufhin angesprochen, was man noch außer den üblichen schulmedizinischen Therapien unternehmen kann. Dahinter steht die große Sorge vor einer Erblindung – immerhin ist das Glaukom die zweithäufigste Ursache für den Sehverlust.
Tückischerweise bemerken die Betroffenen zunächst lange nichts von der Erkrankung. Die generelle Empfehlung lautet, sich ab dem vierzigsten Lebensjahr alle drei Jahre vorsorglich untersuchen zu lassen. Patienten, deren Auge bereits einmal verletzt oder sogar gequetscht war, sollten einmal im Jahr zum Augenarzt, um den Augeninnendruck messen zu lassen, ebenso Menschen mit einer genetischen Veranlagung.

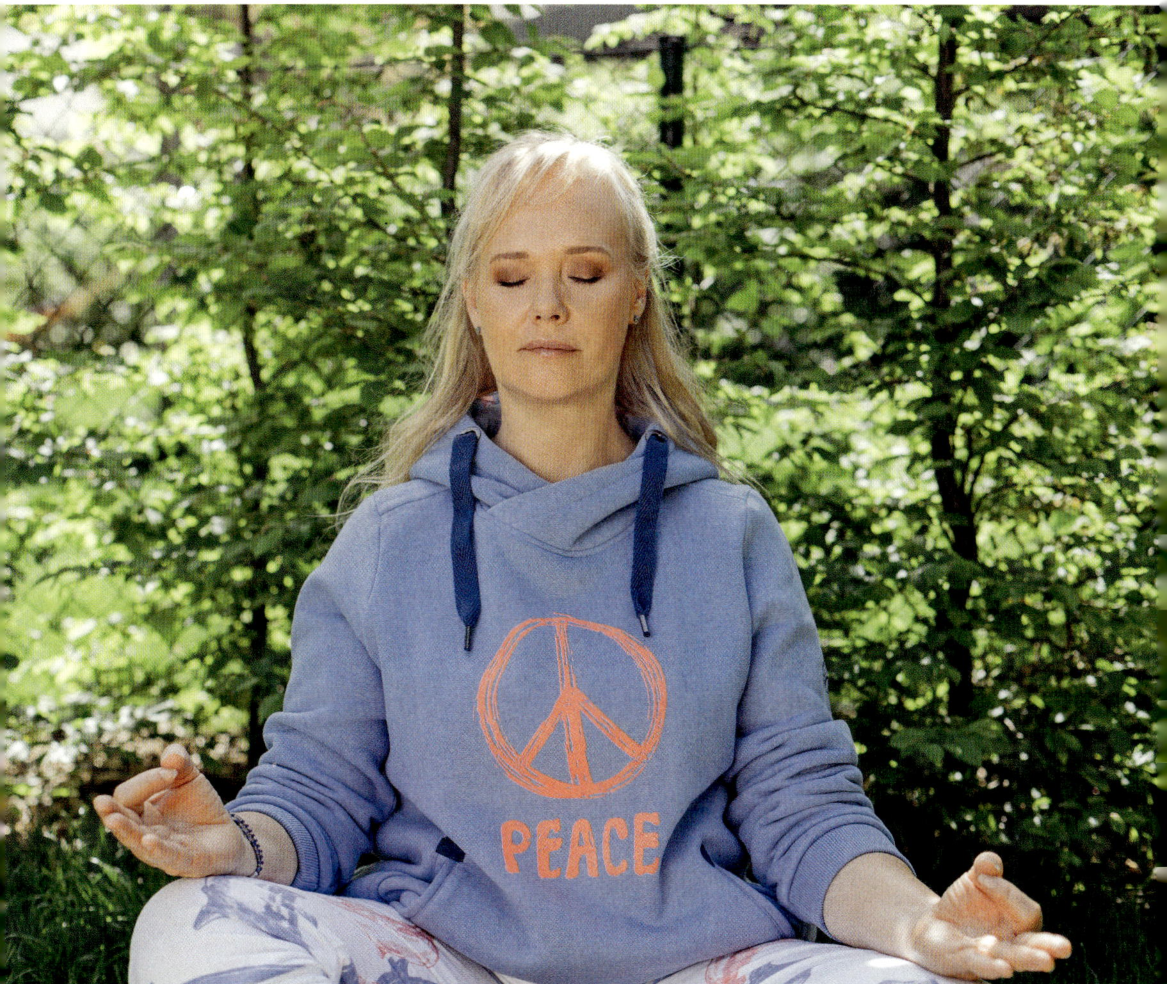

STUDIE NR. 14:

BEWEIS

MIT DER KRAFT DES GEHIRNS DEN AUGENINNENDRUCK SENKEN

Bekannt ist, dass ein Großteil der Glaukom-Patienten empfindlicher auf Stress reagiert. Schon kurzfristig erhöhte Stresslevel treiben ihren Augeninnendruck in die Höhe. Könnte Achtsamkeitsmeditation da Abhilfe schaffen? Dieser Frage ging erstmals eine Studie mit neunzig Patientinnen und Patienten nach, die in zwei Gruppen eingeteilt wurden. Die eine Hälfte kam in die sogenannte Warte- und die andere in die Meditationsgruppe. Vorher wurde bei allen der Augeninnendruck gemessen, Stress- und Glückshormone wurden bestimmt, ebenso Entzündungswerte, die antioxidative Leistungsfähigkeit und weitere Marker erfasst. Dann ging es los. Einzige Gemeinsamkeit: Alle Studienteilnehmer nahmen weiterhin ihre Augentropfen.

An Tag 1 bekamen die 45 Teilnehmer der Meditationsgruppe eine ausführliche Anleitung in Achtsamkeitsmeditation sowie eine praktische Einführung in langsames und tiefes Atmen. Ab Tag 2 standen dann täglich 15 Minuten Atemübungen sowie 45 Minuten Meditation auf dem Plan. Nach Ablauf des 21-tägigen Meditationstrainings wurden wieder alle Werte in beiden Gruppen gemessen und verglichen. Das Ergebnis war beeindruckend.

FAZIT: Nach nur drei Wochen zeigten 75 Prozent der meditierenden Patienten eine Verringerung ihres Augeninnendrucks um etwa 25 Prozent – eine Verbesserung, die in der Kontrollgruppe nicht beobachtet wurde. Darüber hinaus konnten der Spiegel des Stresshormons Cortisol, Stress- und Entzündungsmarker gesenkt werden. Im Gegenzug wurde ein Anstieg von Entspannungsmarkern wie Beta-Endorphinen und nervenschützenden Faktoren im Gehirn nachgewiesen. Insgesamt führte das zu einer besseren Lebensqualität. Bei der Wartegruppe traten keine Veränderungen auf. Bedenkt man, dass die üblichen Therapien teuer sind und oftmals Nebenwirkungen haben, die die Lebensqualität von Glaukom-Patienten beeinträchtigen, ist das ein ermutigender, vielversprechender Ansatz und sollte jede Therapie begleiten.

EXTRA

EINE URALTE IDEE NEU INTERPRETIERT

Die Idee, dass psychische Belastungen eine der Hauptursachen für Sehverlust sind, ist nicht neu. In einem Sanskrit-Buch mit dem Titel *Susruta Samhita,* von dem angenommen wird, dass es vor über 3000 Jahren geschrieben wurde, listet ein berühmter ayurvedischer Arzt namens Sushruta achtzehn verschiedene Ursachen für Sehverlust auf, unter anderem unangemessene Schlafgewohnheiten wie Tagesschlaf, Erwachen in der Nacht und so weiter, kontinuierliches Weinen, übermäßige Wut, Trauer, Stressleiden, Schmerzen, körperliche und geistige Erschöpfung und Unterdrückung von Tränen.

WIE KANN DAS SEIN?

Ein lang anhaltend hohes Stressniveau bedingt einen erhöhten Cortisolspiegel. Dieser geht bei manchen Menschen sozusagen »ins Auge« und treibt den Augeninnendruck in die Höhe. Durch den erhöhten Augeninnendruck kommt es zu einer verstärkten Krafteinwirkung auf den Sehnerv, was zur allmählichen Zerstörung führt.

Wird dann die Diagnose »Glaukom« gestellt, geht es in die nächste Eskalationsstufe. Denn die Angst vor dem Sehverlust und die zunehmenden Einschränkungen sind weitere Stressoren, die das Fortschreiten der Erkrankung befeuern. Eine Abwärtsspirale sozusagen.

Und dann spielt da noch das vegetative Nervensystem mit, das unter anderem für die automatische Regulation des Blutflusses in den feinen Gefäßen des Auges zuständig ist. Das funktioniert aber nur einwandfrei, wenn sich das System nicht im stressbedingten Daueralarmzustand befindet und es dadurch zu Durchblutungsstörungen kommt.

Deshalb ist der Gedanke, mit atemorientierter Meditation und Atemübungen an der Stress-Cortisol-Schraube zu drehen, eine ziemlich coole Idee. Denn die Atmung ist der einzige Reflex, den wir bis zu einem gewissen Grad steuern und kontrollieren können. Die vertieften Atemzüge stimulieren den Hauptentspannungsnerv, den Vagus, der wiederum den Blutdruck senkt und Angstgefühle verringert. In der Kombination mit Meditation eine unschlagbare Anti-Stress-»Pille«, die die Atemfrequenz verlangsamt, den Blutdruck normalisiert und die Muskeln entspannt.

Auf der biochemischen Ebene führt Entspannung zu einem Anstieg von Endorphinen, Glückshormonen. Das ist ein sogenanntes Kofferwort aus den Begriffen »endogen« (also körpereigen) und »Morphine«. Meditation beeinflusst auch molekulare Prozesse wie den oxidativen Stoffwechsel, die Alterung, das An- und Ausschalten von Genen und vieles mehr.

Und wie diese Studie eindrucksvoll zeigen konnte, senkt ein Entspannungsprogramm mit Meditation sogar den Augeninnendruck, verbessert die Lebensqualität der Betroffenen und unterbricht die Abwärtsspirale, indem Stresshormone wie Cortisol gesenkt werden. Achtsamkeitsmeditation ist selbst für ältere Patienten einfach durchzuführen.

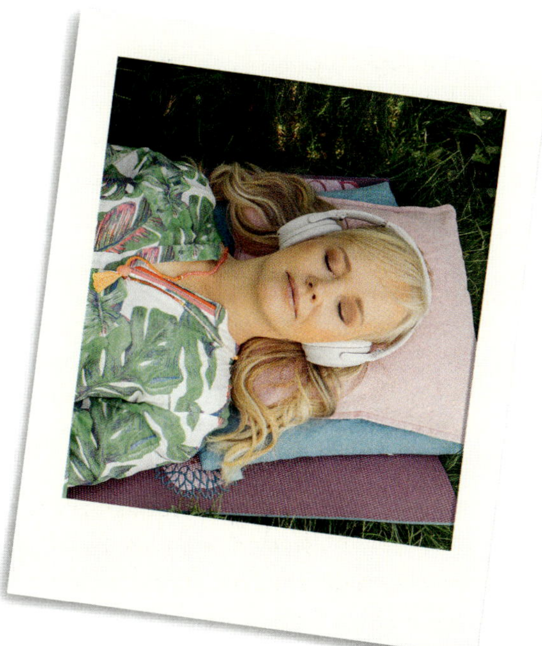

SO WIRD'S GEMACHT

Atemübungen und Meditationen sind nicht nur im Krankheitsfall sinnvolle Anti-Stress-»Medikamente«, sondern mindestens genauso wichtig in der Prävention vieler Erkrankungen, auch des Glaukoms. Weitere erwiesenermaßen wirksame Methoden sind Hypnose, Musiktherapie und autogenes Training. Hier ein paar Tipps, die jeder umsetzen kann.

Meditationsanleitung

Für Anfänger ist die Mantra-Meditation eine einfach zu erlernende Methode. Wählen Sie ein Wort, eine Klangfolge oder eine Botschaft für sich aus. Das kann das berühmte »OM« sein, das Wort »Ruhe« oder ein Satz wie »Ich werde den Rest meines Lebens zum besten Teil meines Lebens machen«. Nehmen Sie an einem ungestörten Ort eine bequeme Sitzhaltung ein, und schließen Sie die Augen. Atmen Sie einige Mal tief durch, und beginnen Sie dann erst ganz leise und dann nur im Geist, das Mantra zu wiederholen. Es wirkt wie ein Anker. Sobald Gedanken auftauchen, hilft das Mantra, sie wieder ziehen zu lassen. Beginnen Sie mit 5 Minuten, und steigern Sie die Meditationszeit allmählich auf 15 bis 20 Minuten.

Wechselatmung

Das ist eine effektive, weil schnell wirksame Atemübung zum Stressabbau; sie senkt übrigens auch den Blutdruck. Man kann sie überall auch mal zwischendurch für 1 bis 2 Minuten machen.

Setzen Sie sich mit geradem Oberkörper entspannt auf einen Stuhl. Legen Sie Zeige- und Mittelfinger einer Hand auf die Nasenwurzel, Daumen und Ringfinger liegen an den beiden Nasenlöchern. Atmen Sie einige Male entspannt ein und aus. Drücken Sie dann abwechselnd mit Daumen und Ringfinger immer ein Nasenloch zu, und machen Sie einen Ein- sowie Ausatemzyklus über das eine freie Nasenloch. Der Wechsel erfolgt nach jedem Ausatmen.

Atemmeditation

In nur wenigen Minuten baut auch diese Übung Stress ab, beruhigt den Körper und den Geist. Allerdings ist hierfür eine ruhige Umgebung erforderlich. Beginnen Sie erst mal mit 2 bis 3 Minuten, und steigern Sie sich dann auf 5 Minuten. Setzen Sie sich entspannt auf einen Stuhl. Legen Sie eine Hand auf den Bauch. Atmen Sie durch die Nase ein und durch den Mund aus. Beim Einatmen füllt sich die Lunge mit Luft, und der Bauch wölbt sich, beim Ausatmen sinkt er ein.
Atmen Sie nach der 3-4-6-Regel, das heißt 3 Sekunden einatmen, 4 Sekunden

die Luft anhalten und 6 Sekunden ausatmen. Zählen Sie im Geist mit, dadurch werden gleich noch die Gedanken abgelenkt. Legen Sie abschließend beide Hände auf den Bauch, und kreisen Sie zunächst 6-mal im Uhrzeigersinn, dann 6-mal gegen ihn.

Augen-Yoga

Am Scharfstellen der Linse sind die sogenannten Ziliarmuskeln, der Pupillenschließmuskel und die äußeren Augenmuskeln beteiligt. Alle drei stehen in enger Verbindung mit dem Vagus (Entspannungsnerv). Werden sie aktiviert, wird auch der Vagusnerv angeregt, und es kommt zu einem Entspannungseffekt. Strecken Sie jeweils einen Finger der rechten und einen Finger der linken Hand unterschiedlich weit von sich weg, und versuchen Sie, diese mit den Augen abwechselnd scharf zu stellen. Wenn das gut funktioniert, dann können Sie auch mit den Augen »Achten« um die beiden Finger beschreiben. Das verstärkt den Trainingseffekt.

WOW GANZHEITLICHE THERAPIE IN MAGDEBURG

Ein ganzheitliches Programm, das an der Uni Magdeburg von Prof. Sabel entwickelt wurde, zielt darauf, die vorhandenen Ressourcen der Nervenzellen in Netzhaut, Sehnerv und Gehirn zu aktivieren. Dazu gehören eine individuell angepasste Mikrostromtherapie sowie Augentraining/Augen-Yoga und Entspannungsverfahren. Die sogenannte Savir-Therapie verbessert die Blutversorgung, den Augeninnendruck und die Synchronisation von Gehirnaktivität. Die zweiwöchige ambulante Therapie kostet 4000 Euro (leider übernehmen die Krankenkassen die Kosten nicht). Angehörige können kostenlos an den Entspannungskursen teilnehmen (mehr unter www.savir-center.com). Generell hilft auch ein gesundheitsbewusster Lebensstil, einer Augenerkrankung wie dem Grünen Star vorzubeugen. Rauchen verschlechtert hingegen die Durchblutung des Sehnervs.

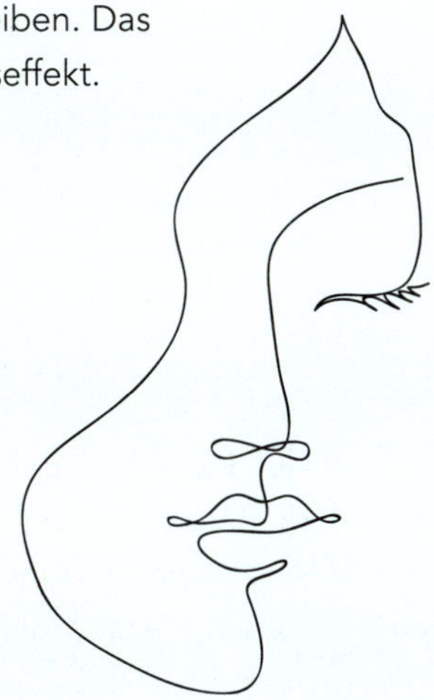

AYURVEDISCHE SUPERPFLANZE GEGEN STRESS

Besser drauf mit Ashwagandha

Seit Jahrtausenden hat die Pflanze, die bei uns unter dem Namen »Schlafbeere« (Withania somnifera) oder »Winterkirsche« bekannt ist, eine herausragende Bedeutung im Ayurveda und wird dort bereits seit mehreren tausend Jahren als Tee, Sirup, Salbe, Tinktur oder Puder angewendet. Der aus dem Sanskrit stammende Name (*ashwa* = Pferd; *gandha* = Geruch) verweist auf das typische »Aroma« der frischen Wurzel.

Traditionell wird das »königliche Kraut« als Aphrodisiakum sowie allgemeines Stärkungsmittel verwendet und gehört in die Riege ayurvedischer Verjüngungskräuter. Wissenschaftlich bewiesen ist eine weitere Besonderheit: Ashwagandha erhöht die Stressresistenz und baut Ängste ab.

So wirkt Ashwagandha:

- Sie baut Stress ab.
- Sie löst Angst.
- Sie fördert den Schlaf.
- Sie schützt die Nerven.
- Sie stärkt das Immunsystem.
- Sie wirkt allgemein stärkend.

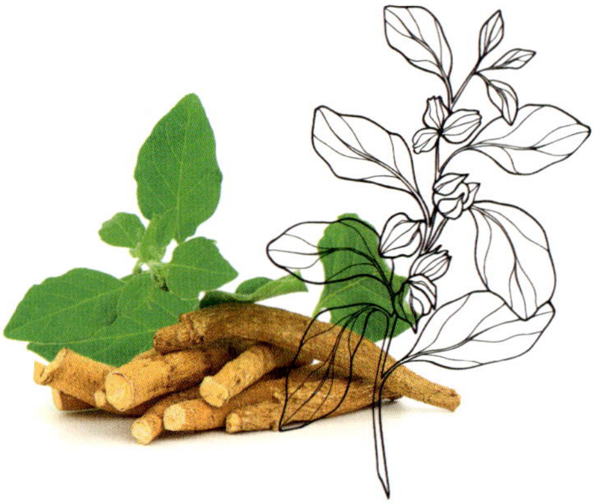

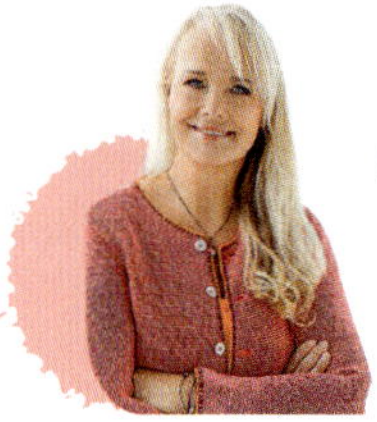

Haben Sie Stress? »Haben wir das nicht alle?«, werden Sie sagen. Stress ruft das Stresshormon Cortisol auf den Plan, und dann geht die Post ab: Der Blutdruck steigt, das Herz schlägt schneller, und das Immunsystem fährt auf Sparflamme. Alles gut, solange der Stress nur kurz anhält und uns handlungsfähig und aufmerksam macht. Doch bei anhaltenden Stressbelastungen kann ein dauerhaft hoher Cortisolspiegel Schlaf- und Konzentrationsstörungen verursachen, das Immunsystem schwächen, depressive Verstimmungen bis hin zu Angststörungen auslösen oder Ursache für eine erhöhte Schmerzempfindlichkeit sein. Sogar ein Diabetes kann sich entwickeln, wenn der Stress nicht nachlässt.

STUDIE NR. 15:

BEWEIS

CORTISOLSPIEGEL RUNTER, WOHLBEFINDEN RAUF

Stress ist ein Grundübel unserer Zeit und macht wie gesagt auf Dauer krank, sowohl körperlich als auch seelisch. Ashwagandha gehört zu den ganz wenigen Pflanzen, sogenannten Adaptogenen, die bei der Bewältigung von Stress helfen. Das beschreiben schon klassische ayurvedische Texte. Moderne wissenschaftliche Studien konnten das unterdessen bestätigen. Diese kleine, aber sehr feine Studie ging der Frage nach, wie gut ein hochkonzentrierter Extrakt aus der Wurzel bei der Bekämpfung von Stress und seinen Begleiterscheinungen wie Ängsten und Schlafproblemen hilft. Auch die Sicherheit des Präparates wurde geprüft.

Für die Studie wurden 64 Erwachsene mit einem hohen Stressniveau ausgewählt. Ansonsten waren die Teilnehmer gesund.

Zu Beginn und zum Ende der Studie wurde morgens der Spiegel des Stresshormons Cortisol im Serum gemessen, und die Probanden füllten drei international gängige Fragebögen zu Stress, Depressionen, Angst und allgemeinem Gesundheitszustand aus.

Während der Studie wurden die Teilnehmer in zwei Gruppen eingeteilt. Die eine erhielt zweimal täglich das hoch konzentrierte Wurzelpräparat (300 Milligramm) mit dem Hauptwirkstoff Withanolid (mindestens 5 Prozent) in Kapselform. Die andere Gruppe bekam gleich aussehende Kapseln mit einem neutralen Stoff.

FAZIT: Am Tag 60, dem Ende der Studie, zeigte sich bei den Ashwagandha-Probanden weniger Stressempfinden, deutlich besserer Schlaf, weniger Ängste und allgemein ein gutes Wohlbefinden. Die waren einfach besser drauf. Zudem lag ihr Cortisolspiegel 30 Prozent niedriger. In der Wissenschaft heißt ein solches Ergebnis dann »signifikant«. Auch die Sicherheit des Mittels konnte bestätigt werden.

Wie kann das sein?

Alle Pflanzen verfügen über Mechanismen, mit deren Hilfe sie sich gegen Gefahren – Fressfeinde, Krankheitserreger oder extreme Lebensbedingungen – schützen. Zu den Eliten der Pflanzenwelt gehören sogenannte Adaptogene, denn sie verfügen über eine besonders hohe Anpassungsfähigkeit. Um unter schwierigsten Bedingungen, also Stress, zu überleben haben sie spezielle sekundäre Pflanzenstoffe entwickelt, die ihnen das ermöglichen.

Bei Ashwagandha sind es vor allem Sitoindoside und Withanole. Diese helfen auch Menschen beim Stressabbau. Sie wirken direkt am Nervensystem, bremsen dort Botenstoffe und verhindern eine Übererregung von Nervenzellen. So kommt das ganze System der Stressreaktionen gar nicht erst in Gang. Auch Folgen wie Angst- sowie Erschöpfungszustände und schlechter Schlaf werden weniger.

Es gibt wissenschaftliche Hinweise darauf, dass Extrakte aus der Wurzel auch bei anderen Erkrankungen des Nervensystems sowie einigen Krebsarten hilfreich sein könnten.

SO WIRD'S GEMACHT

Erhältlich ist Ashwagandha in Apotheken, Naturkostläden und Reformhäusern als Pulver, Kapseln oder Tabletten. Zusätzlich gibt es Wurzelextrakte, deren Gehalt mit mindestens 5 Prozent Withanolid angegeben sein sollte. Die Einnahme erfolgt nach Packungsbeilage.

ACHTUNG: Menschen mit Schilddrüsenfunktionsstörungen, psychischen Störungen und Autoimmunerkrankungen sollten vor der Einnahme einen naturheilkundlich orientierten Arzt konsultieren.

Power für den Tag

Für 1 Person

Rühren Sie morgens ½ TL in einen Smoothie, oder geben Sie das Pulver ins Müsli. Die Tagesdosis von Pulver beträgt etwa 3 Gramm. Ashwagandha schmeckt erdig und bitter, es kommt also auf eine gute Komposition von Aromen an, damit der Geschmack überdeckt wird.

Die etwas andere Schlafmilch

Für 1 Person

Alle Zutaten wirken beruhigend und schlaffördernd.
Die Milch circa 30 Minuten vor dem Schlafengehen trinken.

ZUTATEN

- 250 ml (Pflanzen-)Milch
- 1 TL Ashwagandha
- 1 Msp. geriebene Muskatnuss
- 1 Prise Zimt
- 1 TL Honig

ZUBEREITUNG

Die Milch erwärmen (nicht kochen), Ashwagandha und die Gewürze dazugeben. Leicht rühren, damit nichts anbrennt. Vom Feuer nehmen und auf Trinktemperatur abkühlen lassen. Jetzt den Honig unterrühren und schlückchenweise trinken. Gute Nacht!

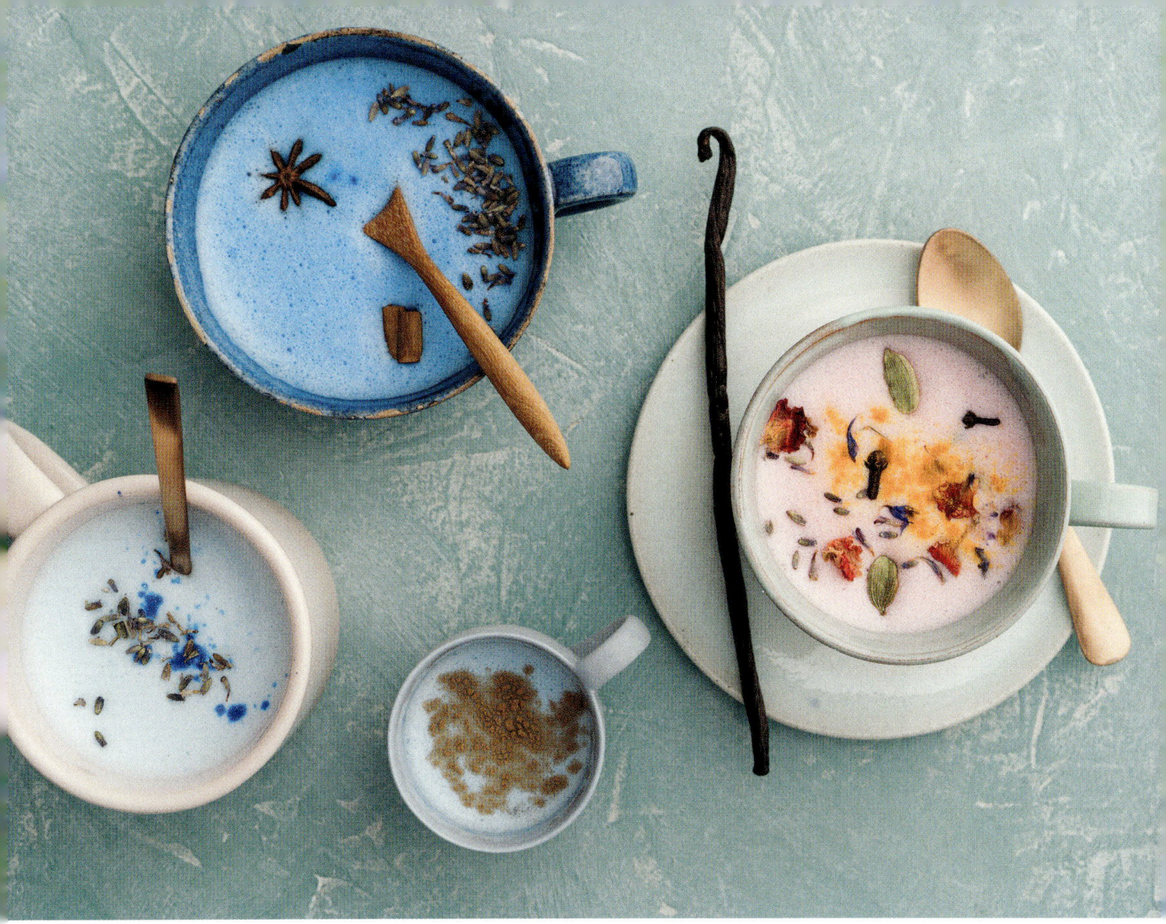

WOW

LEISTUNGSFÄHIGER UND SOGAR JÜNGER

Adaptogene stärken nicht nur unsere Widerstandskraft gegen Stressbelastungen, sie wirken auch auf körperlicher und geistiger Ebene als Tonikum. Sie steigern also unsere allgemeine Leistungsfähigkeit. Indem das Stresshormon Cortisol heruntergeregelt wird, kommt sein Gegenspieler DHEA, ein Anti-Aging-Hormon, besser zum Zug. So hat die achtwöchige Gabe von Ashwagandha bei übergewichtigen Männern im Alter zwischen vierzig und siebzig Jahren zu deutlich höheren DHEA- und Testosteronspiegeln geführt. Weniger Stresshormone sorgen übrigens auch für ein ausgeglicheneres Immunsystem.

Nicht umsonst wird Ashwagandha traditionell ebenso als Verjüngungsmittel gepriesen. In Indien ist es ein gängiges Hausmittel zur Stärkung von Kindern und älteren Menschen sowie zur sexuellen Leistungssteigerung.

LACHEN, BIS DER ARZT (NICHT) KOMMT

Das lustigste Allround-Medikament der Welt

Nicht umsonst heißt es, Lachen sei die beste Medizin. Und zwar mit allerhand *erwünschten* Nebenwirkungen. Dass Lachen Stress abbaut, hat jeder schon am eigenen Leib erfahren. Aber wussten Sie, dass es das Herz schützt, den Blutzuckerspiegel senken kann und die Knochen fester macht? Sogar Depressionen und Ängste werden geringer, wie eine große Übersichtsarbeit zum Lachen zeigt. Auch Schmerzpatienten profitieren von Humor und Lachen. Deshalb gibt's hier jetzt Lachen auf Rezept!

So wirkt Lachen:

- Es mindert Schmerzen.
- Es wirkt gegen Depressionen und Angst.
- Es baut Stress ab.
- Es stärkt die Knochen.
- Es schützt vor Herzinfarkt und Schlaganfall.
- Es senkt die Blutzuckerwerte.

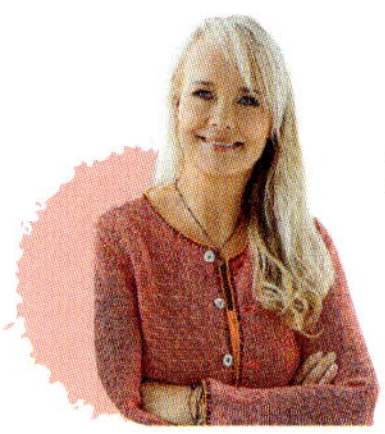

Das Lachen kann einem zuweilen ja schon mal vergehen. Eigentlich gibt es meistens einen Grund, warum man grad nix zu lachen hat, denkt so mancher. Doch unsere Gedanken machen unsere Gefühle. Schauen wir auf das, was gerade gut ist, geht es uns besser. Konzentrieren wir uns auf die Probleme, schlechter. Meistens gibt es ja immer beides im Leben zur gleichen Zeit.

Auf das Schwierige zu schauen ist leider auch ein bisschen deutsch. In meinen vier Jahren in Australien musste ich lernen, dass schlechte Laune oder eine skeptische Haltung gar nicht gehen. Da muss man schon einen wirklich guten Grund haben. Politisch korrekt im täglichen Umgang ist Freundlichkeit, immer ein Lächeln auf den Lippen, und schnell wird auch über Leichtes gelacht. Wegen ihrer leichten Lebensart lieben wir die Australier, aber ob sie selbst wohl ahnen, wie viel Gutes sie damit für ihre Gesundheit tun?

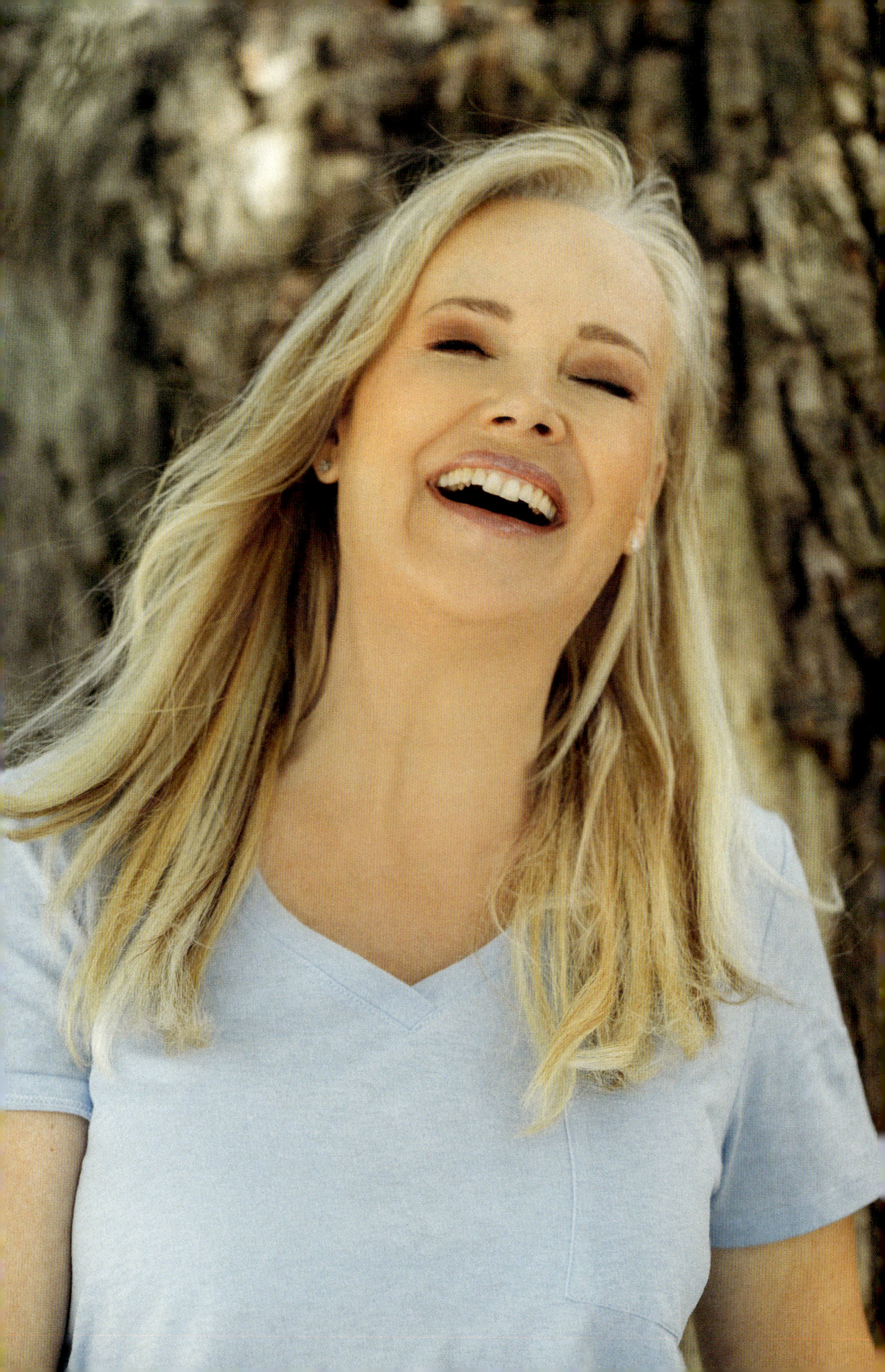

STUDIE NR. 16: LACHEN GEGEN SCHMERZ

BEWEIS

Lachen hilft, besser mit Schmerzen klarzukommen. Eine Übersichtsarbeit aus dem Jahr 2018 hat alle verfügbaren Studien, die bis Mitte 2018 veröffentlicht wurden, in Bezug auf Schmerz und Humor/Lachen unter die Lupe genommen. In fünfzehn Studien zum chronischen Schmerz zeigte sich, dass der Einfluss von Humor/Lachen eine Möglichkeit ist, besser mit Schmerzen umzugehen, die Schmerzschwelle und die Schmerztoleranz zu erhöhen und auf der anderen Seite die Begleiterscheinungen wie Angst, emotionalen Stress oder Einsamkeit zu verringern. Auch künstlich erzeugter Schmerz (meist mit Eiswasser) konnte leichter ertragen werden durch ablenkende lustige Filmclips und die Schmerztoleranz war beim Lachen erhöht. Klinikclowns bewirken, dass sich Kinder mit Schmerzen und auch ihre Eltern während des stationären Aufenthaltes deutlich besser fühlen.

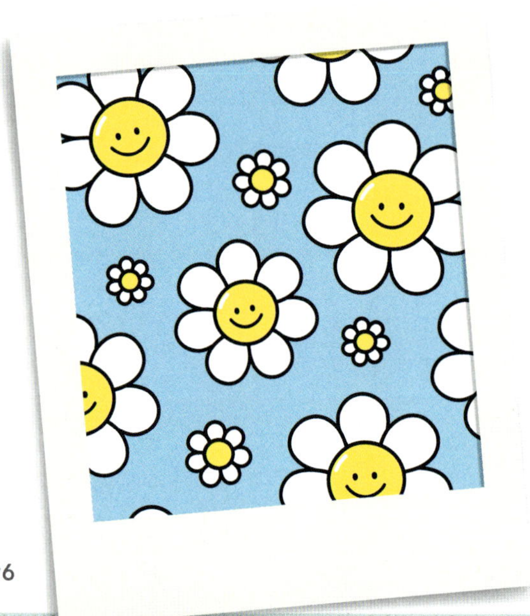

EXTRA

DAS LACHEN – ERNSTHAFT BETRACHTET

Lachen als Forschungsgegenstand wurde lange verlacht. Das klang so unseriös. Doch dies ändert sich seit einigen Jahren. Immer mehr Studien beschäftigen sich mit diesem ganz natürlichen Heilmittel. Lachen zeigt sich immer wieder als wirkungsvoll, es ist allerdings schwer nach wissenschaftlichen Kriterien zu messen. Bei meinen Recherchen stieß ich auf weitere sehr interessante Studien.

So konnten Wissenschaftler nachweisen, dass Lachtherapien sogar bei Depressionen und Angstzuständen wirken, selbst bei älteren Menschen.

Lachen schützt auch vor Herzinfarkt und Schlaganfall. Das ergaben Daten, die japanische Forscher von knapp 21 000 Frauen und Männern erhoben. Tägliches Lachen, so der Befund, ist ein wunderbarer Schutz vor diesen gefürchteten Ereignissen.

Aber hätten Sie gedacht, dass Lachen in Kombination mit Bewegung auch den Blutzucker senkt? Und noch erstaunlicher finde ich, dass genau diese Kombination sogar positiven Einfluss auf den Knochenstoffwechsel hat, also vor Osteoporose schützt.

Wie kann das sein?

Allgemein wirkt Lachen auf vielen Ebenen. Es erhöht die Atemfrequenz, den Blutfluss und die Freisetzung von Glückshormonen. Gleichzeitig senkt es die Herzfrequenz und den Blutdruck. Was passiert also im Innern? Auf der körperlichen Ebene ist ganz viel Action für die Muskeln angesagt, und zwar vom Kopf bis zum Bauch. Etwa 300 verschiedene Muskeln sind beteiligt. Allein der »Lachmuskel«, der Zygomaticus, spannt fünfzehn Gesichtsmuskeln an.

Die Muskeln wiederum haben engen Kontakt zum Vagus, dem Entspannungsnerv. Er hat einen dämpfenden und ausgleichenden Einfluss auf verschiedene Körperfunktionen. Da er vom Hirnstamm bis zum Bauchraum verläuft, wird er von sich vor Lachen krümmenden Bauchmuskeln stimuliert. Das tiefe Einatmen beim Lachen erhöht die Sauerstoffaufnahme in allen Geweben. Lachen entspannt die Arterien und verbessert den Blutfluss. Das Immunsystem wird gestärkt, denn Lachen aktiviert mehr T-Abwehrzellen, die Entzündungsprozesse in Schach halten.

Humor aktiviert die Freisetzung von Endorphinen (Glückshormonen) und senkt die Muskelspannung, sodass möglicherweise auf diesem Weg auch die Schmerzen erträglicher werden. Die Ablenkung spielt dabei auch eine Rolle, fest steht: Humor hilft den Schmerz zu kontrollieren und die Schmerztoleranz zu erhöhen.

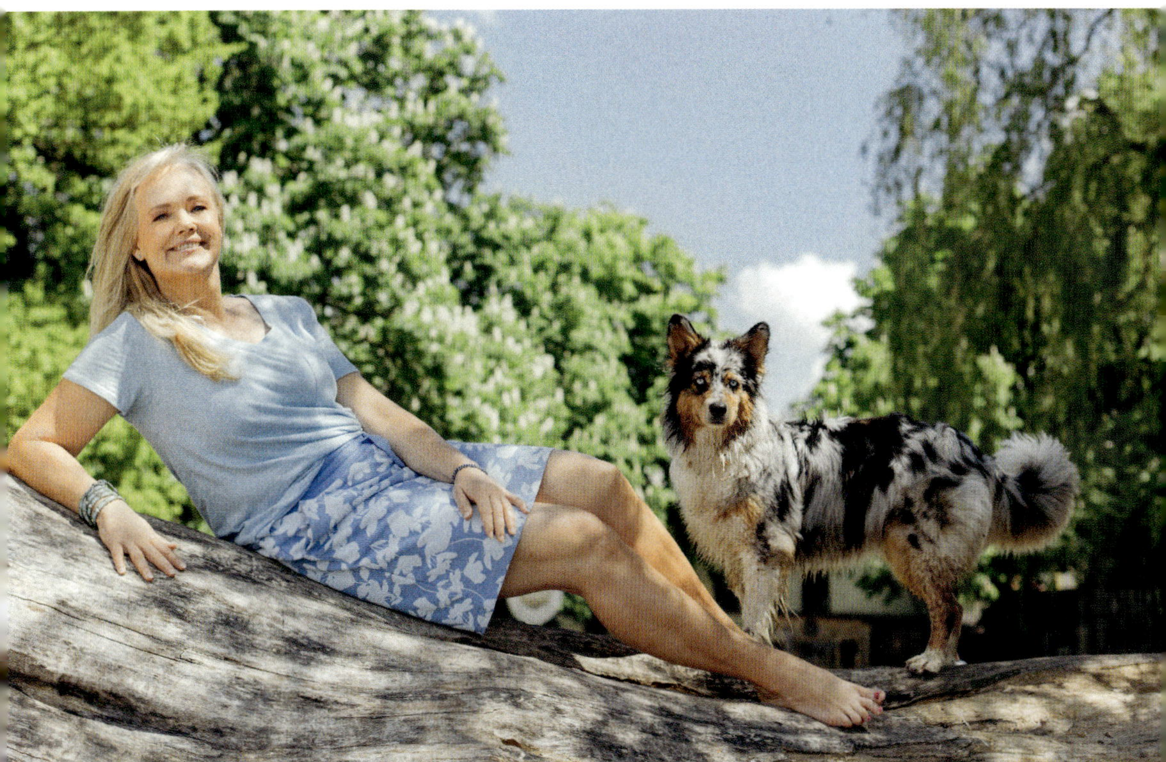

SO WIRD'S GEMACHT

Lieber öfter lachen als zu wenig

»Always look on the bright side of life«, heißt es bei Monty Python im Film »Das Leben des Brian«. Probieren Sie es aus. Es ist Ihre Entscheidung, ob Sie über gewisse Vorkommnisse schmunzeln oder sich ärgern und wie Sie anderen Menschen begegnen: Mit einem Lächeln auf den Lippen kommt eher eines zurück.

Schätzen Sie Lachen wert

Tiefgründige Diskussionen sind wichtig und Sorgen manchmal berechtigt. Aber wir dürfen uns auch treffen, um nur fröhlich und albern zu sein. Zumal Witze auch sehr tiefgründig sein können. Mit Humor kann man Dinge verarbeiten, und man ist deshalb nicht oberflächlich. Schätzen Sie die Freunde, die Schweres leichter nehmen können.

Lernen Sie selbst ein paar Witze auswendig

So können Sie auf Partys oder im Kollegenkreis für Lacher sorgen. Und da Lachen bekanntlich ansteckend ist, holen Sie sich dieses kostenlose Medikament gleich ins Leben.
Mein derzeitiger Favorit: »Mein Mann und ich haben uns entschlossen: Wir wollen keine Kinder. – Morgen sagen wir es ihnen.«

Lustige Filme oder Clips schauen

Jeder hat einen anderen Humor, weiten Sie Ihren aus. Was gefällt Ihnen, welche Filme, kleine Clips, Bücher, Comichefte oder Comedians lassen Sie laut auflachen? Ich verordne Ihnen zehn Minuten davon, jeden Tag!

Lachyoga

Probieren Sie Lachyoga aus. Das Prinzip: Aus einem anfangs künstlichen, grundlosen Lachen soll ein echtes entstehen, unterstützt von Klatsch-, Dehn- und Atemübungen. Die Erfinder dieser Therapie, der indische Arzt Dr. Madan Kataria und seine Frau Madhuri, bieten kostenlos oder für einen kleinen Obolus tägliches Online-Lachen an. Auch für Familien gibt es Angebote (www.lachen-online.de).
In vielen Städten und Gemeinden gibt es Lachclubs, in denen man sich zum Lachyoga trifft.

Lachtelefon

Das Sorgentelefon ist ein Begriff, aber es gibt auch ein Lachtelefon gegen Sorgen oder schlechte Laune. Drei Minuten lacht ein ausgebildeter Therapeut mit dem Anrufer, und hinterher geht es ihm ganz bestimmt besser. Unter der Nummer 02131 7734152 kann man von 9.00 bis 21.00 Uhr anrufen.

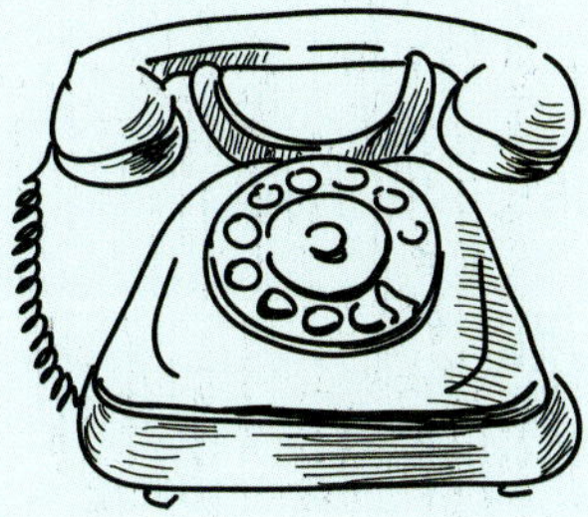

WOW MIT LACHEN ÜBERLEBEN

Nehmen Sie sich vielleicht ein Beispiel am amerikanischen Wissenschaftsjournalisten Norman Cousins (1915–1990). Er erkrankte Anfang der Siebzigerjahre an einer äußerst schmerzhaften Wirbelsäulenentzündung mit ausgesprochen schlechter Überlebensprognose. Vor allem negative Gemütszustände, das wusste man, feuern die Krankheit zusätzlich an. Was tat der gute Mann? Er verordnete sich tägliches Lachen, zum Beispiel durch das Schauen lustiger Filme. Seine Schmerzen ließen tatsächlich spürbar nach, wenn er etwa zehn Minuten lang intensiv gelacht hatte. Er gilt als der Begründer der therapeutischen Lachtherapie und schrieb den Bestseller *Der Arzt in uns selbst*. Übrigens wurde er 75 Jahre alt!

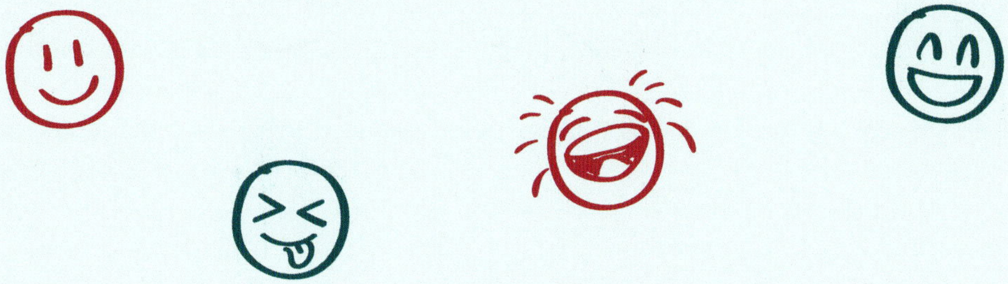

SENFÖLE GEGEN INFEKTE, DIABETES UND KREBS

Superstars Kapuzinerkresse und Meerrettich

Alle Jahre wieder nerven Erkältungskrankheiten. Sie werden in der Regel von Viren verursacht. Vom harmlosen Schnupfen bis zur Lungenentzündung ist alles drin. Besonders gefährlich wird es, wenn sich auf die virale Infektion noch eine bakterielle obendrauf setzt. Also die von Viren geschwächten Schleimhäute von Bakterien übermannt werden. Was tun, um gar nicht erst krank zu werden? Klar, auf Hygiene achten, das Immunsystem stärken. Und im Vorfeld wie auch im Krankheitsfall auf zwei ganz »scharfe Früchtchen« setzen: Kapuzinerkresse und Meerrettich.

So wirken Kapuzinerkresse und Meerrettich:

- Sie bekämpfen Bakterien, Viren und Pilze.
- Sie lösen den Schleim.
- Sie werden auch für Krebszellen gefährlich.
- Sie sind gut für den Zuckerstoffwechsel.

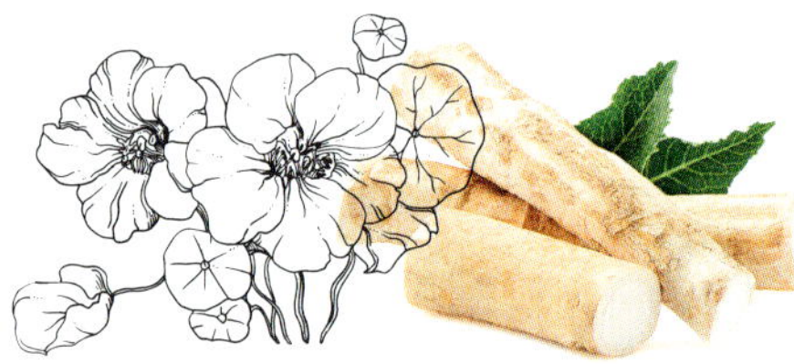

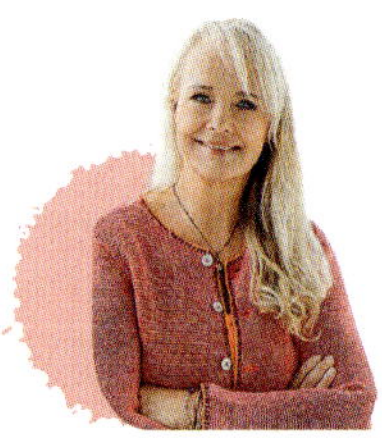

Ich habe leider keinen grünen Daumen. Umso schöner war es, als die von mir ausgesäte Kapuzinerkresse fröhlich in meinem Garten vor sich hin wuchs. Das bedeutet, Sie können das auch! Meerrettich liebe ich sowieso. In der Erkältungszeit reibe ich öfter mal zum Essen ein kleines Häufchen dazu oder gönne mir eine Extraportion Wasabi, die scharfe japanische Variante. Mir schmeckt's würzig frisch, und wenn die Nase verstopft ist, beginnt sie auch ziemlich schnell zu laufen. Was gut ist, denn so werden unliebsame Viren und Bakterien gleich wieder herausgespült. Toll auch gegen Nasennebenhöhlenentzündungen! Wollen Sie lieber vorbeugen als heilen, müssen Sie kein Medikament schlucken, sondern können einfach den ganzen Sommer über Kapuzinerkresse frisch aus dem Beet oder Blumentopf essen. Denn wir peppen unser Immunsystem so richtig im Sommer auf, mit all den frischen Kräutern, dem Obst und Gemüse, aber auch der Sonne, um dann für den Winter gewappnet zu sein. Meerrettich begleitet uns als Wurzelgemüse auch durch den Winter. Er heizt ordentlich ein, wirkt schleimlösend und schmerzlindernd.

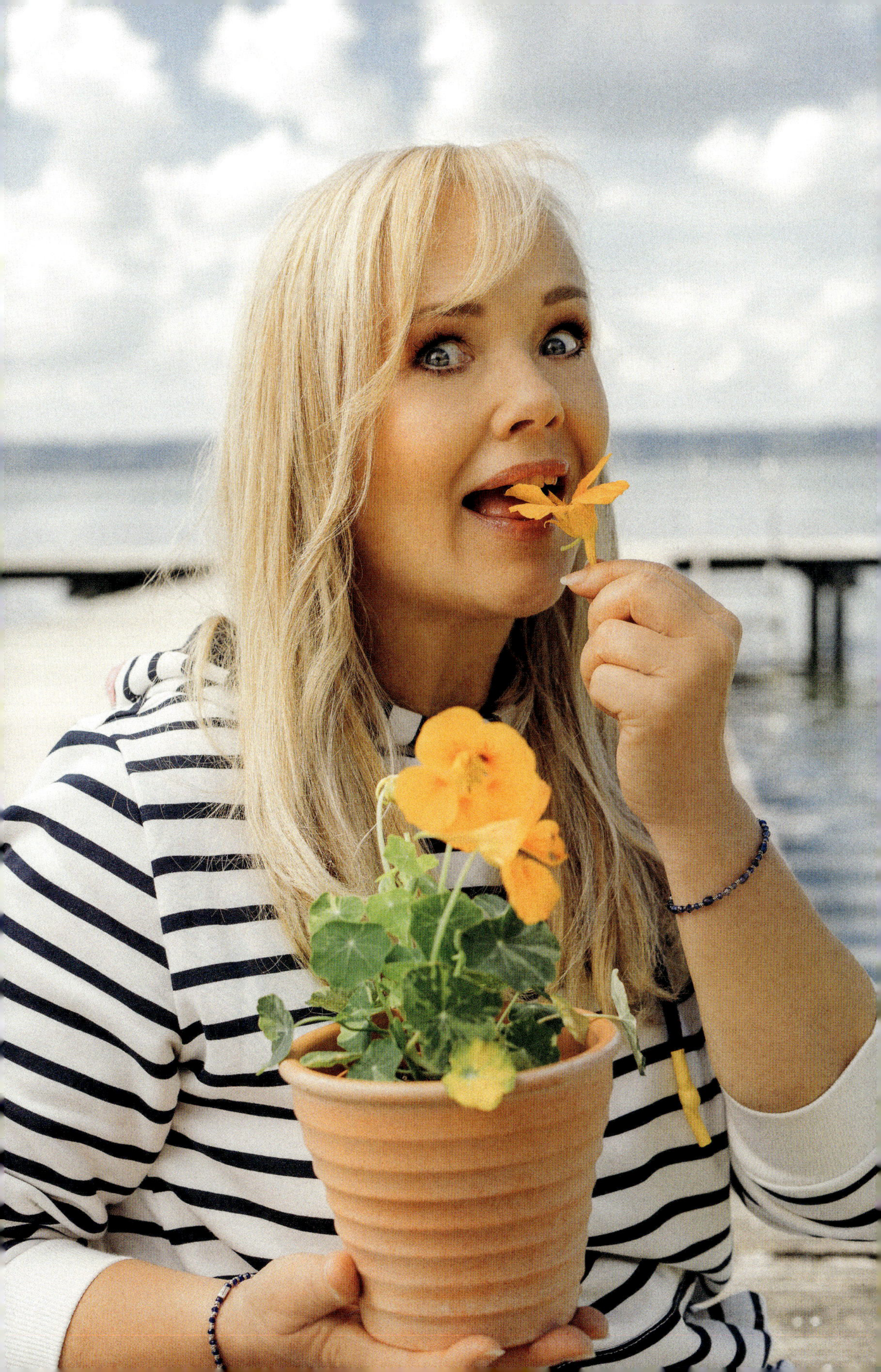

STUDIE NR. 17:

BEWEIS

DIE SCHARFMACHER BEUGEN ATEMWEGS-ERKRANKUNGEN VOR

Seit Jahrzehnten gehört ein Kombinationspräparat aus Kapuzinerkresse und Meerrettich zu den wichtigsten pflanzlichen Medikamenten bei der Bekämpfung von Atemwegserkrankungen (und übrigens auch bakteriellen Blasenentzündungen). Es gibt unzählige Studien, die die Wirksamkeit immer wieder belegt haben, und dazu langjährige klinische Erfahrungen. Aber könnte dieses Mittel auch Atemwegserkrankungen verhindern, ihnen also vorbeugen?

Dieser Frage ging erstmalig eine Studie nach, die nach allen Regeln der Kunst – multizentrisch, randomisiert, doppelblind, mehrarmig, placebokontrolliert – durchgeführt wurde. Dafür wurden 351 Menschen im Alter von 18 bis 75 Jahren in drei Gruppen eingeteilt. Sie bekamen unterschiedlich hohe Dosierungen (3 × 2 beziehungsweise 2 × 2 Filmtabletten) des pflanzlichen Medikaments beziehungsweise ein gleich »verpacktes« Scheinmedikament.

FAZIT: Das Ergebnis ist kurz und knapp erzählt. Die Häufigkeit des Auftretens von Erkältungen konnte fast um die Hälfte im Vergleich zum Placebo gesenkt werden. Dieser Effekt wurde mit der Gabe von 3 × 2 Filmtabletten erzielt. Zudem verliefen Infekte mit der gleichen Einnahme weniger schwer und kürzer, aber auch die geringere Dosis (2 × 2) verringerte Infekte.

Wie kann das sein?

Beide Pflanzen enthalten unterschiedliche Glucosinolate, aus denen im Körper Senföle (Isothiocyanate) entstehen. Aus der Kapuzinerkresse wird Benzylisothiocyanat gebildet und aus dem Meerrettich Allyl- und Phenylethylisothiocyanat. Sie wehren mit diesen Schutzschilden viele Viren, Bakterien und Pilze ab. Die Senföle aus beiden Pflanzen entfalten gegen dreizehn Bakterienarten eine ausgeprägte keimhemmende Wirkung. Sogar den »Problemkeim« MRSA, der multiresistent ist, also auf die meisten Antibiotika nicht mehr anspricht, halten sie in Schach!

Das Wirkspektrum der Pflanzenkombination entspricht der eines Breitspektrum-Antibiotikums mit dem Vorteil, dass die Darmflora nicht angegriffen wird. Auch das Problem der Resistenzbildung entfällt. Man kann diese Pflanzen unbedenklich einsetzen. Im Kampf gegen Viren erweist sich die Kombination der Senföle beider Pflanzen als besonders wirkungsvoll.

EXTRA

ANTIDIABETISCHE EFFEKTE

Seit einiger Zeit gibt es wissenschaftliche Untersuchungen zu den antidiabetischen Wirkungen der Pflanzeninhaltsstoffe von Kapuzinerkresse und Meerrettich. So konnte unter anderem gezeigt werden, dass die Senföle eine überschießende körpereigene Zuckerproduktion in den Leberzellen, die oft mit Diabetes Typ 2 einhergeht, bremsen können. Zusätzlich aktivieren diese sekundären Pflanzenstoffe Enzyme, die für eine bessere Müllabfuhr aus den Zellen sorgen und damit den oxidativen Stress verringern.

WOW

SENFÖLE ALS KREBSKILLER

Schon lange ist bekannt, dass Senföle krebshemmend wirken. Sie kommen vor allem in Kreuzblütlern wie Kresse, Senfblatt, allen Kohlgemüsen, Rucola, Radieschen, Chinakohl, Pak Choi oder Steckrüben und Rettich vor. Gute Gründe also, mehr davon zu essen, am besten jeden Tag eine Portion.

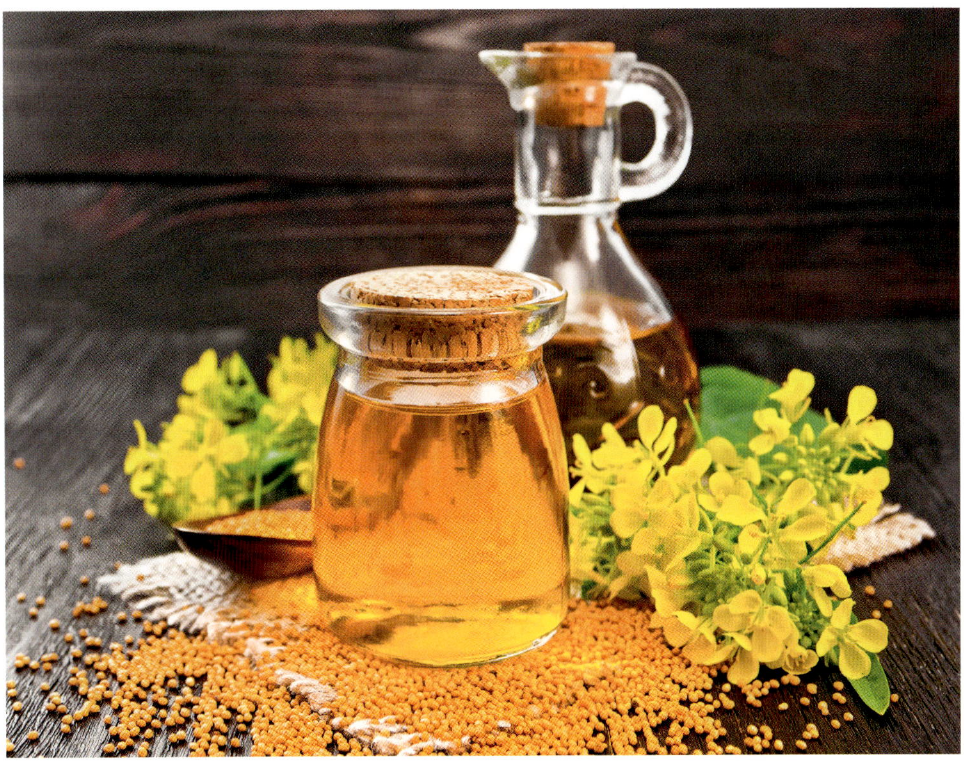

Kapuzinerkresse produziert ohne Unterlass monatelang leuchtend rote, orange oder gelbe Blüten – eine Augenweide, die auf keinem Balkon, in keinem Garten fehlen sollte. Und in keiner Hausapotheke.
Sie können bereits im Februar oder März drei bis vier Samenkörner in einen kleineren Blumentopf geben, mit Erde bedecken und auf der Fensterbank keimen lassen. Wichtig ist es, das Saatgut feucht zu halten. Nach 4 bis 6 Wochen stecken die Keime ihren Kopf aus der Erde. Topfen Sie die kleinen Pflänzchen später in einen oder mehrere größere Gefäße um. Bedenken Sie, dass die Pflanze sehr üppig wächst. Ihre Ranken können 3 bis 5 Meter lang werden. Stellen Sie sie ins Freie, oder pflanzen Sie sie ins Beet, wenn kein Frost mehr zu befürchten ist. Also nach den Eisheiligen (ab etwa Mitte Mai). Dann haben Sie bis zum nächsten ersten Frost Ihre supergesunde Senföl-»Pille« immer zur Hand.
Mit Trick siebzehn schützen Sie die Kresse vor Läusebefall, indem Sie einfach eine kleine Lavendelpflanze danebensetzen. Der Geruch vertreibt Läusen den Appetit auf die Blätter.

Alles ist essbar

Blüten, Blätter und auch die Früchte sind zum Verzehr geeignet. Die jungen Blätter, aber vor allem die Blüten kann man einfach so im Vorbeigehen naschen, aufs Butterbrot geben, mit Ei oder Lachs kombinieren, eine Kräuterbutter kreieren, Frischkäse damit aufpeppen oder zu Salaten geben.

Kapern aus Kapuzinerkresse

Verwelkte Blüten sollten Sie nicht entfernen, sondern warten, bis sich die jungen grünen Früchte entwickelt haben. Diese kann man wie Kapern einlegen.
Entweder lassen Sie die Früchte einen Tag antrocknen, oder Sie legen sie für 24 Stunden in Salz ein, damit sie Wasser verlieren. Danach kurz abspülen, in ein Schraubglas tun, mit Essig übergießen, Deckel drauf, und das war's. Sammeln Sie alle paar Tage die neuen Früchte ab, und wiederholen Sie das Prozedere. Sie können die Früchte übrigens auch in Öl konservieren.

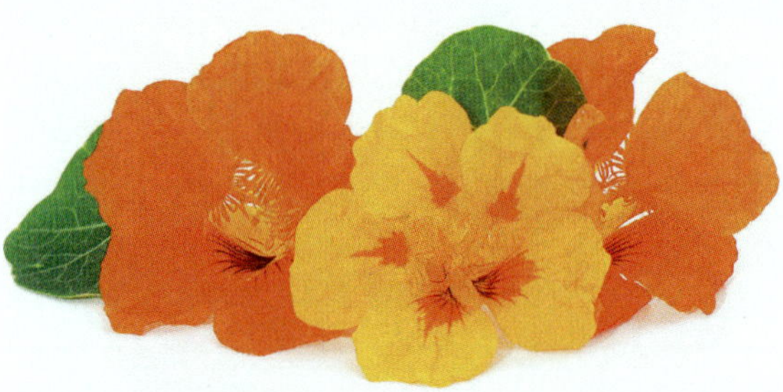

Die Kraft der Pflanzen für den Winter einfangen

Bereiten Sie schon im Sommer eine Kapuzinerkresse-Meerrettich-Tinktur zu, die Sie dann beim Auftreten des Infekts zur Hand haben oder vorbeugend als Kur über 3 Wochen einnehmen.

ZUTATEN

Für 20 Portionen

100 g Kapuzinerkresse
2–3 cm Meerrettich
300 ml Alkohol (45 Vol.-%)

ZUBEREITUNG

1. Geben Sie Blätter, Stängel und Blüten der Kapuzinerkresse in ein Schraubglas. Da die Pflanze üppig treibt, können Sie ruhig kräftig abschneiden.
2. Reiben Sie die Meerrettichwurzel fein, und geben Sie diese mit ins Glas. Anschließend mit Alkohol aufgießen, sodass alle Pflanzenteile gut bedeckt sind. Das Glas 1 bis 2 Minuten schütteln.
3. An einem kühlen, dunklen Platz 10 bis 14 Tage (gern auch bis zu 4 Wochen) lagern und die ersten beiden Tage immer mal wieder schütteln, damit sich die Pflanzenteile gut mit dem Alkohol vermischen. Nach Ablauf der Zeit durch ein Tuch abgießen, das Tuch zum Schluss gut auspressen. Die Flüssigkeit in saubere dunkle Flaschen füllen und beschriften.

ANWENDUNG: 3 × täglich 1 TL (20 bis 30 Tropfen) in 25 Milliliter Saft oder Wasser nach dem Essen einnehmen und 1 Glas Wasser hinterhertrinken.

Im Winterhalbjahr täglich geriebener Meerrettich

In der Erkältungszeit werden circa 20 Gramm als Prophylaxe empfohlen, das entspricht etwa 1 EL geriebenem Meerrettich. Sie können mit diesem Scharfmacher einen Joghurt-Dip verfeinern, Frischkäse »scharf« machen oder ihn in Maßen einem grünen Smoothie beigeben.

Meerrettich-Honig

Bei einer beginnenden Erkältung haben Sie ruck, zuck einen Meerrettich-Honig zubereitet.

ZUBEREITUNG

Reiben Sie 50 Gramm frischen Meerrettich (Vorsicht, wegen der Schärfe eventuell Brille/Sonnenbrille aufsetzen), und verrühren Sie ihn mit der gleichen Menge Honig. Geben Sie alles in ein Schraubglas, und lassen Sie die Mischung einige Stunden durchziehen. Nehmen Sie 3-mal täglich 1 EL davon. Im Kühlschrank aufbewahren! Nicht zu große Mengen zubereiten, da sich die heilsamen Öle verflüchtigen.

Wer seine Medizin nicht so gern selbst herstellt, kann auf ein Kombinationspräparat aus der Apotheke (Angocin) zurückgreifen. Es hilft bei Infektionen der Atemwege, Angina, Blasenentzündung und Nasennebenhöhlenentzündungen.

MULTIMEDIKAMENT BEWEGUNG

Länger leben und gesund bleiben

Bewegung wirkt wie eine Impfung gegen alles: Bluthochdruck, Herzinfarkt, Schlaganfall, Fettstoffwechselstörungen, Zuckerkrankheit und erstaunlicherweise sogar gegen die Abnutzung der Gelenke. Sie wirkt vorbeugend gegen Entzündungen und Tumoren. Jede Bewegungseinheit trainiert nicht nur die Muskeln, sondern auch das Immunsystem und hilft dabei, dass alle Organe und Gewebe besser versorgt und Abfallstoffe entsorgt werden. Auch unser Oberstübchen profitiert davon. Die bessere Durchblutung des Gehirns steigert die Gedächtnisleistung und stoppt gleichzeitig belastende Gedanken. Wer jeden Tag etwa 7000 Schritte geht, lebt eindeutig länger. Dies ist jetzt sogar wissenschaftlich bewiesen.

So wirkt Bewegung:

- Sie senkt Blutzucker und Blutfette.
- Sie trainiert das Herz-Kreislauf-System.
- Sie hält Muskeln, Gelenke und Knochen fit.
- Sie bekämpft Entzündungen.
- Sie macht glücklich.
- Sie steigert die Lebenserwartung.

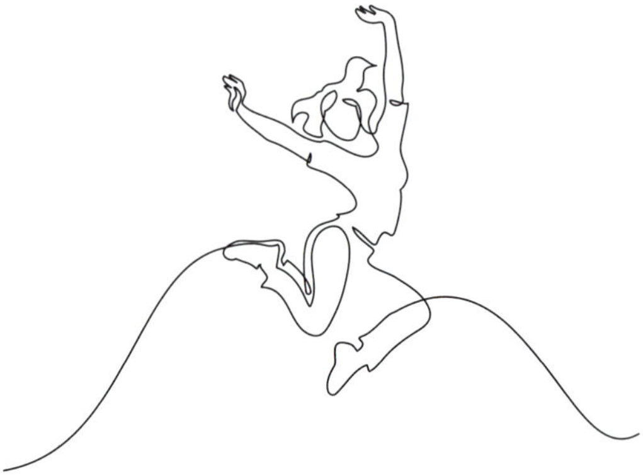

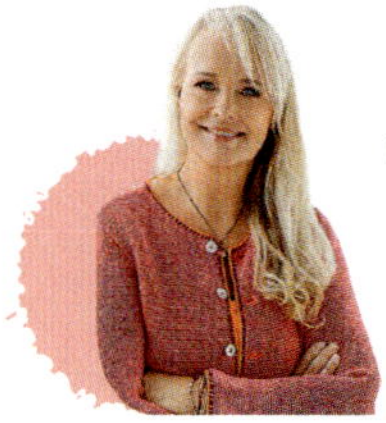

Wir sind eine sehr bewegte Familie. In unserem Garten steht ein Trampolin, alle Ecken sind vollgestopft mit Paddeln, Rädern oder Schwimmsachen, und im Wohnzimmer hängen Turnringe. Mit dem Hund streife ich jeden Tag durch die Umgebung. Der Körper gewöhnt sich nicht nur an Bewegung, er ist irgendwann süchtig danach. Nichts tut mehr weh oder knackst, man kommt nur noch selten aus der Puste. Ich liebe dieses vitale Gefühl – und wenn der Kopf frei wird im Wind oder Wald.
Es lohnt sich, viel Bewegung ins Leben zu integrieren und um jeden Schritt, den man in unseren bewegungsarmen Alltag einbauen kann, zu ringen. Sich daran zu erfreuen, dass man (noch) beweglich ist. Bewegung ist Belastung, aber im positivsten Sinne! Mobilität erhält uns auch unsere Selbstständigkeit, und sie ermöglicht es uns, wann und wie oft wir wollen, vieles zu erleben und anderen Menschen zu begegnen.

STUDIE NR. 18:

NUR 7000 SCHRITTE TÄGLICH LASSEN UNS LÄNGER LEBEN

BEWEIS

Täglich 7000 Schritte zu tun und dafür mit einem längeren Leben belohnt zu werden, das klingt doch fantastisch. Dies jedenfalls ist das Ergebnis einer Langzeitstudie, an der 2110 Frauen und Männer im mittleren Alter teilnahmen. Alle trugen zwischen 2005 und 2006 einen Schrittzähler, der sowohl die Schritte als auch deren Intensität, sprich die Geschwindigkeit, registrierte.

Über fast elf Jahre erfolgte eine Nachbeobachtung der Probandinnen und Probanden. Im Verlaufe des ganzen Studienzeitraumes starben 72 Menschen, das entspricht 3,4 Prozent. Die häufigsten Todesursachen waren Krebs und Herz-Kreislauf-Erkrankungen. Die Auswertung der gesammelten Daten wurde dann 2021 veröffentlicht.

FAZIT: Probanden, die mindestens 7000 Schritte am Tag absolvierten, hatten im Vergleich zu jenen, die weniger gingen, ein um 50 bis 70 Prozent niedrigeres Sterberisiko! Mehr als 10000 Schritte täglich oder auch eine höhere Intensität erbrachten keine weitere Steigerung der Lebenserwartung. Die Bewegung an sich macht offensichtlich den Gesundheitswert aus. Als Empfehlung (auch bei vergleichbaren Studien) gehen die Wissenschaftler davon aus, dass 7000 bis 10000 Schritte täglich lebensverlängernd wirken.

Wie kann das sein?

Wir sind von Natur aus nicht für ein Leben auf Stühlen, Sesseln und Sofas gemacht, sondern genetisch fürs Sammeln und Jagen ausgestattet. Etwa 20 Kilometer am Tag war das Tagespensum unserer Vorfahren. Alles, was man zum Leben brauchte, musste man/frau »erlaufen« – ob Nahrung, Trinkwasser, Baumaterialien oder Heilmittel. Da ist es nicht verwunderlich, dass uns motorische Unterforderung schadet und irgendwann unweigerlich krank macht. Ob Diabetes, Bluthochdruck, Übergewicht oder Osteoporose – bei allen Zivilisationskrankheiten spielt Bewegungsmangel eine entscheidende Rolle.

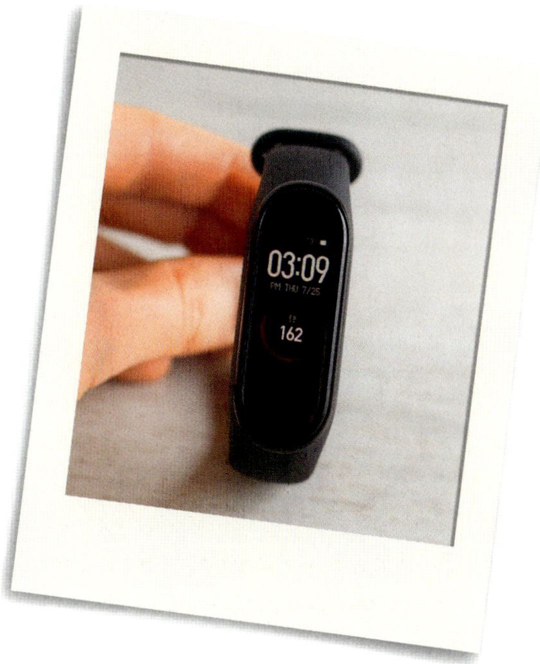

Das bringt Bewegung für das Herz-Kreislauf-System:

- Ein trainiertes Herz fasst etwa 250 Milliliter mehr Blut als ein untrainiertes und braucht weniger Schläge, um mehr Blut in den Kreislauf zu pumpen. Es wird also mehr geschont.
- Ein verbesserter Blutfluss in den Gefäßen führt zu einer besseren Versorgung aller Organe und Gewebe sowie zum Abtransport von Abfallprodukten.
- Der Blutdruck sinkt durch die enorme Oberflächenvergrößerung des gesamten Blutversorgungssystems, da viele kleinste Kapillargefäße aktiv sind

Das bringt Bewegung für den Bewegungsapparat:

- Nur durch Bewegung gelangen Nährstoffe in die Gelenkflüssigkeit, die auch für die Versorgung der menschlichen Scharniere zuständig ist.
- Knochen werden durch Zugbewegungen der Sehnen hin und her bewegt, was für die Produktion knochenaufbauender Zellen unentbehrlich ist und Osteoporose entgegenwirkt.
- Muskeln müssen beansprucht werden, sonst verkümmern sie. Das kennt wohl jeder, der mal länger das Bett hüten musste.

Das bringt Bewegung für den Stoffwechsel:

- Muskeln schreien nach Glukose, sprich Energie, wenn sie in Bewegung sind. Was in den Muskel wandert, schwimmt nicht unnötig im Blut herum, senkt also den Blutzuckerspiegel.
- Der Fettstoffwechsel wird erhöht, was zusätzlich zur Stoffwechselaktivität der Muskulatur beiträgt und ebenfalls vor Diabetes Typ 2 schützt.
- Der Grundumsatz wird bei mehr Muskelmasse gesteigert, sodass man selbst im Schlaf mehr Energie verbraucht, so seinem Stoffwechsel etwas Gutes tut und abnimmt.

Das bringt Bewegung für das Nervensystem:

- Die Durchblutung des Gehirns steigt um etwa ein Drittel.
- Die Ausschüttung von Neurotransmittern wie Serotonin und Dopamin wird erhöht, weshalb die Bewegungstherapie heute auch bei der Behandlung von Depressionen eingesetzt wird.
- Die Unterbrechung des Gedankenkarussells unterstützt den Stressabbau.

Das bringt Bewegung für das Immunsystem:

- Bei körperlicher Betätigung schüttet der Körper Adrenalin aus, was zur Aktivierung natürlicher Killerzellen und weiterer Verbündeter der Immunabwehr führt.
- Der schnellere Herzschlag sorgt dafür, dass mehr Blut durch den Körper gepumpt wird. So erreichen die Immunzellen schneller mögliche Erreger. Diese können also weniger Unheil anrichten.
- Moderate, aber regelmäßige Belastungen sind besser als extreme. Auch Pausen sind wichtig, damit der Körper Zeit zur Regeneration hat, sonst kann man dem Immunsystem auch schaden.

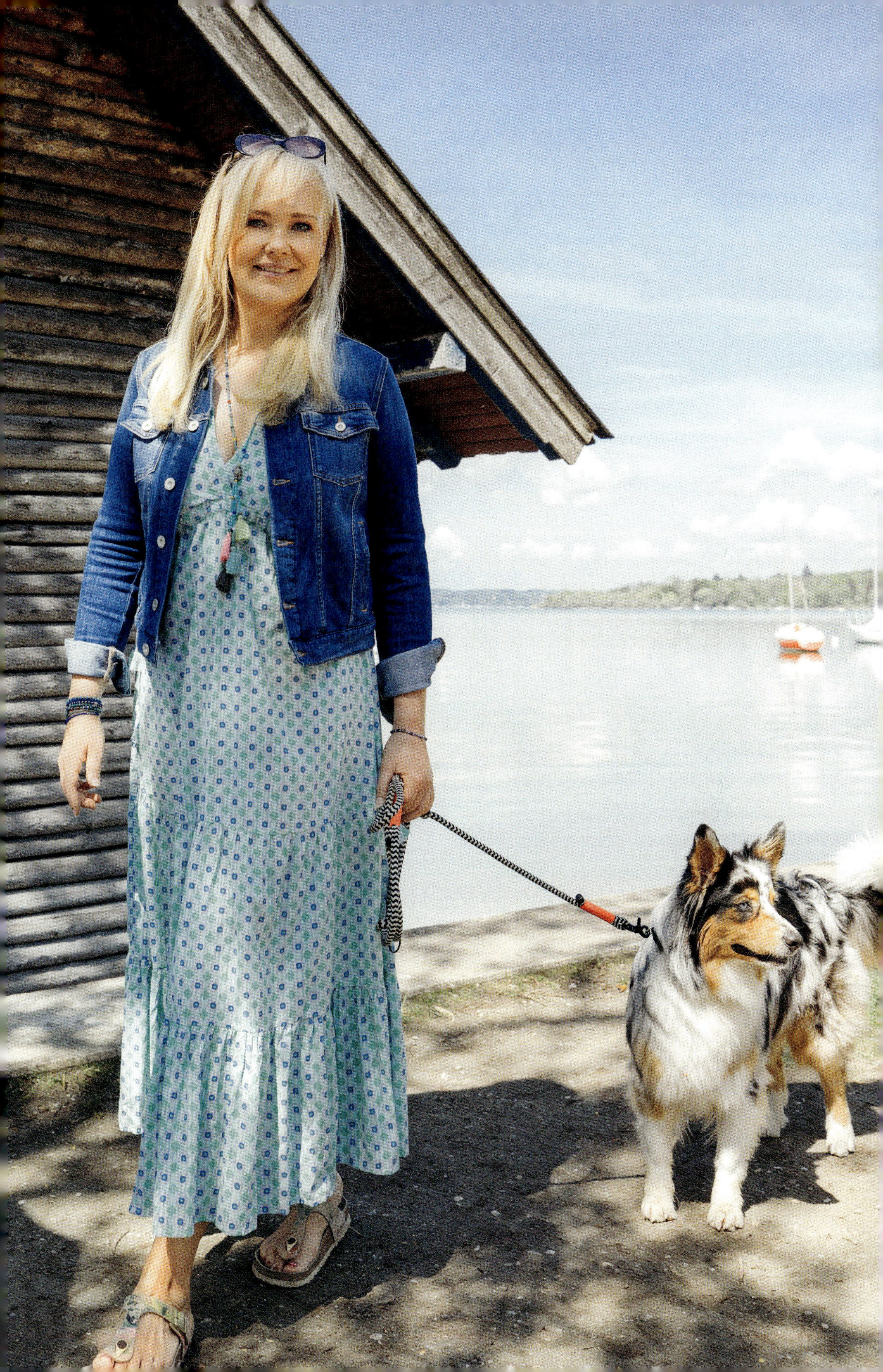

SO WIRD'S GEMACHT

Wir reden hier nicht von schweißtreibendem Sport, sondern nur von etwas mehr Bewegung! Nehmen Sie Ihren Alltag mal unter die Lupe, und schauen Sie nach Bewegungsreserven. Werden Sie zum Sammler und Jäger der Neuzeit, sammeln Sie Schritte. Im Folgenden finden Sie ein paar Vorschläge.

- **IM BETT:** Räkeln ist die erste Dehnübung des Tages. Das machen Kinder noch ganz automatisch, irgendwann verlernen wir das. Dann 1 Minute Füße kreisen und 1 Minute »Rad fahren«.
- **BEIM ZÄHNEPUTZEN:** Die Putzzeit von 2 Minuten ist die erste Laufeinheit des Tages.
- **BEIM TELEFONIEREN:** Warum da stillsitzen, anstatt im Büro, in der Wohnung oder im Garten herumzulaufen? Bringt bestimmt einige Kilometer am Tag. Das Handy gibt uns die Freiheit, damit herumzulaufen; also machen Sie Telefonate zu Bewegungseinheiten.
- **AM TAG:** Legen Sie öfter eine kleine Bewegungsrunde ein mit Dehnen, 3 Minuten Auf-der-Stelle-Gehen, ein paar Kniebeugen, Recken und Strecken und so weiter.
- **BEI ERLEDIGUNGEN:** Warum das Auto direkt vor der Tür parken statt ein paar hundert Meter entfernt?
- **AM ABEND:** Gehen Sie regelmäßig spazieren, oder machen Sie eine kleine Fahrradtour.
- **AM WOCHENENDE:** Nutzen Sie die Freizeit – gehen Sie wandern, oder belegen Sie mal wieder einen Tanzkurs.
- **MIT ANDEREN:** Vereinbaren Sie mit Freunden, im Kollegenkreis oder mit Nachbarn feste Termine für Bewegung. Die Gruppe siegt in der Regel über den »inneren Schweinehund«.

Schritterechner

Wenn man bedenkt, dass der durchschnittliche Büromensch auf 700 Schritte am Tag kommt, erscheinen 7000 erst einmal als große Herausforderung. Aber letztlich sind das – je nach Schrittlänge – bei normalem Gehen zwischen 4,2 und 4,9 Kilometer täglich. Das entspricht etwa einer guten Stunde körperlicher Belastung. Unter der Adresse www.blitzrechner.de/schritte-meter-umrechnen können Sie Ihr individuelles Schrittmuster berechnen.

EXTRA

MEHR KÖRPEREIGENES »CANNABIS« DURCH SPORT SORGT FÜR WENIGER ENTZÜNDUNGEN

Viele Erkrankungen entstehen auf der Basis von Entzündungen. Dazu gehören Arthritis, Herzerkrankungen, Gefäßverschlüsse oder gar Krebs. Es ist seit Langem bekannt, dass Bewegung chronische Entzündungen im Körper verringert.

Einer neueren Studie zufolge liegt das daran, dass Sport die Produktion von körpereigenen Cannabis-ähnlichen Substanzen, sogenannten Endocannabinoiden, im Darm erhöht. Dort übernehmen sie eine Mittlerfunktion und sorgen für mehr »gute« Darmbakterien. Diese – wie beispielsweise Bifidobakterien – produzieren wiederum entzündungshemmende kurzkettige Fettsäuren. Sie verhindern, dass entzündungsfördernde Bakterien im Darm-Mikrobiom die Oberhand bekommen.

Mindestens ein Drittel der entzündungshemmenden Wirkung der Darmflora – so das Ergebnis der Studie – war auf den Anstieg der Endocannabinoide durch Sport zurückzuführen.

WOW

GEISTIG FIT BIS INS HOHE ALTER

Zugegeben, es gehört schon etwas Mut dazu, sich an manchen Studien zu beteiligen. Aber es sogar über den Tod hinaus zu tun, ringt mir Hochachtung ab. Genau solchen Menschen ist es zu verdanken, dass Forscher nun erstmals nachweisen konnten, dass körperlich aktive ältere Menschen besser vor Alzheimer geschützt sind und ihre geistige Leistungsfähigkeit erhalten. Dafür hatten sich 440 Menschen nicht nur bereit erklärt, ihre Aktivitätsmuster checken zu lassen, sondern ihr Gehirn nach ihrem Tod für Forschungszwecke zu spenden.

So konnte erstmals nachgewiesen werden, dass sich im Gehirn körperlich aktiver älterer Menschen vermehrt Substanzen finden, die die Verbindungen zwischen bestimmten Nervenzellen, sogenannten Synapsen, verbessern und vor Alterungsprozessen schützen.

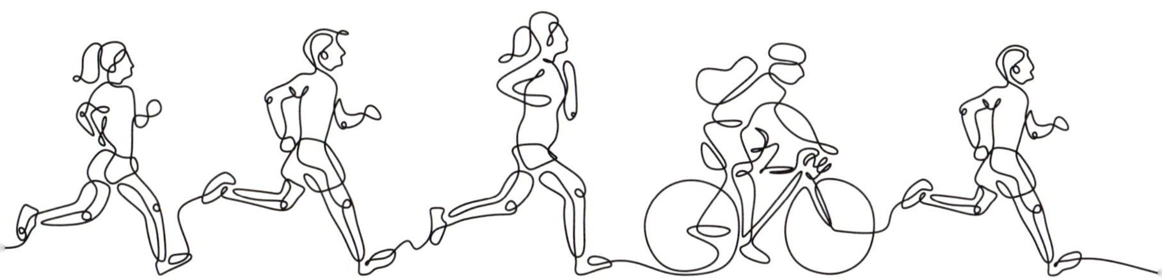

FIT UND SCHÖN MIT KAKAO

Schutz für Herz, Hirn und Haut

Kakao trinken oder Schokolade naschen für die Gesundheit, das hört sich zu schön an, um wahr zu sein? Laut aktueller Forschung stimmt es aber: Die Gefäße profitieren davon, bleiben elastisch und fit wie ein Turnschuh. Außerdem bietet Kakao Schutz vor Bluthochdruck und seinen Folgen, steigert die Sauerstoffversorgung des Gehirns und macht das Oberstübchen schneller im Denken. Kaum auf dem Schirm hat man, dass sogar die Haut vor frühzeitiger Alterung geschützt wird. Na, wenn das keine guten Botschaften sind!

So wirkt Kakao:

- Er senkt den Blutdruck.
- Er hemmt Entzündungen.
- Er wirkt gegen Arteriosklerose.
- Er bringt mehr Sauerstoff ins Gehirn.
- Er verbessert die Gedächtnisleistung.
- Er hellt die Stimmung auf.

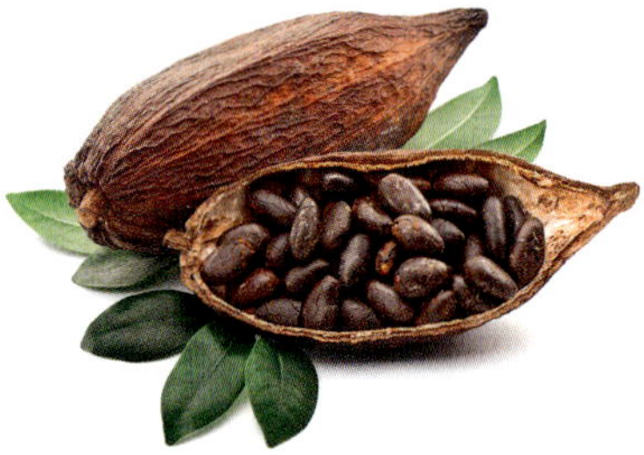

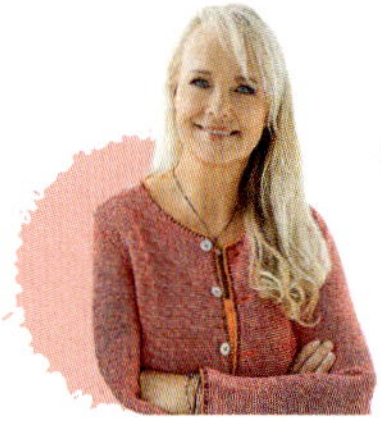

Was soll ich sagen? Die beiden Untersuchungen zum Kakao in diesem Kapitel gehören zu meinen absoluten Lieblingsstudien. Haben Sie sich eh schon gedacht, und vielleicht geht es Ihnen ja ähnlich? So ein richtiger Kakao oder Schokolade schmecken einfach gut – und umso besser, wenn wir sie ab jetzt ohne schlechtes Gewissen genießen können (das mit dem schlechten Gewissen sollte man sich sowieso abgewöhnen, macht auch nicht schlanker). Einfach weil Schokolade – insbesondere hochprozentige – so viel kann, uns glücklich macht, aber auch gesund erhält. Einen beeindruckenden Beweis dafür liefern die Trinkgewohnheiten der Kuna-Indianer. Darauf trinke ich jetzt gleich mal – eine heiße Schokolade!

STUDIE NR. 19: EIN KUNA KENNT KEINEN BLUTHOCHDRUCK

BEWEIS

Es gibt viele Studien zu Kakao und seinem Schutz vor Herzerkrankungen. Eine fand ich besonders interessant, da sie uns einen ungewöhnlichen Einblick in die Ernährungsgewohnheiten der Kuna-Indianer gibt, die auf den San-Blas-Inseln (Panama) leben. Wahrscheinlich haben Sie, ebenso wie ich, noch nie etwas von ihnen gehört. In dieser Ethnie gibt es kaum Herzerkrankungen, Schlaganfälle oder Diabetes. Bemerkenswert ist ihr extrem niedriger Blutdruck von etwa 110/70 mmHg – selbst im Alter. Was ist ihr Geheimnis?

Um dem auf die Spur zu kommen, wurde in dieser Studie eine Gruppe traditionell lebender Kuna mit einer Gruppe westlich lebender Kuna in La Paz (Bolivien) verglichen. Schnell konnte ausgeschlossen werden, dass Kuna einfach »bessere« Gene haben. Dann wären ja alle, einschließlich der westlich lebenden, per se geschützt. Sie jedoch litten mit zunehmendem Alter genauso an Bluthochdruck wie für Westler üblich.

Nächste Frage: Könnte es sein, dass die traditionell lebenden Kuna sehr salzarm essen? Die große Überraschung: Der Salzverbrauch ist vergleichbar hoch mit unserem, also etwa 7 Gramm pro Tag.

Die Studie nahm dann detailliert die Ernährungsgewohnheiten der traditionell lebenden Kuna und der Kuna im städtischen Milieu von La Paz unter die Lupe.

FAZIT: Es stellte sich heraus, dass die »Insulaner« doppelt so viel Obst und viermal mehr Fisch aßen als ihre städtischen Stammesmitglieder. Doch der wirklich bedeutsame Unterschied bestand im Genuss von sehr viel Kakao, *dem* traditionellen Getränk der Kuna-Indianer. Sobald die Kuna nicht mehr gestillt werden, gibt es das Kakaogetränk sozusagen ein Leben lang. Fünf große Tassen und oft auch mehr – entweder einfach nur Kakao mit Wasser und Zucker oder auch mit Maismehl – pro Tag werden getrunken. Die städtisch kultivierten Kuna hingegen trinken vorrangig Tee und Mineralwasser.

In den Urinproben der Inselbewohner fanden sich aufgrund des hohen Kakaokonsums sechsmal höhere Flavanol-Abbauprodukte als bei den Festland-Kuna. Die Forscher der Studie schätzen, dass die Kuna-Indianer mit ungefähr 1880 Milligramm Flavanol-Aufnahme pro Tag wahrscheinlich die höchsten Werte aller Menschen auf der Erde haben. Darin liegt auch das Geheimnis ihres Superblutdrucks.

Wie kann das sein?

Kakao ist reich an Flavanolen (vor allem Epicatechin, Catechin und Procyanidin), einer Gruppe von sekundären Pflanzenstoffen, die für die Fitness der Gefäße unentbehrlich sind. Sie sorgen nämlich dafür, dass die Stickstoffmonoxid-(NO-)Produktion in den Gefäßen auf Hochtouren läuft. Ein Stoff, den wir eigentlich als giftiges Gas kennen. Aber im Körper hat dieses bioaktive Molekül vielfältige Aufgaben. Ganz wichtig ist NO für die Blutversorgung aller Gewebe und bei der Regulierung des Blutdrucks. Produziert wird es unter anderem in der inneren Schicht der

Gefäße, dem Endothel. Es weitet die Gefäße und sorgt für Elastizität. Viel NO bedeutet relaxte Gefäße und einen entspannten Fluss des Blutes ohne erhöhten Druck. Für diese Entdeckung wurden übrigens die drei amerikanischen Wissenschaftler Robert F. Furchgott, Ferid Murad und Louis Ignarro 1998 mit dem Medizin-Nobelpreis ausgezeichnet. Stickstoffmonoxid verhindert außerdem, dass die Blutplättchen verklumpen und sich Gerinnsel bilden. Auch die Bildung von freien Radikalen sowie die Oxidation von Fetten, die zur Verkalkung der Gefäße beitragen, wird durch das NO gemindert. Und es hat zudem eine entzündungshemmende Wirkung. Das alles wirkt im Besonderen auf die Gefäße des Herzens, des Gehirns, aber auch der großen Beinarterien und schützt uns so vor Herzinfarkt, Schlaganfall oder der sogenannten Schaufensterkrankheit (einer Durchblutungsstörung der Beine, die zum häufigen Stehenbleiben zwingt).

EXTRA

HOCHPROZENTIGES AUSDRÜCKLICH ERLAUBT!

Alle Studien zeigen, dass die Wirksamkeit nur bei »hochprozentigen« Kakaoprodukten nachweisbar ist. Also richtiger Kakao und keine Kakaogetränkemixturen. Schokolade und andere Schoko-Naschereien sind ab 70 Prozent Kakaogehalt eine wirksame süße Medizin. Und das nicht nur für die Gefäße. So haben Wissenschaftler aus Halle/Saale und Karlsruhe herausgefunden, dass Kakao eine bisher unbekannte Quelle für die Aufnahme des Vitamins D_2 ist. Auch hier stellte sich heraus, dass vor allem dunkle, also hochprozentige, Schokolade beziehungsweise Kakaoprodukte, besonders gute Quellen für Vitamin D sind.

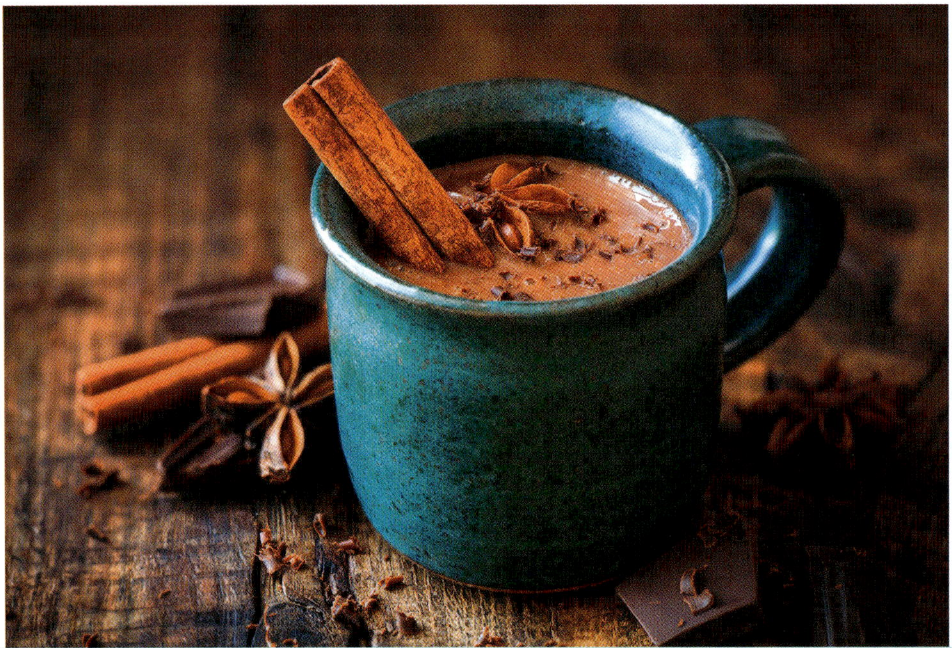

SO WIRD'S GEMACHT

Hiermit verordne ich Ihnen Schokolade auf Rezept: Etwa 30 Gramm dunkle Schokolade täglich werden für die Gesundheit der Gefäße empfohlen. Beginnen Sie gleich mit dem Frühstück.

Heiße Schokolade

Wann haben Sie das letzte Mal eine Tasse Kakao selbst zubereitet, richtigen Kakao, versteht sich? Leider wurde dieses wunderbare Getränk von Kakaogetränkepulvern verdrängt. Die enthalten nur 20 bis 25 Prozent Kakao, der Rest ist vor allem Zucker und etliche Zusatzstoffe.

ZUTATEN

Für 2 Personen

- 6 TL Kakao
- ½ l (Pflanzen-)Milch
- Zucker nach Geschmack

ZUBEREITUNG

Verrühren Sie den Kakao mit der Milch oder Pflanzenmilch, und erwärmen Sie das Getränk unter ständigem Rühren mit dem Schneebesen. Zum Schluss noch etwas Zucker unterrühren, und fertig ist ein flavonolreicher Kakao.

Wer gern zum Frühstück Kaffee trinkt, kann statt Milch auch Kakaomilch dazugeben. Dafür möchten Sie den Kakao vielleicht auf Vorrat kochen und im Kühlschrank aufbewahren.

Müsli mit Kakaonibs

Die Kakaobohne pur sozusagen in Form kleiner Stückchen bezeichnet man als »Kakaonibs«. Sie sind unterdessen in gut sortierten Drogerie- und Supermärkten ebenso erhältlich wie in Biomärkten oder Reformhäusern.

ZUTATEN

Für 2 Personen

- 6 EL Haferflocken (oder eine Mehrkorn-Mischung)
- 200 g Naturjoghurt
- 200 g Quark
- 2 EL Kakaonibs
- 1 EL Leinsamen
- 1 Handvoll Beeren oder 1 geriebener Apfel

ZUBEREITUNG

Alles miteinander mischen, etwas quellen lassen und: »Guten Appetit!«

Kakao-Früchte-Smoothie

ZUTATEN

Für 2 Personen

- 2 Bananen
- 2 Äpfel
- 6 TL Kakaopulver
- 300 ml (Pflanzen-)Milch
- 300 ml Wasser (nach Bedarf mehr)
- Zimt, Honig nach Geschmack

ZUBEREITUNG

Bananen und Äpfel klein schneiden, zusammen mit den restlichen Zutaten in den Mixer geben (optional mit Pürierstab) und zu einem Smoothie vermixen.

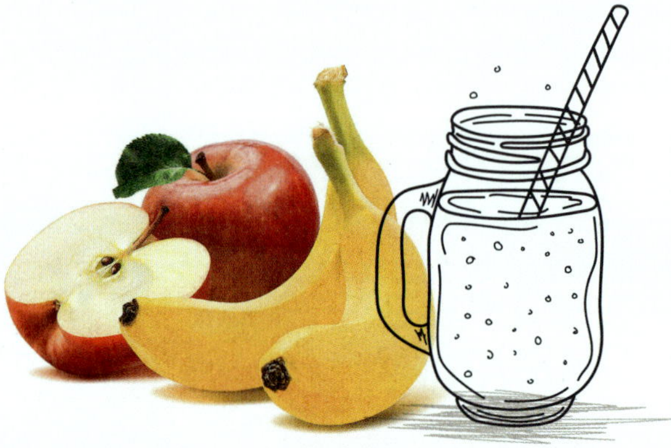

WOW LEBENSLÄNGLICH MIT SCHOKOLADE VERBANDELT

Die Französin Jeanne Calment wurde 122 Jahre alt und hält bis heute den Alters-Rekord. Sie starb 1997, geistig noch topfit. Fast bis an ihr Lebensende hat sie geraucht und auch gerne Wein getrunken. Natürlich wurde sie immer wieder nach ihrem persönlichen Geheimnis gefragt. Unter anderem berichtete sie, dass sie gerne Schokolade isst und das nicht zu wenig, gerade im Alter. Ein Kilogramm pro Woche soll es gewesen sein. Da sehen die Schweizer, die den höchsten Schokoladenverbrauch mit 12 Kilogramm pro Jahr haben, richtig alt aus. Übrigens wurden bis Ende des 19. Jahrhunderts Schokoladenerzeugnisse als Stärkungsmittel ausschließlich in Apotheken verkauft und waren sündhaft teuer. Ihnen eilte auch der Ruf voraus, die Liebeslust zu steigern. Also ran an das süße (aber bitte hochprozentige) Vergnügen!

STUDIE NR. 20: SCHLAU MIT KAKAO

BEWEIS

Klingt nach einem Werbeslogan, aber Fakt ist, dass unter der Leitung der Ernährungsexpertin Catarina Rendeiro von der Universität Birmingham genau das gezeigt werden konnte. In einer Doppelblindstudie untersuchten sie und ihr Team die Wirkung von Kakao auf die Gefäße des Gehirns. Dafür wurden achtzehn gesunde nichtrauchende Männer in zwei Durchgängen unter die wissenschaftliche Lupe genommen. Sie bekamen einmal ein handelsübliches Kakaogetränk mit hohem und einmal mit niedrigem Flavanolgehalt. Die Getränke schmeckten gleich und wurden den Teilnehmern in einem undurchsichtigen Behälter mit einem undurchsichtigen Strohhalm geliefert. Teilnehmer und Forscher wussten nicht, was es zu trinken gab, bis die gesamte Datenanalyse abgeschlossen war.

Der Kakao mit hohem Flavanolgehalt lieferte 150 Milligramm Epicatechin und 35,5 Milligramm Catechin (Flavanolmonomere), während der mit dem niedrigen Gehalt weniger als 4 Milligramm beider Inhaltsstoffe lieferte. Ansonsten wurden beide Getränke auf sonstige Makro- und Mikronährstoffe abgestimmt.

Zwei Stunden nach dem Kakaoverzehr, wenn die Flavanole ihre höchste Wirksamkeit erreichen, wurde ein Test durchgeführt. Dabei atmeten die Probanden Luft mit einem hohen Kohlendioxidanteil ein. Ein gängiges Verfahren, wenn man den Zustand und die Funktionsfähigkeit der Blutgefäße im Gehirn überprüfen möchte. Denn sie müssen es schaffen, trotz der Übermacht von CO_2, das Gehirn mit ausreichend Sauerstoff zu versorgen.

FAZIT: Mittels Nahinfrarotspektroskopie konnten die Wissenschaftlerinnen beobachten, dass fast alle Teilnehmer nach dem Verzehr des flavanolreichen Kakaos eine dreimal höhere Sauerstoffversorgung im Gehirn hatten als nach dem Trinken des »dünnen« Kakaos. Auch war der Blutfluss um eine Minute schneller. Beim Lösen komplizierter Aufgaben schnitten sie ebenfalls besser ab, da sie diese in einer um 11 Prozent kürzeren Zeitspanne bewältigten.

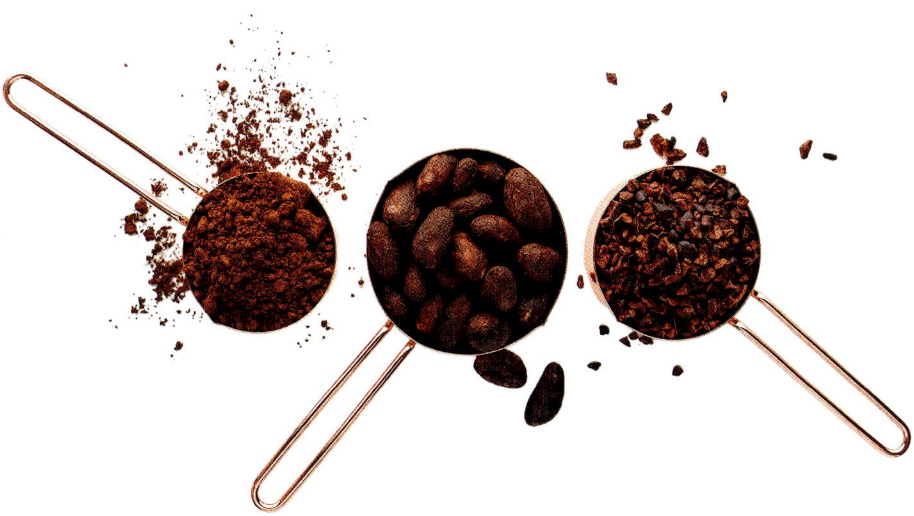

Herzhafte Schoko-Soße für Kurzgebratenes

In der deutschen Küche kennt man Kakao nur als Zutat für die süße Küche. Doch ursprünglich wurde *Xocóatl*, so der Name für das Originalgetränk der Azteken, immer mit scharfen Gewürzen angereichert. Bis heute sind in Südamerika herzhafte Soßen mit Kakao an der Tagesordnung. Hier das Rezept für eine Soße, die zu kurzgebratenem Fleisch passt.

ZUTATEN

Für 2 Personen

- 1 Schalotte
- 1 Knoblauchzehe
- 1 EL Öl
- ¼ TL gemahlene Nelken
- 1 TL frisch gemahlener Pfeffer
- 200 ml Rotwein
- 1 TL Kakao
- 2 EL Balsamico
- 2 EL Ahornsirup
- Salz
- 20 g tiefgekühlte Butter

ZUBEREITUNG

1. Schalotte und Knoblauch in feine Würfel schneiden. Öl in einer Pfanne erhitzen und Schalotte sowie Knoblauch kurz anbraten. Nelken sowie Pfeffer dazugeben und dann mit Rotwein ablöschen. Lassen Sie alles 5 Minuten auf die Hälfte einkochen, dann die Hitze reduzieren.

2. Geben Sie nun Kakao, Balsamico und Ahornsirup dazu, und schmecken Sie mit Salz ab. Zum Schluss die kalte Butter unterrühren, damit eine gute Bindung entsteht.

Feuchtigkeitsspendende Gesichtsmaske

ZUTATEN

Für 1 Person

- 2 TL Ölivenöl
- 1 TL Quark
- 1 TL Kakaopulver

ZUBEREITUNG

In einer Schüssel Öl mit Quark und Kakaopulver verrühren, aufs Gesicht auftragen und für 15 Minuten einwirken lassen. Danach mit lauwarmem Wasser abspülen.

WOW

ANTI-AGING FÜR DIE HAUT

Der regelmäßige Verzehr von Kakao schützt die Haut vor Alterungsschäden durch UVB-Sonnenstrahlen. Zurückzuführen ist diese Wirkung auf ein Stoffwechselprodukt namens Gamma-Valerolacton, das durch die sekundären Pflanzenstoffe im Körper gebildet wird. Bei einem täglichen Verzehr von 4 Gramm Kakao über mehrere Wochen stellten Wissenschaftler fest, dass auch die Hautdurchblutung und die Hautfeuchtigkeit gesteigert wurden und die Hautfestigkeit zugenommen hatte. Na, wenn das kein Grund ist, dem »Trank der Götter« viel Platz im Leben einzuräumen.

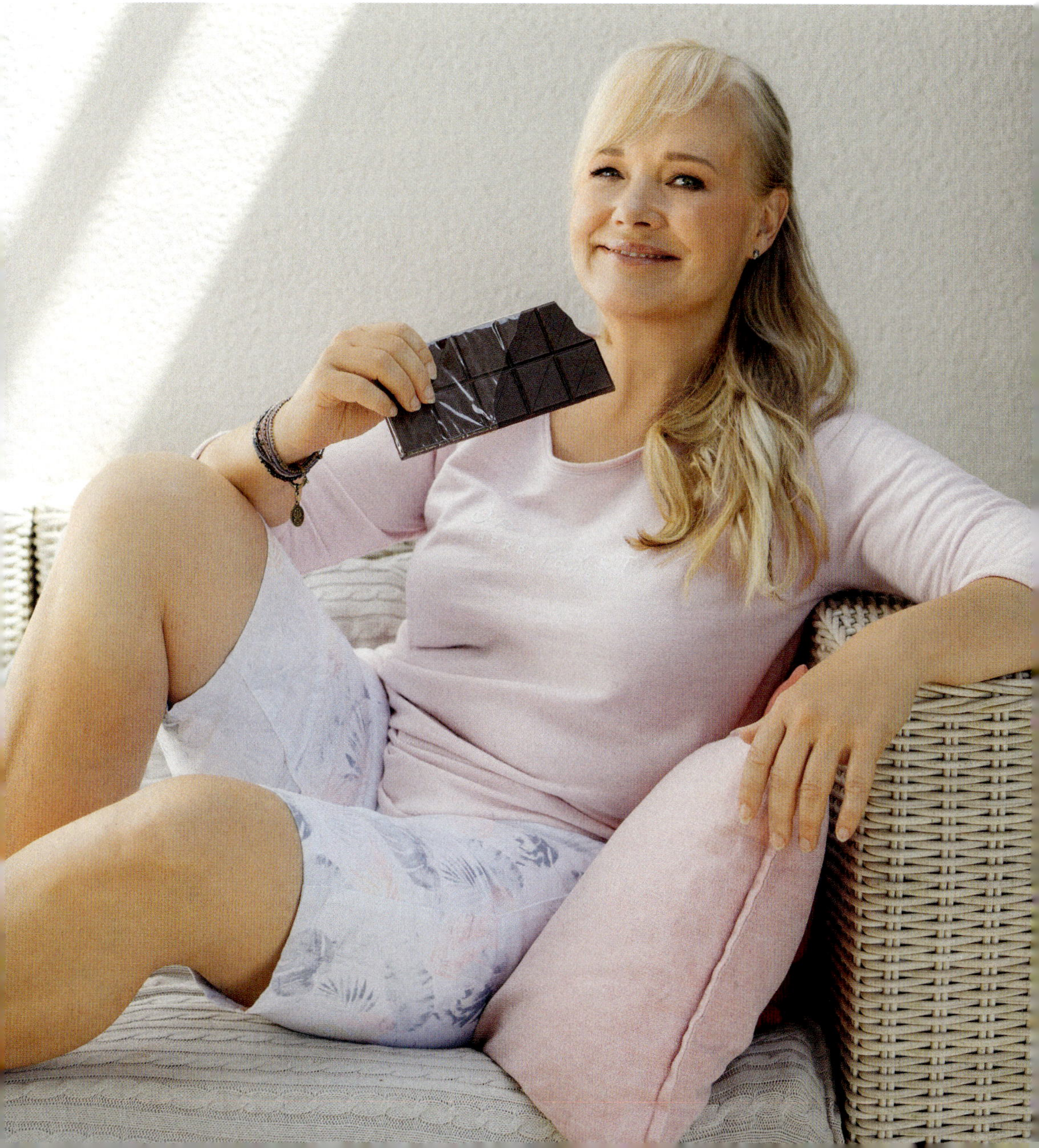

WASSERTRETEN STÄRKT DAS IMMUNSYSTEM

Alte Therapie ganz modern untersucht

Wassertreten klingt ein bisschen old-fashioned. Ist es aber nicht. Sogar die moderne Wissenschaft beschäftigt sich damit. Und gut so, denn die Frage, wie man sein Immunsystem stärken kann, treibt die Menschen – spätestens seit Corona – noch intensiver um. Da klingt es doch richtig gut, wenn so ein einfaches Hausmittel wie Wassertreten die wissenschaftliche Prüfung besteht.

So wirkt Wassertreten:

- Es beugt Infekten vor.
- Es erfrischt am Morgen, beruhigt am Abend.
- Es stärkt das Immunsystem.
- Es kräftigt die Venen.
- Es fördert die Durchblutung.

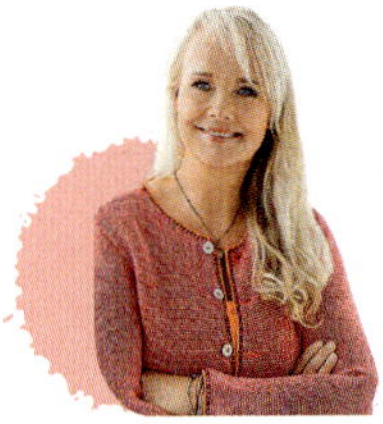

Es war ganz am Anfang meiner TV-Karriere, als ich mich mit Prof. Hademar Bankhofer zu nachtschlafender Zeit auf einer kalten, noch feuchten Wiese vorfand. Zum Tautreten im Herbst, der kleinen Schwester des Wassertretens. Es war im Morgengrauen, und der Kameramann des WDR grinste in seinen Bart, als Hademar mich aufforderte, Schuhe und Socken auszuziehen. Ohne zu zögern, hatte er sich bereits hinausgepellt und begann, mit hochgekrempelten Hosenbeinen durch die feuchtkalte Wiese zu stapfen wie ein Storch im Salat. Das Hochheben der Knie, beschrieb er, gäbe den Füßen einen Moment, um wieder wärmer zu werden als auf dem kalten Boden, und es fördere die Durchblutung.
Naturheilkunde sieht manchmal echt schräg aus, dachte ich – aber sie wirkt. Kaum hatten wir die Strümpfe wieder an, spürte ich die Wärme durch den ganzen Körper fließen und war wach wie sonst selten um diese Uhrzeit. Zugegeben, es kostet wirklich Überwindung, aber es lohnt sich!

STUDIE NR. 21:

BEWEIS

WASSERTRETEN FÜR EIN STARKES IMMUNSYSTEM

Für diese Studie stellten sich 24 junge gesunde Probanden zur Verfügung. Für zwölf von ihnen, die Experimentalgruppe, hieß es vier Wochen lang morgens ab ins Bad zum Wassertreten in 15 °C kaltem Wasser! Ganz klassisch nach Kneipp. Anfangs nur kurz, für etwa 15 Sekunden. Im Laufe der vier Wochen wurde die Dauer bis auf 3 Minuten gesteigert. Die Kontrollgruppe machte nichts dergleichen.

Bei allen Studienteilnehmern wurden vor Beginn der Studie sowie nach einem, drei, sechs und zwölf Monaten Blutproben zur Bestimmung verschiedener Immunparameter entnommen. Über den gesamten Beobachtungszeitraum von einem Jahr führten die Probanden ein Beschwerdetagebuch, in das sie täglich das allgemeine Befinden und auftretende Infektionen der oberen Luftwege in Häufigkeit und Stärke eintrugen. Die Auswertung der Tagebücher ergab: Die Wassertreter hatten zwar genauso viele Infekte wie die Kontrollgruppe, sie dauerten aber weniger lang, waren weniger stark, und es kam zu keinen Krankschreibungen.

Am Ende der vierwöchigen Wassertreterei konnte außerdem bei den Probanden eine deutliche Steigerung von Lymphozyten, also Abwehrzellen, gemessen werden, ein Effekt, der noch drei Monate später leicht nachweisbar war.

FAZIT: Die Studie konnte zeigen, dass Wassertreten nach Kneipp das Immunsystem stärkt und dadurch Infekte verkürzt und abschwächt. Das Beste: Der Effekt ist auch noch Monate später nachweisbar und anhaltend.

Wie kann das sein?

Für den Körper sind starke Wärme- oder Kälteeinflüsse reiner Stress. Unsere fein justierte Wärmeregulation wird sofort auf den Plan gerufen, für Ordnung zu sorgen. Im Falle von Kältestress wird die Durchblutung angekurbelt, und zusätzlich werden offensichtlich Teile des Immunsystems aktiviert, wie eine erhöhte Zahl von Lymphozyten in den Blutproben der Wassertreter zeigte. Sie spielen vor allem bei der Regulation von entzündlichen Prozessen sowie der Abwehr von Erregern eine Rolle.

Auch andere Studien zu Kaltwasseranwendungen belegen solche Effekte. So hat eine Forscherin der Uni Jena über mehrere Monate hinweg die Wirkung von Kneipp'schen Oberkörpergüssen auf das Immunsystem von Patienten mit chronisch obstruktiver Lungenerkrankung (COPD) untersucht. Die Infektanfälligkeit konnte deutlich gesenkt werden. Mediziner der Essener Kliniken-Mitte, Abteilung für Naturheilkunde, konnten bei Probanden eine Steigerung von Immunglobulinen (IgA) in den Schleimhäuten der oberen Atemwege messen, wenn diese den kalten Gesichtsguss anwendeten (siehe S. 82, Wechseljahre). Wichtig dabei ist die Regelmäßigkeit, also Training, wie im Sport.

Wassertreten

Die wichtigste Voraussetzung fürs Wassertreten wie bei kalten allen Wasseranwendungen nach Kneipp: Die Beine und Füße müssen warm sein. Ansonsten benötigen Sie eine große tiefe Schüssel, eine Badewanne oder einen Bach, Fluss oder See in der Nähe. Stellen Sie die Schüssel in die Badewanne oder Dusche, und lassen Sie so viel kaltes Wasser ein, dass es bis zur Mitte der Wade reicht. Sie können natürlich auch die Badewanne mit Wasser füllen. Je kälter das Wasser, desto besser. Schreiten Sie im Storchengang für ein paar Sekunden bis maximal 1 Minute im kalten Wasser auf der Stelle. Ziehen Sie bei jedem Schritt ein Bein vollständig aus dem Wasser, die Fußspitze zeigt dabei nach unten. Hören Sie auf, sobald der Kältereiz zu stark wird.
Streifen Sie am Schluss das Wasser mit den Händen von den Beinen, ziehen Sie Strümpfe und Schuhe an, und sorgen Sie für Erwärmung.
WICHTIG: nicht bei Harnwegsinfektionen, Blasen- und Nierenkrankheiten, Unterleibsinfektionen und schweren arteriellen Durchblutungsstörungen anwenden.

Tau- und Schneetreten für die ganze Familie

Alternativ kann man in der kalten Jahreszeit Schnee- oder Tautreten in der freien Natur machen. Am besten probieren Sie es mit der ganzen Familie. Gleich nach dem Aufstehen ab ins frische kühle Gras oder in den frisch gefallenen Schnee. Meine Kinder stellen sich dabei sogar weniger an als ich.
Beginnen Sie anfangs mit ein paar Sekunden, und steigern Sie dann allmählich die Dauer. Nach dem Tau- oder Schneelaufen sollten Sie die Füße allerdings gut abtrocknen. Warme Socken anziehen und bis zur Wiedererwärmung der Füße in Bewegung bleiben.
Vielleicht geht's Ihnen wie mir: Meine Tochter rollt sich sogar im Schnee, während ich nach vier Schritten im Schnee vor Schmerzen schon ein Beißholz brauche.

WOW LEBENSRETTER KALTES WASSER

Es waren Bäder in der kalten Donau, die Kneipp einst das Leben retteten. Er litt wahrscheinlich an Tuberkulose. »Nach dem Urteil zweier vorzüglicher Ärzte war ich im Jahre 1847 am Rande des Grabes; beide hielten mich für verloren; durch die Hilfe des Wassers allein lebe ich heute noch und bin guter Dinge«, schrieb er später. Dieser Selbstversuch brachte Kneipp dazu, die Hydro-(Wasser-)Therapie systematisch auszubauen.

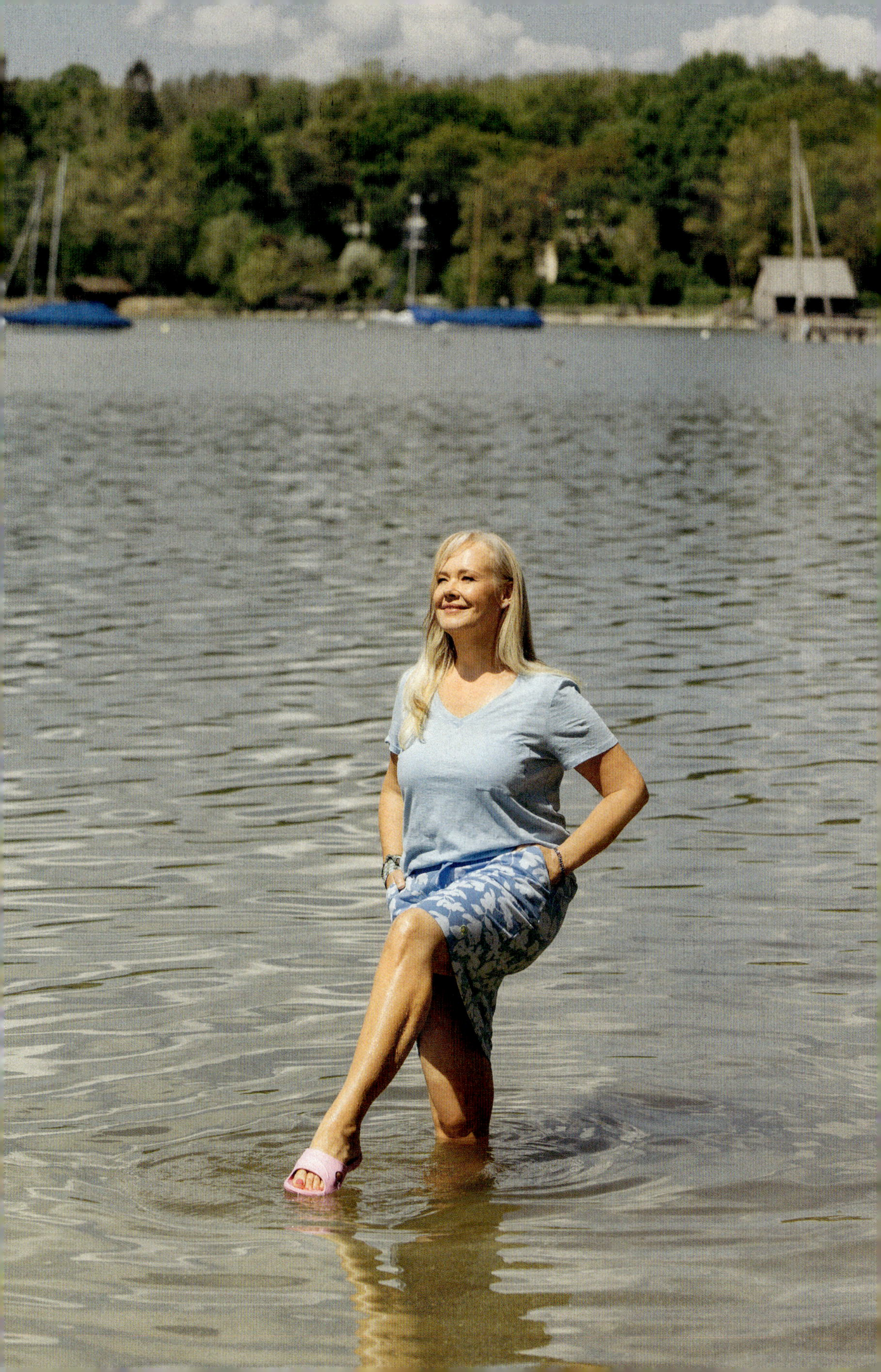

MARIENDISTEL – LEBERSCHUTZ UND LEBENSRETTER

Auch bei Notärzten hoch im Kurs

Die Leber, unser großes Entgiftungsorgan, hat allerhand auszuhalten heutzutage: viel zu viel »gutes« Essen, Umweltgifte, Viren, die auf die Leber spezialisiert sind, Alkohol, jede Menge Medikamente … Bei alldem leidet die Leber still und lange ohne Symptome. Im Untergrund schwelt aber bereits Ungemach. Jeder vierte Bundesbürger über vierzig Jahre ist heutzutage von einer nichtalkoholischen Fettleber (NAFL) betroffen, die unentdeckt und unbehandelt bis zum Lebertod, der Zirrhose, führen kann. Ein Stoff aus der Natur hilft bei der Regeneration und kann in Ausnahmefällen sogar lebensrettend sein: die Mariendistel.

So wirkt die Mariendistel:

- Sie unterstützt die Regeneration der Leber.
- Sie wirkt günstig auf den Fettstoffwechsel und entsorgt Gifte.
- Sie hemmt Viren.
- Sie wirkt gegen Entzündungen.
- Sie verhindert das Wachstum von Bindegewebe in der Leber.

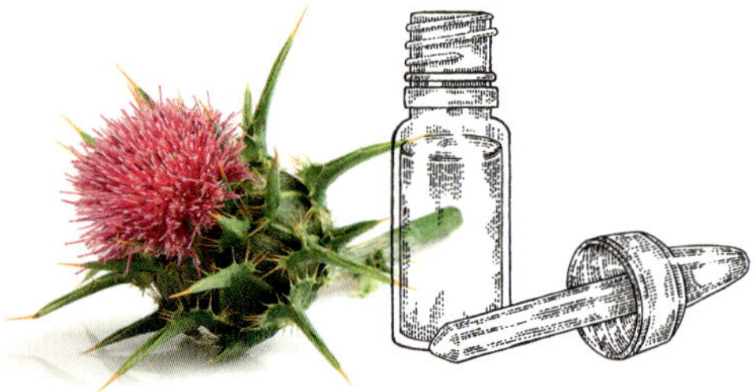

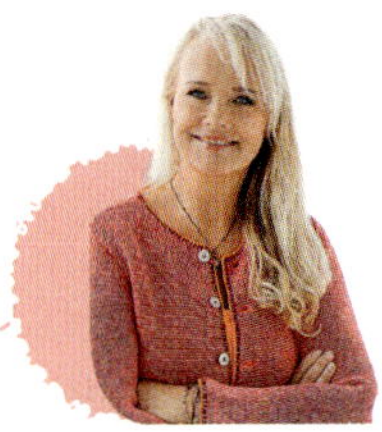

Landläufig meint man, der größte Feind der Leber sei der Alkohol. Aber noch schlimmer ist unsere Lebensweise, die vielen Menschen das unheilvolle Quartett von Bluthochdruck, Übergewicht, Diabetes Typ 2 und erhöhten Blutfettwerten beschert. Sie sind die Hauptursache für die rasante Zunahme der Fettleber. Deshalb werden dann unter anderem Statine eingesetzt, also Medikamente zur Senkung der »schlechten« Blutfette. Die allerdings schädigen bei manchen Patienten zusätzlich die Leber.

Eine große russische Studie, die leider nur auf Russisch publiziert wurde, hat solche Patienten und die Statin-Problematik ins Visier genommen und geschaut, was passiert, wenn die Mariendistel mit ins Spiel kommt. Zwei gute Nachrichten: Gudrun, meine Co-Autorin, kann Russisch und so die Studie im Original lesen. Und: Die Mariendistel kann die enorme Regenerationsfähigkeit der Leber tatsächlich aktivieren.

STUDIE NR. 22:

MARIENDISTEL IM KLINISCHEN TEST

Es gibt viele verschiedene Dinge, die auf die Leber gehen. Ein Marker dafür sind erhöhte Transaminasewerte (AST und ALT), spezielle Leberenzyme. Bei manchen Patienten steigen diese Marker der Leber auch bei der Gabe von Statinen an. Diese russische Studie untersuchte: Kann die Mariendistel das verhindern? Hat sie selbst auch Effekte auf die Blutfette, und kann sie eventuell als alleinige Therapie zum Einsatz kommen?

In die Studie wurden 3711 Patientinnen und Patienten mit NAFL, also der nichtalkoholischen Fettleber, sowie einem metabolischen Syndrom eingeschlossen, für die eine medikamentöse Behandlung mit Statinen notwendig war. Alle Leberwerte befanden sich im normalen Bereich. Über fünfzehn Wochen bekamen die Teilnehmer Statine. Dabei wurden die Leberwerte (ALT und AST) in Abständen überprüft. Am Ende wiesen 167 Patienten tatsächlich erhöhte Werte auf.

Dann begann Teil 2 der Studie. Diese 167 Leberkandidaten wurden in drei Gruppen eingeteilt: Gruppe A bekam Statine wie gehabt und zusätzlich pro Tag 3 × 140 Milligramm Legalon, ein standardisiertes Mariendistelpräparat. Bei Gruppe B wurden die Statine abgesetzt und lediglich pro Tag 3 × 140 Milligramm Mariendistel eingenommen. Gruppe C nahm gar nichts.

Nach drei Monaten ergab sich folgendes Bild: Die Gruppen A und B konnten die Leberwerte ALT und AST normalisieren, am besten fielen die Werte bei der Legalon-Gruppe aus. In Gruppe C verbesserten sich die Leberwerte durch das Weglassen der Statine ebenfalls, aber nur ein Drittel kam in den Normbereich. Bei den Blutfetten ergab sich folgendes Bild: Sie sanken am deutlichsten bei der Kombination Statine und Mariendistel. Aber auch unter alleiniger Mariendisteltherapie kam es zu Verbesserungen der Fettwerte. Im Gegensatz dazu stiegen die Werte in der unbehandelten Gruppe C wieder an.

FAZIT: Die Mariendistel, hoch dosiert, schützt die Leber und senkt zudem Fettwerte wie Cholesterin und Triglyzeride. In der Kombi mit Statinen verstärkt sie die Fettsenkung und verringert die Nebenwirkungen der Therapie.

EXTRA

DIE LEBER MAG KEINEN FRUCHTZUCKER

Obst ist gesund, aber zu viel schadet der Leber ebenso wie Alkohol. Denn der süße Stoff im Obst, der Fruchtzucker, stört – im Übermaß genossen – den normalen Leberstoffwechsel. Im Ergebnis kommt es zur vermehrten Speicherung von Fett in der Leber und damit zur Fettleber. Besonders Fruchtsäfte oder mit Fruchtzucker gesüßte Lebensmittel sind eine regelrechte Falle für die Leber. So steckt in einem Glas Orangensaft, das man ruck, zuck getrunken hat, der Fruchtzucker von etwa drei Orangen! Wohl niemand käme normalerweise jedoch auf die Idee, drei Orangen hintereinander zu verspeisen.

Wie kann das sein?

Der wichtigste Wirkstoff der Mariendistel, das Silymarin, ist bestens untersucht. Es besteht aus drei verschiedenen Hauptkomponenten: *Silibinin*, *Silydianin* und *Silychristin*, alles sekundäre Pflanzenstoffe aus der Gruppe der Flavonole. Silibinin ist der biologisch wirksamste Bestandteil mit stark zellschützendem (antioxidativem) Effekt. Gleichzeitig stabilisiert der Wirkstoff die Zellwände und verhindert so das Eindringen schädlicher Substanzen. Mariendistel unterstützt die Regeneration der Zellen durch die Aktivierung des Enzyms Polymerase A und verhindert wie gesagt sogar die Entstehung von Bindegewebe in der Leber. Und last, but not least: Silymarin hat antivirale Potenzen, also Kraft gegen Viren.

Aus all den verschiedenen Mechanismen leitet sich die positive Wirkung auch bei Erkrankungen der Fettleber, virusbedingten Leberentzündungen und Leberzirrhose ab.

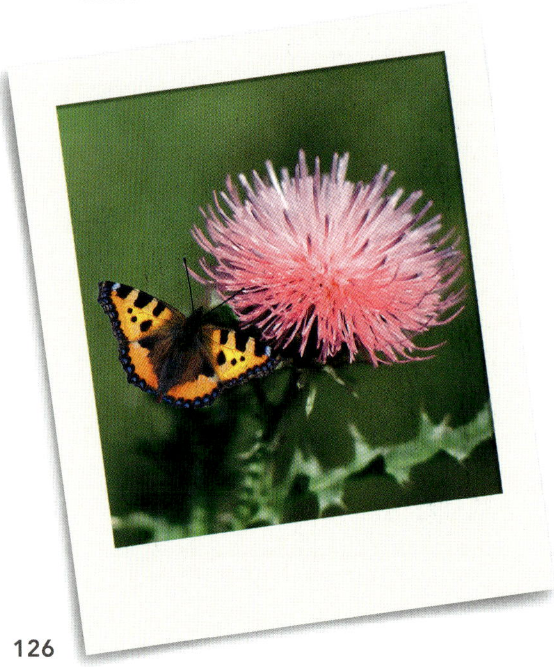

WOW

LEBENSRETTER SILIBININ

Es passiert immer wieder, trotz eingehender Warnungen: Pilzvergiftungen. Gut, wenn sie nur mit Übelkeit und Erbrechen einhergehen. Der grüne Knollenblätterpilz hingegen verursacht 90 Prozent der tödlichen Pilzvergiftungen, wenn nicht rechtzeitig Hilfe kommt. Und die haben Notfall- oder Intensivmediziner in der Regel zur Hand: hochdosiertes Silibinin aus der Mariendistel. Im Falle einer Vergiftung wird es venös verabreicht und übernimmt dann die Regie im Kampf gegen das Gift. Silibinin hindert ein bestimmtes Transportprotein (Organo-Anion-Transporter) an seiner Arbeit. Dadurch kann das Gift nicht mehr in der Leber zirkulieren und noch mehr Zellen zerstören. Schicht im Schacht, sozusagen.

Silymarin hat ebenfalls eine schützende und leberstärkende Wirkung gegenüber anderen Giften, auch bei der Chemotherapie.

Bei toxischen Leberschäden und zur Unterstützung der Therapie von chronisch-entzündlichen Lebererkrankungen sowie Leberzirrhose empfiehlt die wissenschaftliche Sachverständigenkommission für pflanzliche Arzneimittel (Kommission E) eine Tagesdosis von 12 bis 15 Gramm Mariendistel beziehungsweise 200 bis 400 Milligramm Silymarin. Diese Behandlungsoption gehört in ärztliche Hände.

Leberkur mit Mariendistel

Nutzen Sie die leberstärkende Kraft der Mariendistel, und machen Sie einmal im Jahr eine Leberkur, am besten noch, *bevor* Ihre Leber Schaden nimmt.
Für eine wirksame Leberkur sollte man über mindestens 6 Wochen bis 2 Monate ein hochkonzentriertes Mariendistelpräparat einnehmen. Manche sind noch kombiniert mit weiteren leberschützenden Pflanzenstoffen aus der Artischocke oder Löwenzahn (der Silymaringehalt sollte dabei mindestens 70 Milligramm betragen). Als Monopräparat, zum Beispiel Legalon protect, Hepatos Mariendisteldragee oder als anthroposophisches Präparat Carduus marianus, erfolgt die Einnahme nach Packungsbeilage. Mariendistel ist auch bei längerer Einnahme gut verträglich.

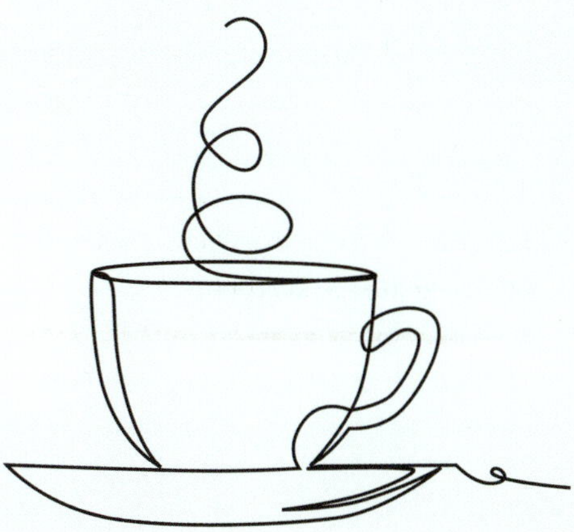

Lebensstil gleich Leberschutz

Schützen Sie die Leber, und nutzen Sie ihre große Regenerationsfähigkeit. Das geht bereits mit fünf einfachen Tipps aus der Kategorie Lebensstil:

- **ÜBERGEWICHT** vermeiden, denn auch die Organe verfetten, allen voran die Leber. Besonders schädlich ist Bauchfett.
- **ZUCKER, FETT** und **ALKOHOL** in Maßen. Geben Sie der Leber lieber viele Bitterstoffe zum Futtern. Die sind reichlich in Grapefruits, Chicorée, Ingwer, Kurkuma oder Rucola enthalten.
- **KAFFEE:** täglich mehrere Tassen – ist ein guter Schutz gegen die Fettleber, auch wissenschaftlich belegt.
- **BEWEGUNG** fördert auch die Durchblutung der Leber.
- **MEDIKAMENTE** so wenig wie möglich. Denn auch viele Medikamente (zum Beispiel Paracetamol, Antibiotika) greifen die Leber an. Zurzeit gelten etwa tausend Arzneistoffe als lebertoxisch! Auch pflanzliche Mittel wie Huflattich, Englische Wasserminze oder Kava-Kava können der Leber schaden.

GRANATAPFEL – GÖTTERFRUCHT UND GESUNDHEITSPAKET

Für schöne Haut, fitte Gefäße, zur Vorbeugung von Krebs und Entzündungen

Es gibt wohl kaum eine Frucht, die besser untersucht wurde und wird wie der Granatapfel. Hunderte von Studien haben sich in den letzten zwanzig Jahren mit der »Frucht der Götter« beschäftigt. In der traditionellen Medizin Asiens, Persiens oder im Kaukasus wird der Granatapfel schon seit Menschengedenken therapeutisch genutzt. Ob als Magen-Darm-Mittel, gegen Schlangenbisse oder Herzprobleme. Seine heilsamen Kräfte haben unterdessen das Interesse der westlichen Medizin geweckt. Entdeckt wurden dabei die gesundheitlichen Effekte für das Herz-Kreislauf-System, den Zucker- und Fettstoffwechsel, für die Krebsvorbeugung, bei der Bekämpfung von entzündlichen Krankheiten und Infektionen.

So wirkt der Granatapfel:

- Er schützt vor Schlaganfall und Herzinfarkt.
- Er senkt Blutfette und -zucker.
- Er hilft gegen Bluthochdruck.
- Er bremst Entzündungen.
- Er macht es Krebszellen schwer.
- Er wirkt antibiotisch.

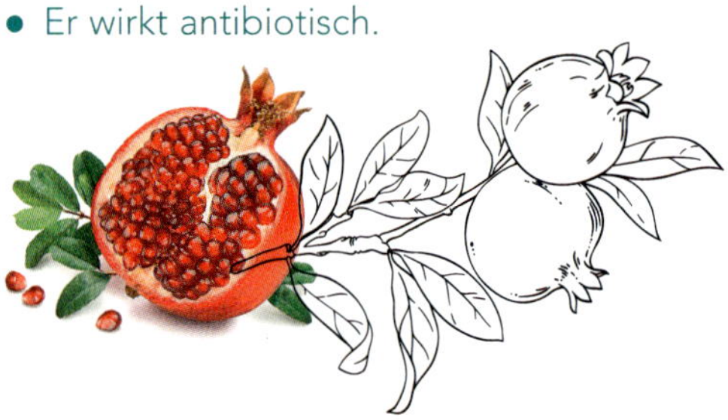

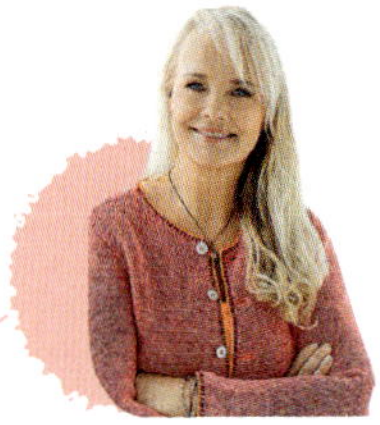

Der Granatapfel ist wirklich eine tolle Frucht, süß und etwas sauer, saftig und knackig und voller Gesundheitspower. Das Problem: Wie kommt man möglichst unkompliziert an die Kerne ran? Es ist eine ziemliche Fummelei und manchmal auch große Sauerei – überall Spritzer, unsere Küchenwand ist Zeugnis eiliger Öffnungsversuche.
Dabei ist es einfach, wenn man weiß, wie's geht: Rollen Sie den Granatapfel mit etwas Druck auf dem Tisch hin und her. Schneiden Sie den Stielansatz oben raus, und ritzen Sie die Seiten Richtung Blüte mit drei Schnitten an. Füllen Sie eine etwas größere Schüssel mit Wasser, tauchen Sie den Granatapfel unter, zerteilen Sie ihn dort mit den Händen in einzelne Stücke und puhlen Sie die Kerne raus. Danach das Weiße von der Wasseroberfläche fischen und das Wasser abgießen. Geht superschnell, und die Küche bleibt sauber. Noch einfacher: Sie kaufen nur die Kerne.

STUDIE NR. 23:

BEWEIS

KLEINE KERNE – GROSSE WIRKUNG

Ein iranisches Forscherteam hat 76 Studien zum Granatapfel unter die Lupe genommen und die Ergebnisse 2014 in einer Übersichtsarbeit veröffentlicht.

FAZIT: Der Granatapfel schützt die Gefäße und kann krank machende Veränderungen rückgängig machen. Eine Studie innerhalb dieser großen Analysen zeigte sogar, dass das regelmäßige Trinken von Granatapfelsaft über 1 Jahr Ablagerungen in der Halsschlagader um 30 Prozent rückgängig machen konnte, im Gegensatz zu einer Kontrollgruppe. Des Weiteren konnte belegt werden, dass das Verklumpen der Blutplättchen reduziert, die Durchblutung des Herzens verbessert oder krank machende Oxidationsprozesse im Cholesterinstoffwechsel verringert werden. Ebenso wurden blutdrucksenkende und antidiabetische Effekte beobachtet.

Auch bei der Vorbeugung oder begleitenden Therapie von entzündlichen Erkrankungen wie Arthritis oder chronisch-entzündlichen Darmerkrankungen gibt es hoffnungsvolle Studienergebnisse.

Granatapfel hat krebsvorbeugende Qualitäten. Der Saft kann eine sinnvolle ergänzende Therapie bei Prostata- sowie Darmkrebs sein – noch ein Grund mehr, regelmäßig von der paradiesischen Frucht zu naschen.

Wie kann das sein?

Der Granatapfel besticht mit einer unglaublichen zellschützenden Wirkung, was vor allem für die Gefäßgesundheit von Bedeutung ist. Der Saft der Früchte ist reich an Polyphenolen, Tanninen, Anthocyanen, einschließlich Vitamin C und E, Coenzym Q_{10} und Liponsäure. Seine wichtigsten antioxidativen Verbindungen sind die Anthocyane und die Ellagsäure. Sie sind die Hauptbestandteile des Saftes und verleihen der Frucht ihre Farbe. Die antioxidative Kraft des Saftes ist um 20 Prozent höher als die von grünem Tee, Säften von Orange, Trauben, Äpfeln, Blaubeeren, Cranberry oder Kirschen.

Die Polyphenole wirken ebenso als starke natürliche Keule gegen entzündliche Prozesse. Die geballte Pflanzenkraft verhindert unerwünschtes Zellwachstum und hat damit vermutlich auch eine antikarzinogene Wirkung. Im Darm hemmen diese sekundären Pflanzenstoffe das Wachstum krank machender Bakterien und sorgen so für eine gesunde Darmflora.

Die Kerne haben ein einzigartiges Fettsäureprofil, das vor allem durch eine hohe Konzentration der Omega-5-Fettsäure (Punicinsäure) besticht, die eine enorme antioxidative Wirkung aufweist. Das daraus gewonnene Öl (Biomärkte, Apotheken, Online-Shops) reduziert »schlechtes« LDL-Cholesterin und Triglyzeride. Darüber hinaus findet man unterschiedliche Östrogenkomponenten in den Kernen beziehungsweise im Öl. Sie haben eine ausgleichende Wirkung auf den Hormonhaushalt.

Aber kein Einzelstoff ist so stark wie die geballte Kraft aller Bestandteile des Granatapfels, die sich gegenseitig ergänzen und verstärken.

Übrigens: Seine starken antibiotischen Eigenschaften machen den Granatapfel auch zu einem potenziellen Kandidaten bei der Suche nach Alternativen zu Antibiotika. Und das ganz ohne deren Nebenwirkungen.

EXTRA

GETROCKNETE SCHALEN GEGEN DURCHFALL

In vielen kaukasischen oder südlichen Ländern ist ein Aufguss von getrockneten Schalen des Granatapfels ein bewährtes Mittel gegen jede Art von Durchfall. Dafür werden 2 bis 3 daumennagelgroße Stücke getrockneter Granatapfelschalen mit heißem Wasser aufgegossen, 5 Minuten zugedeckt ziehen gelassen und dann schlückchenweise getrunken.

Hier wirken dann sowohl die entzündungshemmenden Stoffe sowie die Gerbstoffe, die in der Schale enthalten sind. Also werfen Sie die Schale des nächsten Granatapfels nicht weg, sondern lassen Sie sie trocknen. Bewahren Sie sie dann in einem Schraubglas auf.

WOW

HAUTPFLEGE UND ZELLERNEUERUNG

Das kalt gepresste Öl aus den Kernen wirkt nicht nur innerlich sehr positiv auf den Fettstoffwechsel, es macht auch äußerlich einiges her. Das Öl kurbelt die Zellerneuerung an, was zu einer strafferen Haut und damit auch einer Verringerung von Falten führt. Auch kleine Hautreizungen (zum Beispiel durch Sonnenbrand) oder Entzündungen können mit dem Öl behandelt werden. Massieren Sie einfach eine kleine Menge des Öls in die entsprechende Hautpartie ein, oder tragen Sie es vorsichtig auf. Zugegeben, das Öl gehört zu den teureren, aber für die Hautpflege benötigen Sie ja nur winzige Mengen. Wünschen Sie sich einfach mal so ein Fläschchen zum nächsten Geburtstag.

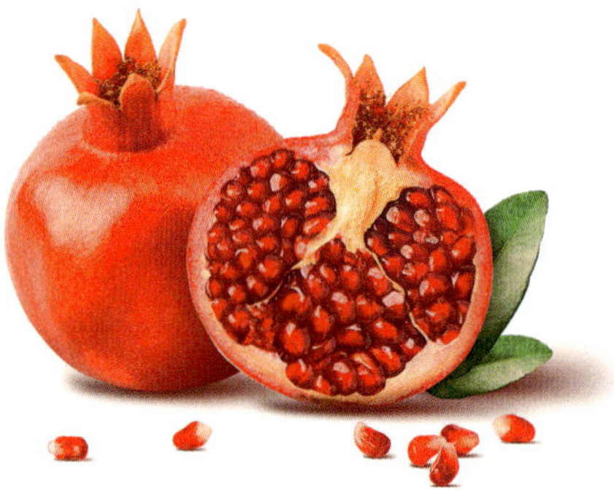

Granatapfelsaft und -kerne

Am einfachsten ist es, Granatapfelsaft zu trinken, täglich ein halbes Glas 1:1 mit Wasser verdünnt, ist zur Gesundheitsvorsorge ausreichend. Als Begleittherapie bei koronarer Herzerkrankung wird 1 Glas täglich empfohlen. Granatapfelkerne passen zu vielen Gerichten: Jeder Salat wird bereichert, wenn Sie ihn damit bestreuen, ebenso Desserts. Aber auch zu herzhaften Gerichten passt die süßsaure Paradiesfrucht, ob als Hingucker im klassischen Sauerkraut oder zu Wildgerichten.

Couscous-Salat mit Granatapfel

ZUTATEN

Für 4 Personen

- 200 g Couscous (Hirse)
- Salz
- 1 Bio-Zitrone
- 1 Granatapfel (oder 150 g Kerne)
- 3 Stiele Minze
- 3 Stiele Petersilie
- 1 Bund Rucola (ca. 30 g)
- 6 EL Olivenöl
- Pfeffer
- Cayennepfeffer

ZUBEREITUNG

1. Couscous nach Packungsanweisung in Salzwasser garen, mit einer Gabel auflockern, abkühlen lassen.
2. Die Zitrone waschen, etwas Schale abreiben und den Saft auspressen. Den Granatapfel entkernen, Minze und Petersilie hacken. Rucola waschen, trocken schleudern, fein schneiden. Die Couscous (Hirse) mit Zitronensaft, Öl, Salz, Pfeffer und 1 Prise Cayennepfeffer abschmecken. Granatapfelkerne, Kräuter und Rauke untermischen.

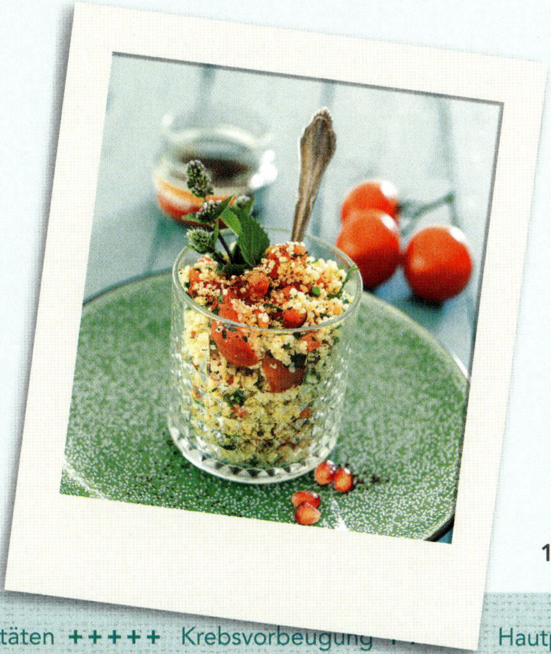

SCHMERZ LASS NACH FÜR IMMER

Mit der Neuraltherapie kleine Wunder vollbringen

Die Hitliste der Schmerzerkrankungen führen seit Jahren Rückenschmerzen an, gefolgt von Kopfschmerzen. Beide können einem das Leben so richtig verleiden. Schmerzgeplagte versuchen alles. Wenn das übliche Repertoire von Analgetika und Physiotherapie nicht greift, gibt es auch andere wirksame Optionen wie Chiropraktik, Osteopathie oder Akupunktur. Die wenigsten allerdings kennen die Neuraltherapie, die gerade bei chronischen Schmerzen, aber auch bei vielen anderen Beschwerden Wunder wirken kann.

So wirkt die Neuraltherapie:

- Sie befreit von Schmerzen.
- Sie bringt den Lymphfluss in Schwung.
- Sie hemmt Entzündungen.
- Sie bietet oftmals einen Neustart für körpereigene Regulationssysteme.

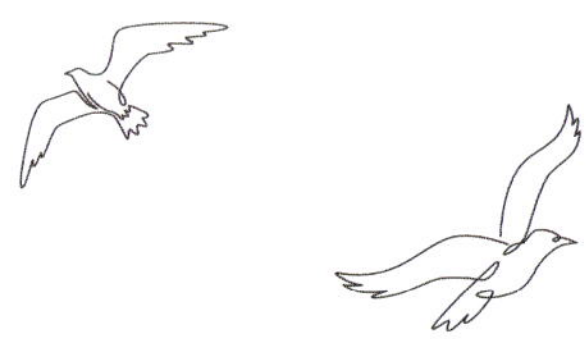

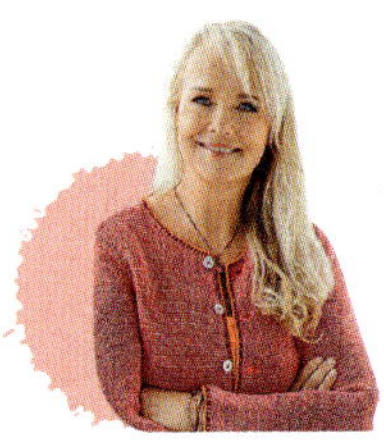

»Neural… was?«, werde ich fast immer gefragt, wenn ich einen Hilfesuchenden auf diese Therapieoption aufmerksam mache. »Noch nie gehört«, lautet dann die landläufige Antwort. Schade, dass so viele Menschen die Neuraltherapie nicht kennen. Es handelt sich um eine Regulations- und Umstimmungstherapie, bei der geringe Mengen Lokalanästhetikum, also Betäubungsmittel, gespritzt werden. Dabei kommen verschiedene Injektionstechniken zur Anwendung, von der einfachen Quaddelung (kleine Bläschen) am Schmerzort gleich unter die Haut bis zu tiefen Injektionen an Nervengeflechte. Bei vielen Schmerzen, von Kopfschmerzen über Trigeminusneuralgie bis hin zum klassischen Rückenschmerz, ist diese Behandlungsform immer einen Versuch wert.

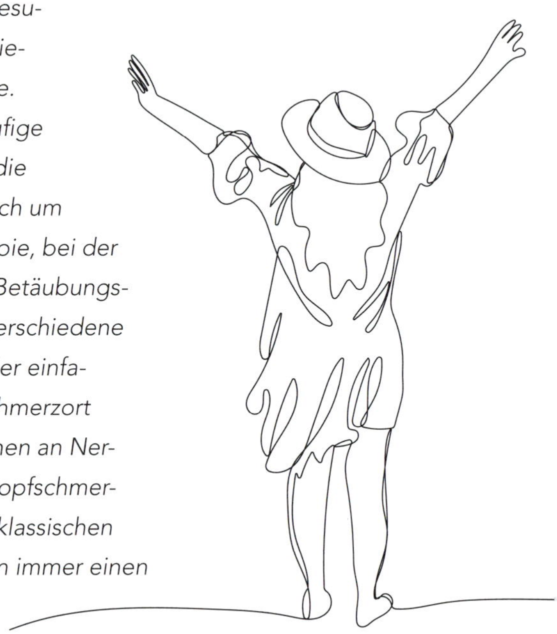

STUDIE NR. 24:

BEWEIS

ENDLICH SCHMERZFREI NACH VIELEN JAHREN

Das ist die Geschichte von 280 hoffnungslosen Fällen, die unter chronischen Schmerzen litten und von ihren Ärzten als nicht therapierbar klassifiziert wurden. Die Mehrzahl der Studienteilnehmer hatte chronische Schmerzen an der Wirbelsäule oder anderen Strukturen des Bewegungsapparates, Platz 3 belegten Kopfschmerzpatienten. Aber auch Menschen mit Schmerzen im Urogenitalbereich oder Trigeminusneuralgie, einer äußerst schmerzhaften Entzündung des Gesichtsnervs, gehörten zum Studienkollektiv.

Mehr als zwei Drittel hatten – neben Medikamenten – zuvor Physiotherapie, Osteopathie oder Chiropraktik in Anspruch genommen, 25 Prozent auch eine Akupunktur ausprobiert. Nichts half dauerhaft. Kann in diesen Fällen die Neuraltherapie eine Option sein? Diesem Problem widmete sich eine Schweizer Studie mit besagten 280 Patientinnen und Patienten, die von unterschiedlichen Fachärzten zu dieser Studie überwiesen wurden.

Ein Drittel der Schmerzgeplagten hatte vor Beginn der Neuraltherapie die Einnahme von Schmerzmedikamenten sogar abgesetzt, da sie entweder nur mangelhaft wirkten oder die Nebenwirkungen zu groß waren. Statt der bisherigen Therapien wurden die Teilnehmer während der Studie mit unterschiedlichen neuraltherapeutischen Techniken behandelt. Einige wenige erhielten eine sogenannte Störfeldtherapie. Bei 167 Patientinnen kam die Segmenttherapie, bei der das Lokalanästhetikum direkt im Schmerzbereich injiziert wird, zur Anwendung. Knapp 120 bekamen eine Kombination aus Segment- und Störfeldtherapie.

FAZIT: Sechzig Patienten sprachen auch auf diese Behandlung nicht an, ein Patient berichtete von einer Verschlimmerung. Das ist die schlechte Nachricht. Und nun die guten Nachrichten: 41 Patienten waren komplett schmerzfrei, 126 fühlten sich deutlich besser, und von einer leichten Schmerzbesserung berichteten 52 Studienteilnehmer. Und das nach vielen Jahren chronischer Schmerzen! Auch verblüffend: Die durchschnittliche Anzahl der Behandlungen lag im Laufe eines Jahres bei nur neun pro Patient!

Insgesamt benötigten 74,1 Prozent der Patienten, die vor Beginn der Neuraltherapie Schmerzmittel einnahmen, weniger oder gar keine Medikamente mehr. Außerdem: Es wurden keine Nebenwirkungen oder Komplikationen beobachtet, und es konnten erhebliche Kosten eingespart werden.

EXTRA

DIE NADELTECHNIKEN

Spritzt der Therapeut das Lokalanästhetikum direkt an die Schmerzstelle, spricht man von der *Segmenttherapie*. Das Medikament wird in die oberen Hautschichten eingebracht.

Bei der *Störfeldtherapie* geht es darum, unterschwellig wirkende, krank machende Herde auszumachen. Als »Störfelder« bezeichnet die Neuraltherapie chronisch belastende Faktoren, die selbst unauffällig sind, aber über die Nervenbahnen und Reflexzonen zu Irritationen und Erkran-

kungen in ganz anderen Körperregionen führen können.
Typische Störfelder sind die Mandeln, der Zahn-Kiefer-Bereich, Entzündungsherde im Körper und Narben aller Art, die beispielsweise Kopf- oder Nackenschmerzen verursachen. Der Neuraltherapeut injiziert (spritzt) das lokal wirkende Betäubungsmittel um die Störquelle und schaltet so das Störfeld für eine gewisse Zeit aus. Dies kann der Körper ausnutzen und sich wieder neu programmieren und regulieren. Bei Patienten mit chronischen Beschwerden lässt sich das Nervensystem nicht so schnell umprogrammieren. Dann zeigt sich erst nach mehreren Sitzungen ein Effekt.
Die Neuraltherapie geht auf den Arzt Ferdinand Huneke (1891–1966) zurück, der gemeinsam mit seinem Bruder Walter die Idee entwickelte, dass chronische Krankheiten von Störfeldern wie alten Narben und Entzündungen ausgelöst werden können (siehe S. 137).

Wie kann das sein?

Innere Organe, Haut, Muskulatur, Nerven-, Immun- und Hormonsystem sind untrennbar miteinander verflochten und bilden verschiedene Reflexbögen. In der Regel bezeichnet der Ausdruck die kürzeste neuronale Verbindung zwischen den Empfängern von Informationen (Rezeptoren) und den Strukturen, die dann einen Reflex ausführen (Effektoren). Wir kennen das alle. Verschlucken wir etwas, wird ein Hustenreiz ausgelöst, um den Fremdkörper wieder loszuwerden. Will etwas ins Auge fliegen, setzt der Lidschlussreflex ein.
Alle Reflexe bestehen aus einem Zusammenspiel der Sinnesorgane, der Nerven und Muskeln. Dabei übernimmt das vegetative Nervensystem (vor allem der aufgeregte sympathische Teil) eine zentrale Vermittlerfunktion. Auch Schmerzen lösen Reflexe aus wie Veränderungen der Durchblutung, erhöhte Hautspannung, übermäßige Schmerzempfindlichkeit in bestimmten Bereichen oder Muskelverhärtungen. Das ist einfach zu viel Chaos im Körper. Da verliert auch das sympathische Nervensystem im wahrsten Sinne des Wortes die Nerven und löst im schlimmsten Fall sogar noch eine Entzündung der Nerven aus. Was wieder Schmerzen verursacht. Ein Teufelskreis, den die Neuraltherapie auf verschiedenen Ebenen unterbrechen kann.
Das gespritzte Betäubungsmittel setzt dem Körper einen Reiz zum Heilen und kann entzündliche Prozesse an den Nerven reduzieren. Außerdem führt die wiederholte Anwendung zum »Löschen« der krankhaften Reizbarkeit des sympathischen Nervensystems. Der Körper wird aus seiner allgemeinen Regulationsstarre befreit und so in die Lage versetzt, sich wieder selbst zu regenerieren. Voraussetzung dafür ist, dass er noch so fit ist, dass er das kann.

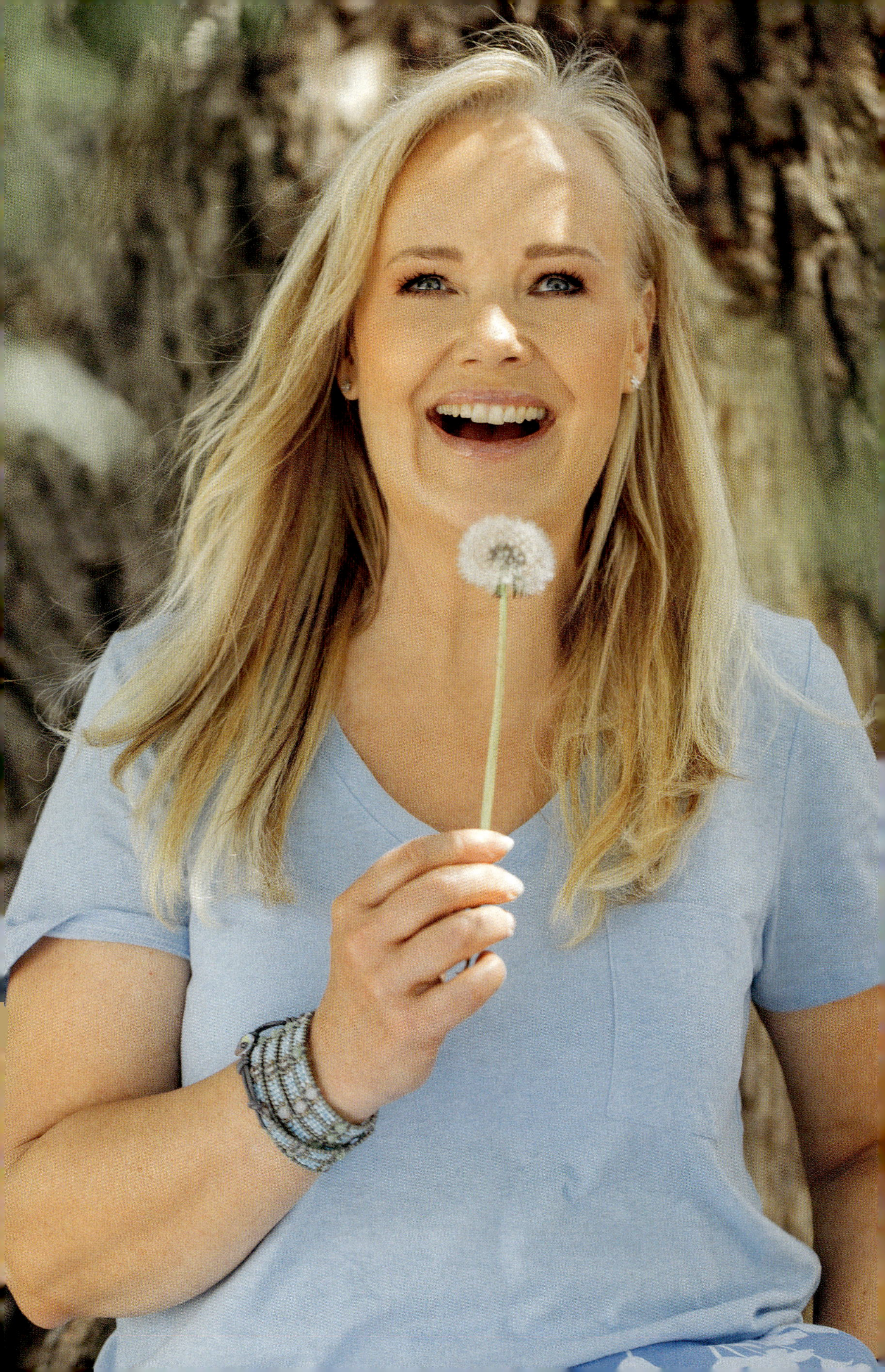

Professionelle Behandlung

Wie bei jeder Behandlung gehören das Gespräch, die körperliche Untersuchung und die Auswertung von Laborbefunden zum Standard. Im Gespräch geht es auch um scheinbar unbedeutende, bereits in Vergessenheit geratene Vorkommnisse, wie zum Beispiel alte Narben nach zurückliegenden Verletzungen oder Operationen, da sie für das aktuelle Krankheitsgeschehen von Bedeutung sein können. Je nach Befund spritzt der Neuraltherapeut dann mit sehr feinen Nadeln das Lokalanästhetikum entweder in das entsprechende Störfeld wie beispielsweise eine Narbe oder direkt in das betroffene Segment. Von einer einzigen Behandlung bis zu mehreren Sitzungen sind möglich.

ANWENDUNGSGEBIETE

Akute und chronische Schmerzen, chronische Erkrankungen der inneren Organe, Kopfschmerzen, Migräne, Neuralgien, chronische Müdigkeit, Reizdarm, Reizblase, chronische Prostatitis, Tinnitus, wiederkehrende Sinusitis, Schwindel, Morbus Menière, Durchblutungsstörungen verschiedenster Art, diabetische Gangrän, Morbus Raynaud, Morbus Sudeck, Erfrierungen und vieles mehr.

Die Kosten betragen zwischen 20 und 50 Euro pro Sitzung. Etliche private Krankenkassen übernehmen die Kosten, erkundigen Sie sich aber vorher.
Viele Ärzte und Ärztinnen unterschiedlicher Fachrichtungen sind in Neuraltherapie ausgebildet, die beispielsweise die Deutsche Gesellschaft für Akupunktur und Neuraltherapie (DGfAN), eine der führenden Gesellschaften in Deutschland, durchführt. Bei der Geschäftsstelle können Sie sich nach einem Therapeuten/Kliniken in Ihrer Nähe erkundigen: Tel.: + 49 36651 55075, E-Mail: info@dgfan.de, Website: www.dgfan.de oder www.naturheilkunde.de.

Die »Neuraltherapie« für den Hausgebrauch

Es besteht eine Art Verwandtschaft zwischen Neuraltherapie, Akupunktur und der kleinen Schwester, der Akupressur, die man »für den Hausgebrauch« anwenden kann. Bei leichten Beschwerden oder zur Unterstützung der Behandlung können Sie folgende Punkte mehrmals täglich für 30 bis 60 Sekunden drücken oder kreisend massieren.

Bei Knie-, Rücken- und Hüftschmerzen: Akupressurpunkt BL40

Der Punkt lässt sich in der Kniekehle zwischen zwei Sehnen ertasten und gilt übrigens als Meisterpunkt bei Hexenschuss.

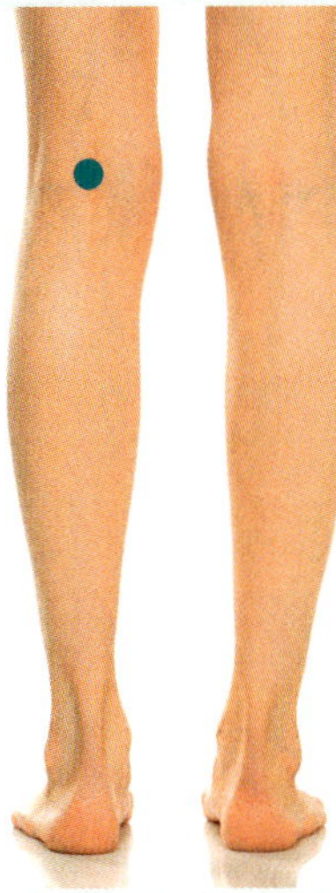

Bei Nacken- und Kopfschmerzen: Akupressurpunkt Lu 7

Beide Daumen verschränken, Zeigefingerspitze zum Körper drehen und auf den Innenarm legen. Sie zeigt dann auf den Akupressurpunkt Lu7.

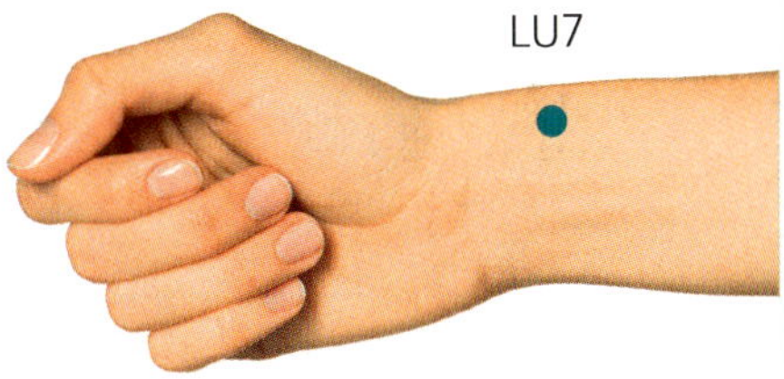

WOW **HEILUNG IN SEKUNDEN**

Mitte der 1920er-Jahre gab der Mediziner Ferdinand Huneke seiner Schwester irrtümlich eine Spritze mit Procain direkt in die Vene, die eigentlich nur für die Injektion in die Muskulatur bestimmt war. Mit einem Schlag verschwanden alle ihre Migränebeschwerden, die er vorher jahrelang vergeblich behandelt hatte. Der Begriff des »Sekundenphänomens«, also Schmerzfreiheit in wenigen Sekunden, war geboren. Das Erlebnis veranlasste ihn und seinen Bruder Walter, genauer hinzuschauen. Sehr bald kamen sie auf die Idee, dass das Procain diese Fernwirkung ausgelöst haben musste. Die Idee des Störfeldes nahm Gestalt an und führte zur systematischen Entwicklung der Neuraltherapie.

ZWIEBELN FÜR SCHÖNE HAUT UND VOLLES HAAR

Was alles in der Bolle steckt

Sie rührt zu Tränen und ist dennoch unverzichtbar in der Küche: die Zwiebel. Und seit alters ist sie auch Heilmittel, bewährt unter anderem bei Erkältungen, Ohrenschmerzen oder Insektenstichen. Doch in ihr steckt noch viel mehr Heilkraft. So kann Zwiebelsaft das Haarwachstum anregen und ein spezieller Zwiebelextrakt die Bildung unschöner Narben nach Verletzungen oder Operationen verhindern. Kein Quatsch, sondern wissenschaftlich belegt.

So wirkt Zwiebel(extrakt):

- Es hemmt Entzündungen.
- Es glättet das Narbengewebe.
- Es macht die Haut weicher.
- Es bremst unerwünschtes Hautwachstum.
- Es schützt vor bakteriellen Infektionen.

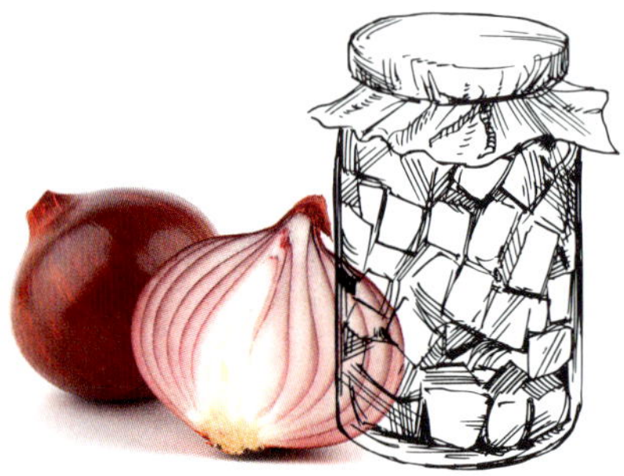

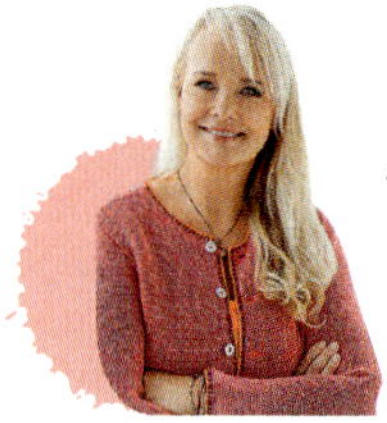

Als ich zehn Jahre alt war, zählte ich oft stolz meine Narben auf den Knien. Mein Leitsatz war: »Ein Indianer kennt keinen Schmerz.« Was mich damals vermutlich die vielen Stürze auf die Knie mit Rollerskates, Skateboards, Rad et cetera hat verkraften lassen, nervt mich heute manchmal ungemein. Meine Knie sind immer noch ein vernarbtes Krisengebiet.
Damit Sie bei der nächsten Narbe die Kraft der Natur so nutzen, dass Ihnen das nicht passiert, setzen Sie auf die Heilkraft der Zwiebel.

STUDIE NR. 25:

BEWEIS

ZWIEBELEXTRAKT PUNKTET MIT BESSEREM HAUTBILD

Narben führen oft ein Eigenleben und können noch Monate nach der Verletzung beziehungsweise einer Operation vermehrt Bindegewebe produzieren. Es entstehen Wülste. Manche sind nur auf die Narbenstelle begrenzt, andere machen sich darüber hinaus breit und wuchern munter vor sich hin. Man spricht von Keloiden. So was sieht nicht schön aus und belastet die Psyche. Aber es kann auch ziemlich wehtun, die Bewegungsfreiheit einschränken oder Juckreiz verursachen. Um das zu verhindern, setzen Mediziner neben cleveren OP-Methoden auch erfolgreich auf die Zwiebel. Erprobt unter anderem in dieser Studie.

Dafür wurden sechzig Probanden und Probandinnen ausgewählt, denen ein gutartiger Tumor von mindestens 8 Millimeter entfernt werden musste. Dabei kam eine spezielle chirurgische Technik zur Anwendung, mit der Ärzte den Tumor sehr flach wegschnippeln, um so wenig wie möglich tieferes Gewebe zu zerstören. Man spricht von einer »Exzision« (lat. *excisio* [das Herausschneiden]). Nach der OP gab man den Wunden etwa drei Wochen Zeit, damit sie sich schließen konnten.

Dann kam der Zwiebelextrakt ins Spiel und die spannende Frage: Kann er das langfristige kosmetische Ergebnis der Narbenbildung verbessern? Dafür trugen 47 Teilnehmer zehn Wochen lang zweimal täglich ein Gel mit Zwiebelextrakt auf, und dreizehn Probanden bekamen keine Behandlung. Alle wurden mehrmals im Studienzentrum von einem Arzt (er wusste nicht, wer zu welcher Gruppe gehört) untersucht, fotografiert und nach ihren subjektiven Beurteilungen befragt.

FAZIT: Das zwiebelextrakthaltige Gel hatte »die Nase vorn«. Die Narben zeigten weniger Rötung, mehr Glätte, bessere allgemeine Beschaffenheit und ein besseres Aussehen im Vergleich zur unbehandelten Gruppe.

Wie kann das sein?

Zwiebelextrakt beeinflusst offenbar Botenstoffe (Zytokine) im Wundstoffwechsel (MMP-1, TGF-β) und hat eine wachstumshemmende Wirkung auf die Fibroblasten, die an der Bildung von zu viel Narbengewebe beteiligt sind. Er wirkt zudem abschwellend und antibakteriell, verhindert somit auch das Eindringen oder die Vermehrung von Bakterien in der Wunde.

Auch andere Studien belegen die Wirkung, sodass die Anwendung von zwiebelextrakthaltigen Gelen in die aktuellen deutschen und internationalen Leitlinien zur Vorbeugung und Therapie von Narben aufgenommen wurde.

SO WIRD'S GEMACHT

Zerschneidet man Zwiebeln, wird die Schwefelverbindung Allicin freigesetzt. Ihr verdanken wir dann tränende Augen und eine triefende Nase. Aber genau das ist der Stoff, der Bakterien und Viren Beine macht. Die hautfreundlichen und antibakteriellen Eigenschaften der Zwiebel kann man gut für den Hausgebrauch nutzen wie in den folgenden fünf Tipps beschrieben.

Tipp 1: Blaue Flecken

Eine zerkleinerte frische Zwiebel in ein Gazetuch einschlagen und auf die betroffene Stelle legen, eventuell fixieren und 30 Minuten einwirken lassen.

Tipp 2: Pickel und Akne

Masken mit Zwiebelsaft können vor Aknebakterien schützen. Dafür Zwiebelsaft und Olivenöl 1 zu 1 mischen und auf die Haut auftragen. 20 Minuten einwirken lassen, dann mit lauwarmem Wasser das Gesicht reinigen.

Tipp 3: Anti-Aging-Effekt

Die Inhaltsstoffe der Zwiebel wirken nicht nur glättend auf Narbengewebe, sondern generell glättend auf die Haut. Reichern Sie die Zwiebelsaft-Öl-Maske (Tipp 2) mit (Luvos-)Heilerde oder Honig an, sodass eine breiige Konsistenz entsteht. Auf Gesicht und Dekolleté auftragen, 20 Minuten einwirken lassen und danach abspülen.

Tipp 4: Insektenstiche

Halbieren Sie eine Zwiebel, und drücken Sie etwas Saft auf die Stichstelle. Oder schneiden Sie eine Scheibe ab, die Sie dann auf der Stichstelle mit einem Pflaster fixieren.

Tipp 5: Fußpilz

Vor dem Schlafengehen eine Zwiebel halbieren, mit der Schnittstelle die betroffene Stelle einreiben, Baumwollsocke drüberziehen und über Nacht einwirken lassen.

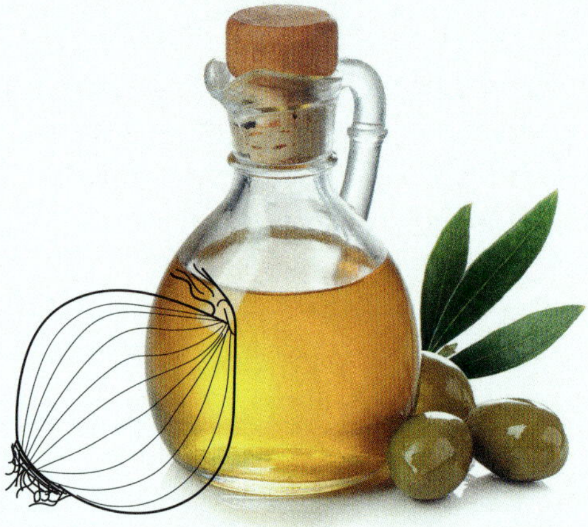

Nach operativen Eingriffen

Verwenden Sie ein standardisiertes Produkt, damit die nötige Konzentration der Wirkstoffe garantiert ist. In den gängigen Salben beziehungsweise Gels sind neben Zwiebelextrakt (Extractum cepae) noch Heparin und Allantoin oder auch Aloe vera enthalten. Sie unterstützen die Wirkung zusätzlich. Heparin und Allantoin sorgen für ausreichend Flüssigkeit in der Narbe und den Abtransport von abgestorbenen Zellen in der Hornschicht. Die Anwendung erfolgt nach Beratung mit dem Arzt beziehungsweise nach Packungsbeilage, in der Regel mehrmals täglich.

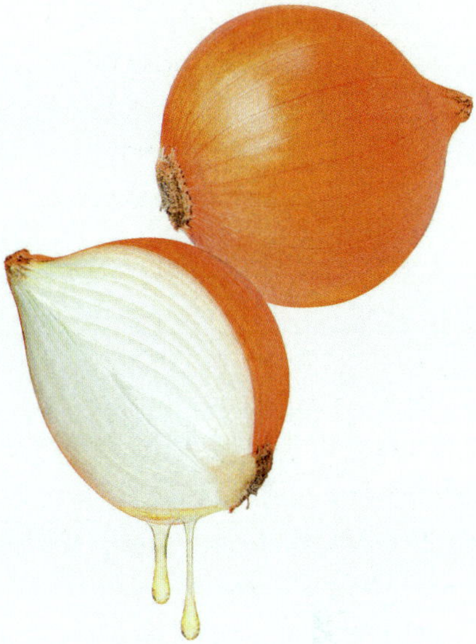

So unterstützen Sie die Heilung

Wer will, kann zusätzlich auch eine mit Zwiebelsaft getränkte Kompresse auf die Narbe legen. Haben Sie vor allem Geduld, die sogenannte Narbenreifung kann Monate, ja sogar bis zu zwei Jahre dauern. In dieser Zeit können Sie die Narbenpflege neben der Salbe so unterstützen:

- vor Sonne und großer Kälte schützen,
- möglichst wenig Zug und Dehnung aussetzen,
- regelmäßig sanft massieren.

WOW ZWIEBEL STIMULIERT HAARWUCHS

Ich staune immer wieder, was unsere Altvorderen schon alles beobachteten. So gilt die Zwiebel von alters her als Haarwuchsmittel. Und tatsächlich scheint da was dran zu sein. Jedenfalls konnte das in einer kleinen Studie beobachtet werden. Die Teilnehmer mit kreisrundem Haarausfall (Alopecia areata) rieben zweimal täglich die Kopfhaut mit Zwiebelsaft ein. Nach acht Wochen zeigten 87 Prozent von ihnen ein volles Haarwachstum. Probieren Sie es einfach mal, falls Sie unter dieser Art von Alopezie leiden.

AB IN DIE SAUNA FÜR KÖRPER UND GEIST!

Wie der gesamte Organismus vom Saunieren profitiert

»Die Sauna ist die Apotheke des armen Mannes«, lautet ein finnisches Sprichwort. Das scheint sich sogar in Corona-Zeiten zu bestätigen, denn Statistiken besagen, dass sowohl die Zahl der Infektionen als auch der Todesfälle in Finnland (und Estland) deutlich unter denen anderer europäischer Länder liegen. Nirgendwo auf der Welt gibt es so viele Saunen wie in Finnland, gefolgt von den Esten und dann schon – man höre und staune – von den Deutschen. Unschlagbar sind die Finnen, was die Häufigkeit der Saunabesuche angeht, in der Regel täglich. Wie supergesund diese »Apotheke« für Herz, Hirn, Haut, Lunge, den Stoffwechsel oder das Immunsystem ist, hat eine große Übersichtsarbeit in den Fokus genommen.

So wirkt die Sauna:

- Sie senkt langfristig den Blutdruck.
- Sie stärkt das Immunsystem.
- Sie senkt das Demenzrisiko.
- Sie baut Stress ab.
- Sie verringert die Infektanfälligkeit.
- Sie schleust Gifte aus dem Körper.

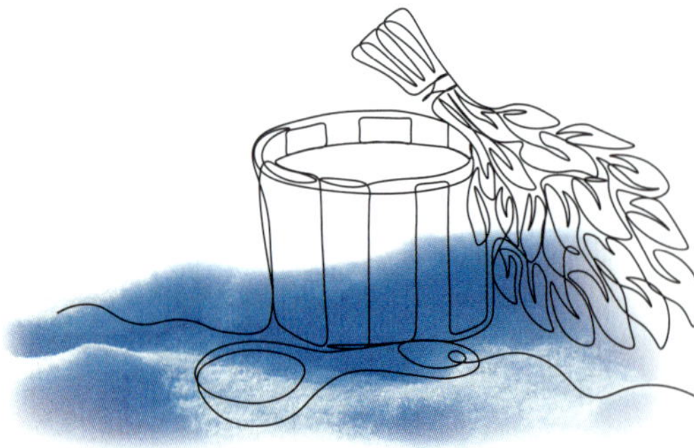

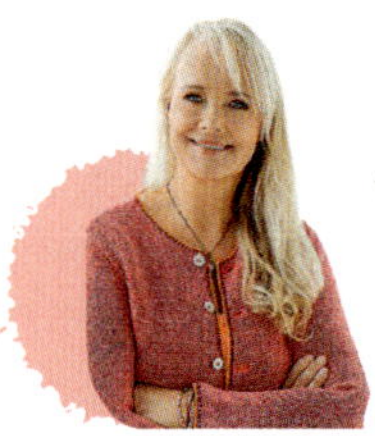

Bei meinem ersten Besuch in Lappland verbrachten wir mit unseren finnischen Freunden fast jeden Abend in der Sauna. Wie schön das war, nach all dem Schnee und der Kälte, die schon mit der Dunkelheit am frühen Nachmittag hereinbrach! Ein Jahr später lud ich die finnische Freundin beim Gegenbesuch in eine große öffentliche Saunalandschaft im Ruhrgebiet ein. Sie verstummte und schaute gequält. So viele Nackte waren eindeutig zu viel für sie. Na klar, in Finnland gehen alle in die Sauna, allerdings in der Regel Männer und Frauen getrennt. Das hatte ich leider übersehen. Übrigens stammt der Begriff »Sauna« auch aus dem Finnischen und bedeutet so viel wie »Schwitzstube«.

STUDIE NR. 26:

BEWEIS

VIEL SAUNIEREN, VIELE GESUNDE EFFEKTE

Diese Studie ist die erste systematische Übersichtsarbeit zum gesundheitlichen Nutzen von regelmäßigem Trockensaunabaden (zum Beispiel finnische Sauna oder Infrarotsauna). Für die Meta-Analyse durchforstete ein australisches Forscherteam sämtliche wissenschaftliche Bibliotheken nach Saunastudien von 2000 bis 2017. Davon erfüllten vierzig klinische Studien mit insgesamt 3855 Teilnehmern die strengen wissenschaftlichen Kriterien und wurden ausgewertet.

FAZIT: Überzeugende Befunde gibt es bei der Vorbeugung von Herz-Kreislauf-Erkrankungen wie Herzinfarkt und Schlaganfall. Sowohl in zwei großen finnischen Studien mit Männern als auch in einer neueren internationalen Langzeitstudie, die beide Geschlechter im Blick hatte, konnte diese Erkenntnis bestätigt werden, einschließlich eines verringerten Risikos für Bluthochdruck. Auch bei bereits bestehender leichter Herzinsuffizienz wirkt Saunieren positiv. Ebenso kann das Demenzrisiko offensichtlich gesenkt werden. Gute Belege gibt es zudem für rheumatische Erkrankungen (nur nicht bei akuten Entzündungsschüben), Fibromyalgie (sogar gute lang anhaltende Effekte) sowie muskuläre Schmerzsyndrome ebenso wie für die Besserung von Atemwegserkrankungen, einschließlich Heuschnupfen. Auch die Feuchtigkeitsbarriere der Haut wird verbessert, was für Menschen mit Hauterkrankungen nicht unerheblich ist. Sportler, so ein weiteres Ergebnis, können ihre Trainingsleistung steigern. Blutuntersuchungen zeigten eine Senkung von Entzündungsmarkern. Allgemein wirkt sich regelmäßiges Saunieren auch positiv auf das Lebensgefühl aus, da es entspannende Effekte auf das beruhigende (parasympathische) Nervensystem hat.

Wie kann das sein?

Für den Körper ist Sauna erst einmal Stress. Zunächst wird die Hauttemperatur um bis zu 10 °C erhöht, dann steigt auch die Körpertemperatur um bis zu 2 °C, was einem mittleren Fieber entspricht. Hitze vertragen wir gar nicht. Unser Körper ist auf 37,4 °C programmiert. Deshalb werfen wir in der Sauna die körpereigene Kühlung an und schwitzen so vor uns hin. Der zweite Stressfaktor ist die Abkühlung nach dem Saunagang. Jetzt heißt es, die Durchblutung anzukurbeln, damit die Körpertemperatur nicht sinkt. Beide Körperreaktionen dienen vor allem der Thermoregulation, aber ihre gesundheitlichen »Nebeneffekte« sind beeindruckend. Sie betreffen die Atemwege, die Muskulatur, den Stoffwechsel, die Gefäße, die Haut, die Nerven und das Immunsystem. Im Fokus der Forschung sind auch sogenannte »Hitzeproteine«, die bei Thermostress gebildet werden und die bei der Vorbeugung verschiedener Erkrankungen eine Rolle spielen.

- **ABHÄRTUNG/IMMUNSYSTEM:** Durch den Wechselreiz kommt es auch zu einer besseren Durchblutung der Schleimhäute, unserer ersten Abwehrbarriere in den oberen Atemwegen. Ebenso wird das sogenannte angeborene Immunsystem stimuliert, dessen Aufgabe es ist, sich unbekannte, »neue« Eindringlinge vorzuknöpfen und Killerzellen in den Kampf zu schicken. Diese Zellen werden durch erhöhte Körpertemperatur besonders gut aktiviert, wie das natürlicherweise bei Fieber geschieht.
- **ATEMWEGE:** Die Bronchien erweitern sich, auch tiefergelegene Luftwege werden beatmet und Lungengewebe durchblutet, die Atemmuskulatur wird gelockert und entspannt sich.
- **BEWEGUNGSAPPARAT:** Wärme entspannt die Muskulatur, verringert muskulär bedingte Schmerzen, Entzündungsprozesse und die Steifigkeit von Gelenken. Selbst beim therapeutisch schwer zugänglichen Krankheitsbild der schmerzhaften Fibromyalgie oder des Morbus Bechterew hat Saunieren erstaunliche Effekte.
- **ENTGIFTUNG:** Studien mit Personen, die verstärkt Giften ausgesetzt sind, zeigen, dass ein saunabasiertes Entgiftungsprogramm sehr gute Ergebnisse zeigt.
- **HAUT:** Saunieren fördert die Wasserspeicherung in der obersten Hautschicht und sorgt für einen ausgeglichenen pH-Wert. Die Hautschutzbarriere wird gestärkt, was für Menschen mit Hauterkrankungen wie Neurodermitis hilfreich ist. Die Erweichung der Haut führt insgesamt zu einem besserem Talgabfluss, was auch die Behandlung von Akne unterstützt. Hornhautzellen werden abgestoßen, somit die Zellerneuerung unterstützt. Das Schwitzen führt zu einer »Tiefenreinigung« der Haut. Die gesteigerte Durchblutung trägt auch zu einem frischeren Hautbild bei.
- **HERZ-KREISLAUF-SYSTEM:** In der Sauna kommt es zu einem deutlichen Pulsanstieg, der allerdings normalerweise 120 Schläge pro Minute nicht überschreitet. Dennoch erfolgt kein Anstieg des Blutdrucks, da sich unter dem Wärmeeinfluss die Gefäße erweitern, was in der Regel eine starke Blutdrucksenkung nach sich ziehen würde. Der schnellere Puls wirkt dem entgegen. So heben sich diese beiden gegensätzlichen Einflüsse auf. Die Belastung fürs Herz ist relativ gering und entspricht in etwa einem flotten Treppensteigen. Wer als Herzkranker diese Belastung auf dem Fahrradergometer schafft, kann – wenn keine Gegenanzeigen wie schwere Rhythmusstörungen vorliegen – in die Sauna gehen. Auch nach einem Herzinfarkt (nach drei bis sechs Monaten) kann man bei ausreichender Leistungsfähigkeit wieder saunieren. Immer natürlich in Rücksprache mit dem Arzt. Ebenso empfehlenswert bei Frühstadien der arteriellen Verschlusskrankheit, denn regelmäßige Saunabesuche sind ein tolles Gefäßtraining. Nach einigen Monaten sinken Ruhepuls und Atemfrequenz, aber auch ein hoher Blutdruck um 10 bis

15 mmHg. Was auch die vorbeugende Wirkung auf Schlaganfälle erklärt. Bei Bluthochdruckproblemen bitte nicht ins Tauchbecken gehen, da diese extreme Abkühlung zum rasanten Blutdruckanstieg führt.

- **NERVENSYSTEM:** Es werden weniger Stresshormone ausgeschüttet, sodass auch das Nervensystem ein Stück weit runterfahren kann. Dies führt zur Senkung von Entzündungsprozessen im Körper. Um diesen Effekt zu unterstützen, ist es wichtig, die Erholungsphasen zwischen den Saunagängen und nach der Sauna einzuhalten. Auch Menschen mit leichten Depressionen profitieren vom Saunieren.
- **(FETT)STOFFWECHSEL:** In weiteren Studien konnte gezeigt werden, dass regelmäßiges Saunieren auch viele hormonelle Prozesse fördert und sich positiv auf den Fettstoffwechsel auswirkt. Schon nach zehn Saunagängen sinken Gesamt- und LDL-Cholesterinspiegel. Die Produktion von Wachstumshormonen wird angeregt. Auch die Entgiftung von fettlöslichen Schadstoffen wird unterstützt.

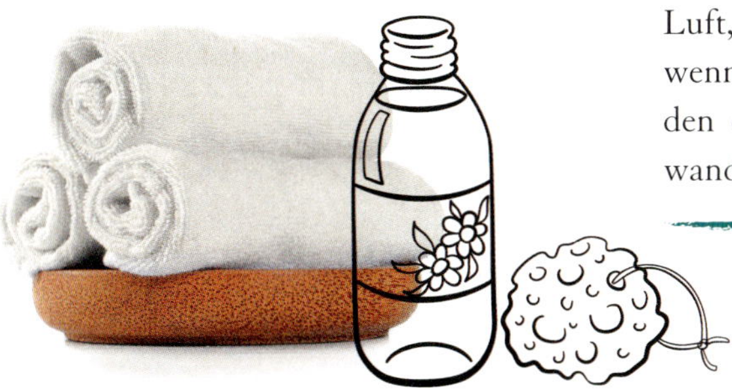

EXTRA

VON DER STEINZEITSAUNA BIS ZUR INFRAROTKABINE

Haben Sie schon mal etwas von einem Steinzeit-Schwitzbad gehört? Das ist sozusagen das Vorläufermodell der heutigen Sauna. Archäologische Funde aus Asien belegen, dass diese Kultur tatsächlich steinalt ist. Unsere Vorfahren erhitzten Steine im Feuer und legten sie dann in Erdlöcher oder errichteten Zelte darum, um die Luft zu erwärmen. Wurden die Steine mit Wasser übergossen, steigerte Dampf das Wärmegefühl erheblich.

Die ostasiatischen Völker brachten das Kulturgut über die Beringstraße (damals noch eine Landbrücke) nach Nordamerika. Von dort breitete sich das Schwitzbad bis nach Südamerika aus. Noch heute wird es bei indigenen Völkern im nördlichen Polargebiet sowie in Südamerika zelebriert. Das Wärmeluftbad wurde aber auch in westliche Richtung exportiert und etablierte sich vor 2000 Jahren im europäischen Raum. Das Erdloch oder Zelt wurde durch Häuschen ersetzt, den Finnen sei Dank. Die Wärme kommt heute aus der Steckdose und das Wasser aus Leitungen, aber am Grundprinzip hat sich (fast) nichts verändert.

Eine neuere Form ist die Infrarotsauna. Die Infrarotstrahlen erhitzen nicht die Luft, sondern entfalten ihre Wirkung erst, wenn sie auf die Haut treffen. Dort werden die Lichtstrahlen in Wärme umgewandelt und gehen auch unter die Haut.

Saunabesuche außer Haus

Die wenigsten haben wie die Finnen quasi an jeder Ecke oder in jedem Haus eine Sauna, die sie täglich nutzen. Aber schon mit ein bis zwei Saunabesuchen außer Haus pro Woche halten Sie Ihren Körper fit. Berücksichtigen Sie dabei Folgendes:

- **ZEITFAKTOR:** Planen Sie etwa 2 Stunden für den Saunabesuch ein, vermeiden Sie jeden Zeitdruck, und gehen Sie weder hungrig noch mit vollem Magen in die Sauna.
- **VORBEREITUNG:** Duschen vor dem ersten Saunagang ist nicht nur aus hygienischen Gründen wichtig, sondern befreit auch von Fett und Kosmetika, die das Schwitzen behindern. Gut abtrocknen und für optimales Schwitzen noch ein warmes Fußbad nehmen, dann ab in die Sauna.
- **SAUNAGANG:** Manche mögen's heiß und bevorzugen die obere Bank. Wer nicht ganz so viel Hitze verträgt, macht es sich auf der mittleren Ebene bequem. Für Anfänger und Kinder ist die untere Bank ein guter Einstieg. Das subjektive Wohlbefinden entscheidet, wie lange Sie in der Sauna bleiben. Zwischen 8 bis 15 Minuten pro Saunagang reichen aus. Empfehlenswert sind drei Saunagänge.
- **ABKÜHLUNG:** Die erfolgt in Phasen. Gehen Sie erst eine Weile an der frischen Luft hin und her, damit sich die Atemwege abkühlen können. Dann kann man mit kaltem Wasser (oder im Tauchbecken [vorher duschen!]) loslegen. Wichtig ist, immer herzfern zu beginnen. Also rechtes Bein von unten nach oben und von außen nach innen, dann linkes Bein und so weiter.
- **RUHEPHASE:** Die tut einfach gut, und manche nicken sogar ein wenig weg. Achten Sie darauf, dass die Füße warm gehalten werden.
- **ABSCHLUSS:** Beim letzten Saunagang kann man noch ein Schönheitspeeling einbauen (siehe S. 147). Nach dem letzten Saunagang tut nochmals ein warmes Fußbad gut. Es verhindert starkes Nachschwitzen. Und jetzt heißt es auch viel trinken, um den Flüssigkeitsverlust durch das Schwitzen auszugleichen.

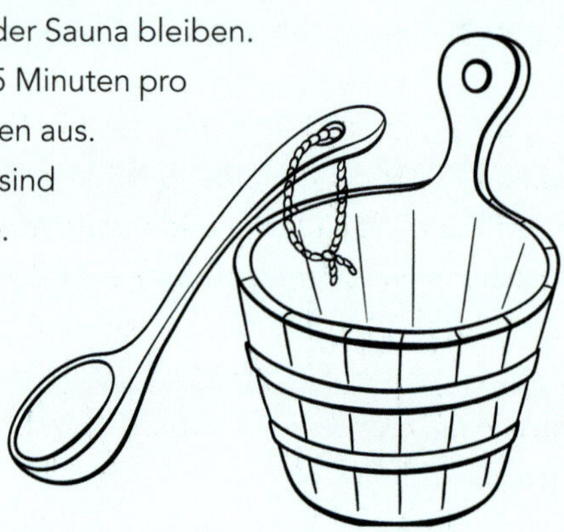

Peeling für die Sauna

Machen Sie beim letzten Saunagang ein Peeling. Damit fördern Sie die Durchblutung der Haut zusätzlich und entfernen auch die letzten losen Hautschuppen. Dadurch kann die Haut Pflegestoffe anschließend besser aufnehmen.

ZUTATEN

Für 1 Person

- 50 g feines Salz
- 50 ml Öl (etwa Oliven-, Distel- oder Sesamöl)
- Nach Belieben einige Tropfen ätherisches Öl
- Reichhaltige Hautcreme

DURCHFÜHRUNG

Mischen Sie die Zutaten (außer der Creme) für das Peeling, und massieren Sie es sanft mit kreisenden Bewegungen ein. Achten Sie darauf, den Genitalbereich und die Augen auszusparen. Nicht anwenden bei Verletzungen der Haut. Pflegen Sie am Ende Ihres Saunabesuchs die Haut mit einer reichhaltigen Creme.

ACHTUNG

Gehen Sie nicht in die Sauna bei beginnender Erkältung, akutem Infekt oder Fieber, unzureichender Leistungsfähigkeit des Herzens, akuten Herzerkrankungen, ausgeprägten Krampfadern, tiefen Beinvenenthrombosen (nur in Absprache mit dem Arzt), zur Blutung neigenden Magengeschwüren, schlecht eingestellter Überfunktion der Schilddrüse, Multipler Sklerose (nur in Absprache mit dem Arzt).

WOW CORONAVIREN MÖGEN KEINE HITZE

Alle Viren (auch das Coronavirus) haben eine Schwachstelle. Sie mögen keine Hitze. Eine Erhöhung der Körpertemperatur schwächt die Angriffslust der Viren und aktiviert zudem das Immunsystem. Wissenschaftler schlagen deshalb vor, häufige Wärmebehandlungen mit anschließender Abkühlung – wie bei der Sauna üblich – durchzuführen. Das können je nach Verfügbarkeit einfache Bäder zwischen 33 und 40 °C (auch Fußbäder) sein, ebenso Inhalationen oder idealerweise die Sauna.
In einer Studie aus dem Jahr 2021 sehen Forscher darin eine Möglichkeit, auch unter einfachen Verhältnissen und mit bescheidenen Mitteln eine Methode an der Hand zu haben, die das Potenzial hat, sogar Covid 19 vorzubeugen beziehungsweise die Schwere vieler Erkrankungen zu mildern.

NIE MEHR KNIESCHMERZEN DANK KOHL

Simpler Wickel wirkt Wunder

Etwa fünf Millionen Frauen und Männer sind hierzulande von Arthrose betroffen. Die Hitliste der defekten Gelenke wird angeführt von Knie und Hüfte. Jeder Schritt wird zur Qual, sodass man freiwillig auf Mobilität verzichtet. Ein großer Verlust an Lebensqualität! Zwei Millionen leiden sogar unter täglichen Schmerzen. Bevor es zum Äußersten kommt, nämlich dem Einsatz eines künstlichen Gelenkes, wird konservativ behandelt, in der Regel mit Physiotherapie und Medikamenten. Doch manchmal kann ein simpler Kohlwickel die Lösung sein.

So wirken Kohlwickel:

- Sie vertreiben Schmerzen.
- Sie haben eine abschwellende Wirkung.
- Sie dämpfen Entzündungen.
- Sie schleusen Giftstoffe aus.
- Sie haben einen kühlenden Effekt.

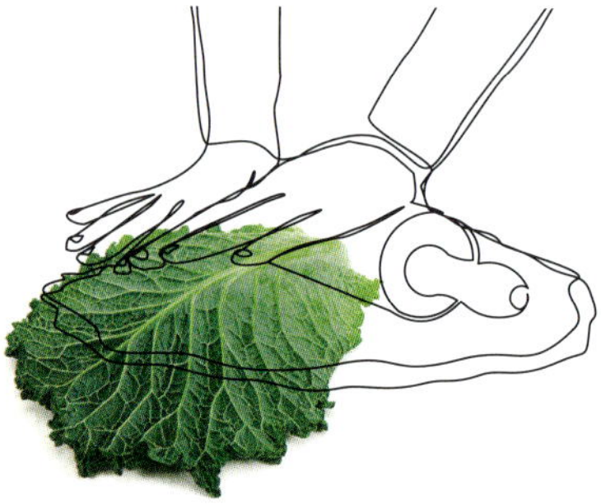

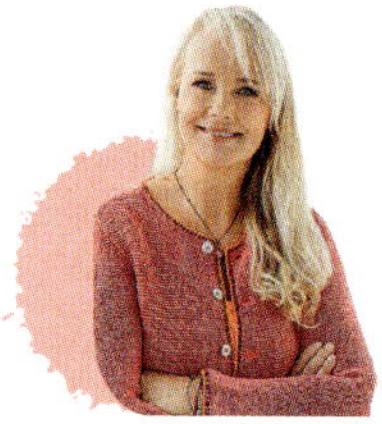

Wer wie ich in Hannover aufwächst, der kennt Braunkohl (eine Unterart des Grünkohls) und Bregenwurst (eine rohe oder leicht geräucherte Mettwurst) in allen Variationen. Gemocht habe ich es aber in keiner Form. Überhaupt war Kohl lange nicht mein Ding, bis ich ihn für mein Knie entdeckte. Das ziepte nämlich ab und zu ganz schön und wurde auch ordentlich dick (noch dicker, meine ich). So komisch meine Kinder auch gucken, wenn ich dann Weißkohl mit dem Nudelholz bearbeite, geht's damit aufs Sofa – Beine hoch und in Kohl gewickelt. So lässt es sich aushalten, und der Schmerz lässt nach.

STUDIE NR. 27:

BEWEIS

KOHLWICKEL ODER ROUTINEBEHANDLUNG?

Kann es ein Kohlwickel tatsächlich bei Kniearthrose mit klassischen Behandlungen wie Physiotherapie und/oder Medikamenten aufnehmen? An den Kliniken Essen-Mitte wurde das wissenschaftlich untersucht. Hierfür teilte man 81 Patientinnen und Patienten mit Kniearthrose in drei Gruppen auf, die dann entweder die Routineversorgung (Physiotherapie plus Medikamente), eine tägliche Einreibung mit einer Diclofenac-haltigen Salbe (Schmerzmittel) oder eine Kohlblattauflage erhielten.

FAZIT: Nach vier Wochen stellten die Wissenschaftler fest, dass sich die Schmerzintensität der »Kohlgruppe« im Vergleich zur Routineversorgung (also Physiotherapie und Schmerzmittel) deutlich verringert hatte. Ebenso verbesserte sich die Beweglichkeit des Kniegelenks sowie die Lebensqualität der Patienten. Auch nach zwölf Wochen war noch eine Verbesserung der Lebensqualität durch die Kohlwickel-Behandlung festzustellen. Ähnlich waren die Ergebnisse für die Schmerzgel-Gruppe. Die Patienten aus der Kohlwickel- und Diclofenac-Gruppe beurteilten beide Maßnahmen als sehr hilfreich. Mehr als drei Viertel der mit Kohlwickel behandelten Studienteilnehmer würden diese Maßnahme ihren Familienmitgliedern und Freunden weiterempfehlen.

Wie kann das sein?

Besonders gut wirken Kohlwickel am Knie, weil dort die Haut relativ dünn ist und der Kohlsaft gut einziehen kann. Grund sind die im Kohl enthaltenen entzündungshemmenden Senföle und Farbstoffe (Flavonoide). Die Scharfstoffe der Senföle wirken außerdem gefäßerweiternd sowie hautreizend und erhöhen so die Durchblutung. Da sie fettlöslich sind, dringen sie schnell in die Haut ein. Sie stoßen verschiedene Prozesse an, unter anderem werden Giftstoffe ausgleitet, und die Flüssigkeitsabsonderung wird angeregt. Auch tiefer gelegene erkrankte Gewebe werden stimuliert.

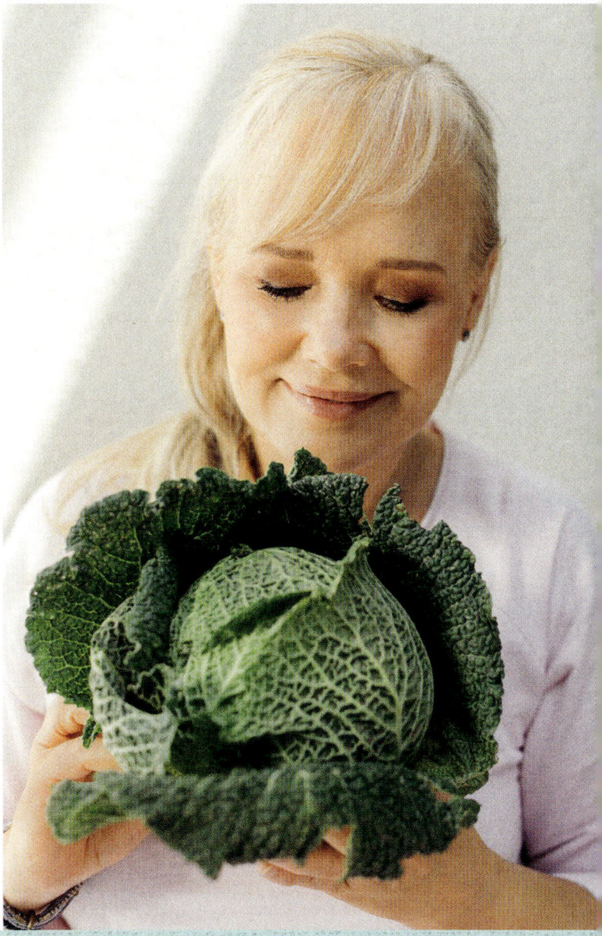

Kohlwickel fürs Knie

Geeignet sind Weißkohl oder Wirsing. Grundsätzlich können beide für den Kohlwickel verwendet werden. Nehmen Sie die größten äußeren Blätter des Kohls, die frisch und sauber sind.

ZUTATEN/MATERIAL

- 1 Kohlkopf
- 1 (Plastik-)Brett
- 1 Flasche oder 1 Nudelholz
- Frischhaltefolie
- Evtl. Tuch oder Elastikbinde zum Fixieren

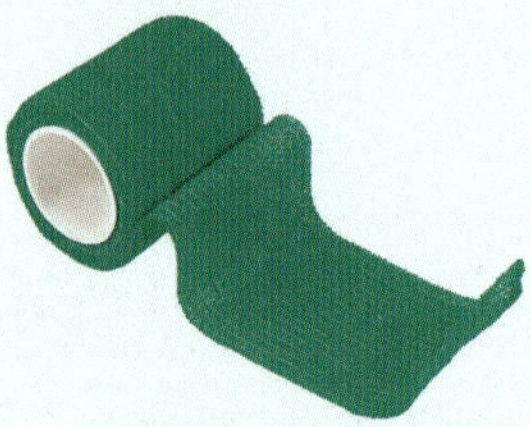

DURCHFÜHRUNG

1. Lösen Sie einige Blätter vom Kohlkopf (am besten aus dem Kühlschrank), spülen Sie sie, wenn nötig, kurz ab, und tupfen Sie sie trocken. Danach schneiden Sie die dicke Mittelrippe heraus. Legen Sie die Kohlblätter auf das Brett, und rollen Sie sie mit dem Nudelholz so fest, dass Flüssigkeit austritt.

2. Die gewalzten Kohlblätter dachziegelförmig locker auf das schmerzende Gelenk legen. Mit Frischhaltefolie abdecken und direkt mit ihr oder einer elastischen Binde fixieren. Der Kohlsaft sollte mindestens 1 bis 2 Stunden einziehen, gern auch über Nacht.

Der Wickel hilft übrigens auch bei Schmerzen in anderen Gelenken. Bei kleinen Gelenken die Kohlblätter am besten in Streifen schneiden. Der Kohlwickel ist auch bei Schleimbeutelentzündung sehr hilfreich.

WOW VIELSEITIGER EINSATZ BEREITS VOR JAHRTAUSENDEN

Im *Corpus Hippocraticum*, einer Sammlung antiker medizinischer Texte, sticht Kohl als Allzweckwaffe unter den Medizinalpflanzen hervor: Ob Eiterbeulen, Haarausfall, Gicht oder Gelenkschmerzen – es wurde Kohl verschrieben, und zwar als Suppe oder Wickel. Der griechische Philosoph Aristoteles (384–322 v. Chr.), so wird berichtet, aß das Gemüse, wenn er zu viel getrunken hatte. In der Volksmedizin waren Kohlblätter zur Schmerzlinderung und zum Heilen von Wunden bis ins 19. Jahrhundert ein allseits bekanntes Mittel.

Unterdessen gibt es so etwas wie eine Wiederentdeckung der Heilkraft, nicht nur gegen Gelenkschmerzen. So konnte in einer Übersichtsstudie nachgewiesen werden, dass Kohlauflagen bei schmerzhaftem Milcheinschuss oder Milchstau für Erleichterung sorgen, und viele Hebammen empfehlen dieses natürliche Mittel.

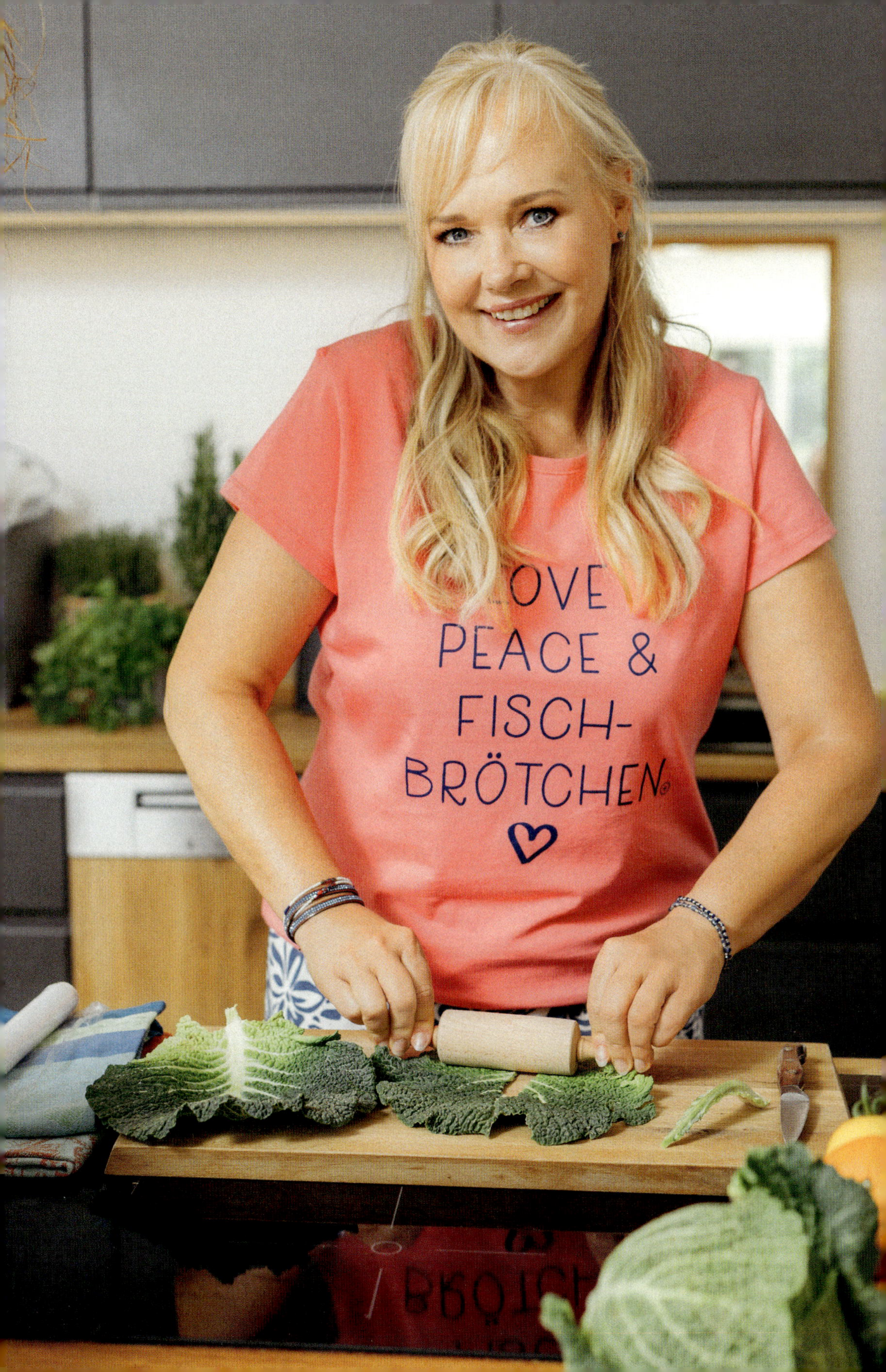
LOVE
PEACE &
FISCH-
BRÖTCHEN

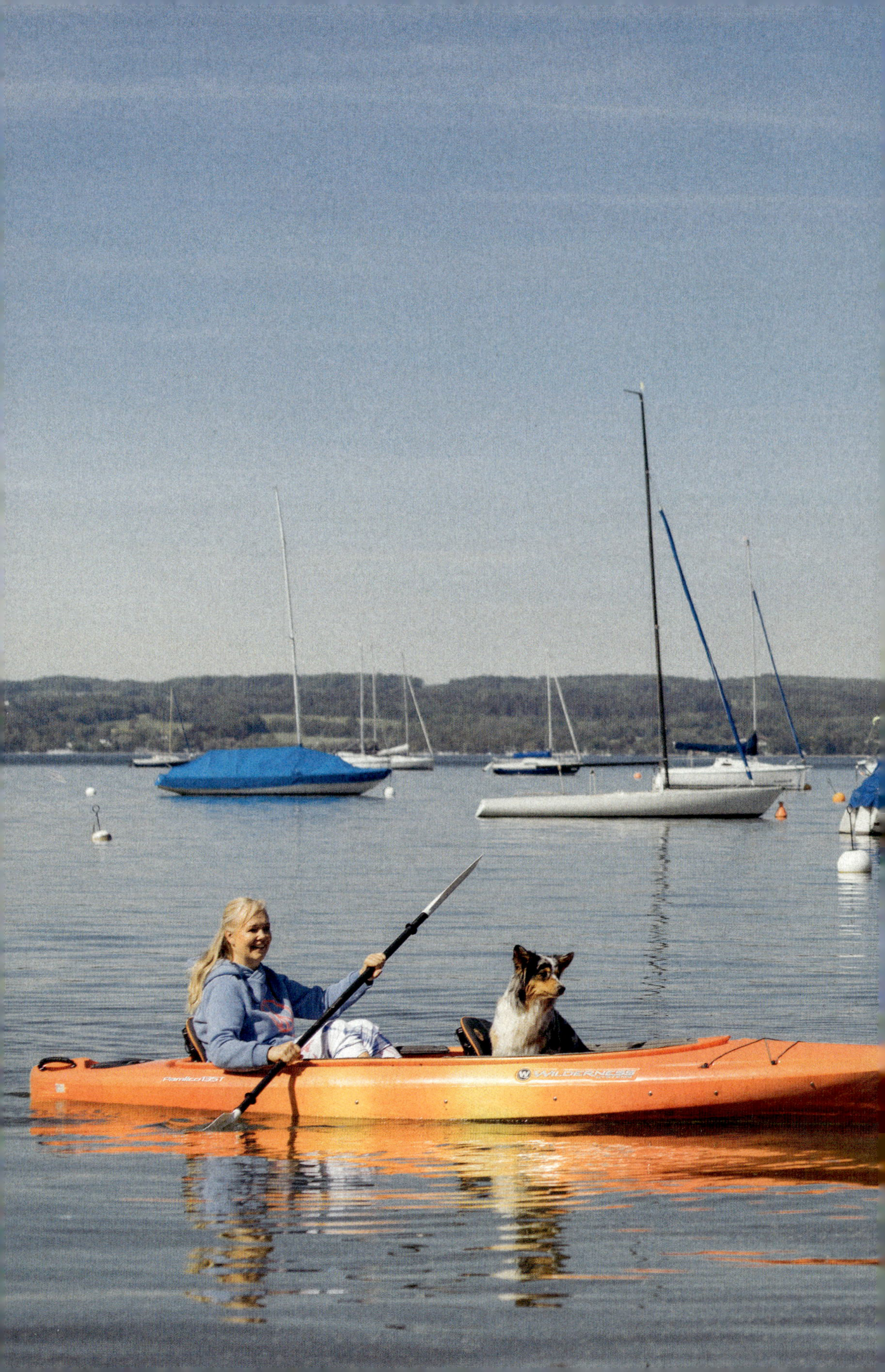
WILDERNESS

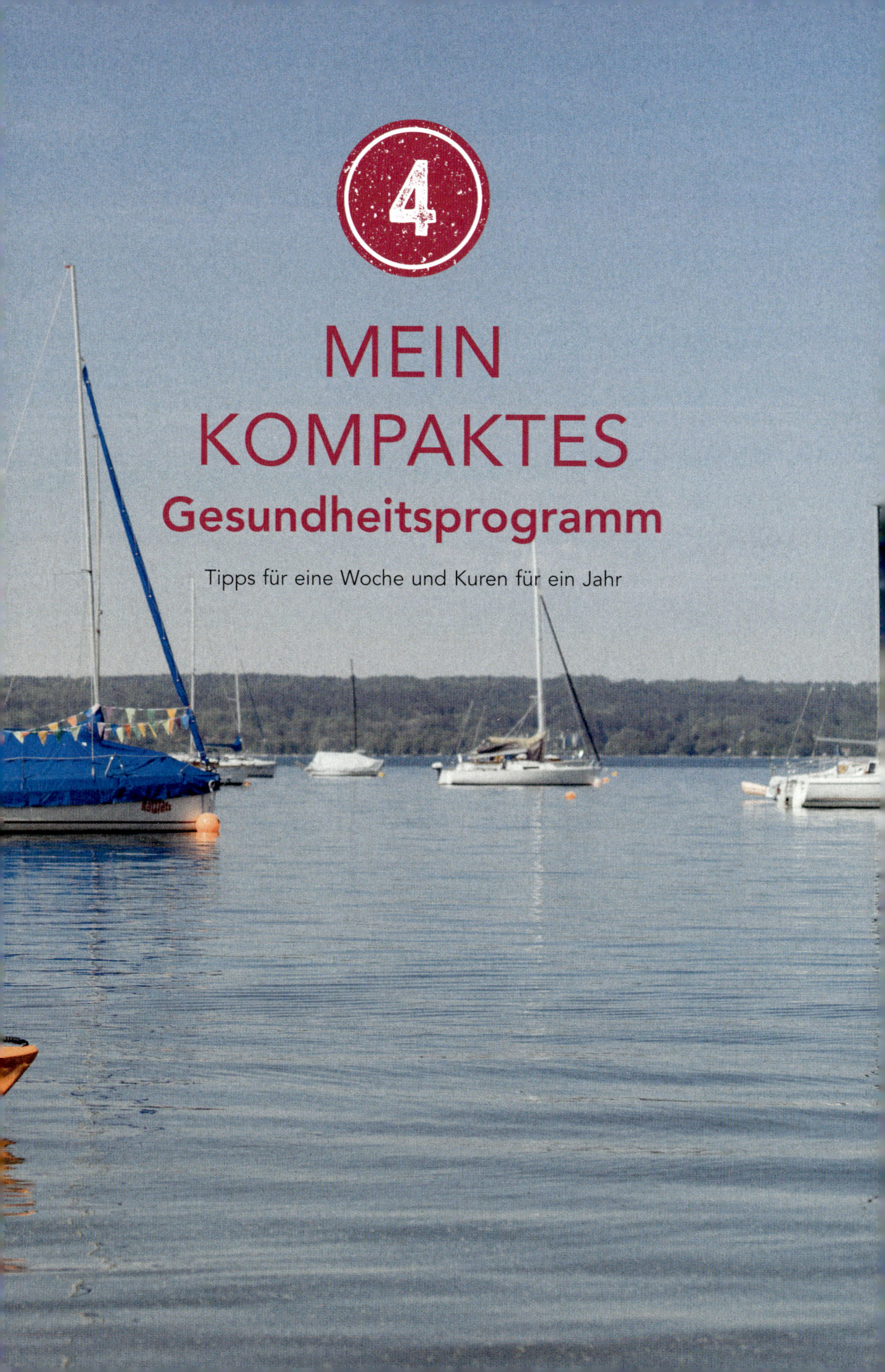

4

MEIN KOMPAKTES Gesundheitsprogramm

Tipps für eine Woche und Kuren für ein Jahr

DIE PERFEKTE WOCHE

Vierzehn Tipps für sieben Tage – einfach umzusetzen

So viele Tipps in dem Buch, und Sie können sich gar nicht entscheiden? Dann probieren Sie es doch mal mit diesem Wochenprogramm. Für jeden Tag gibt's zwei Anregungen, wie Sie mit der Kraft der Natur Ihre eigenen Kräfte stärken und so jeden Tag ein kleines bisschen mehr für Ihre Gesundheit tun. Diese vierzehn Gesundmacher aus dem Buch habe ich so zusammengestellt, dass sie leicht in den Alltag zu integrieren sind. Probieren geht über Studieren, heißt es ja nicht umsonst. Am Ende der Woche können Sie Bilanz ziehen. Was war nicht so Ihr Ding, und was hat Ihnen besonders gutgetan. Letzteres können Sie ja dann – entweder täglich oder mehrmals die Woche – zur Routine werden lassen. Sie können sich natürlich auch Ihr eigenes Wochenprogramm aus den 77 im Buch vorgestellten Anwendungen zusammenstellen.

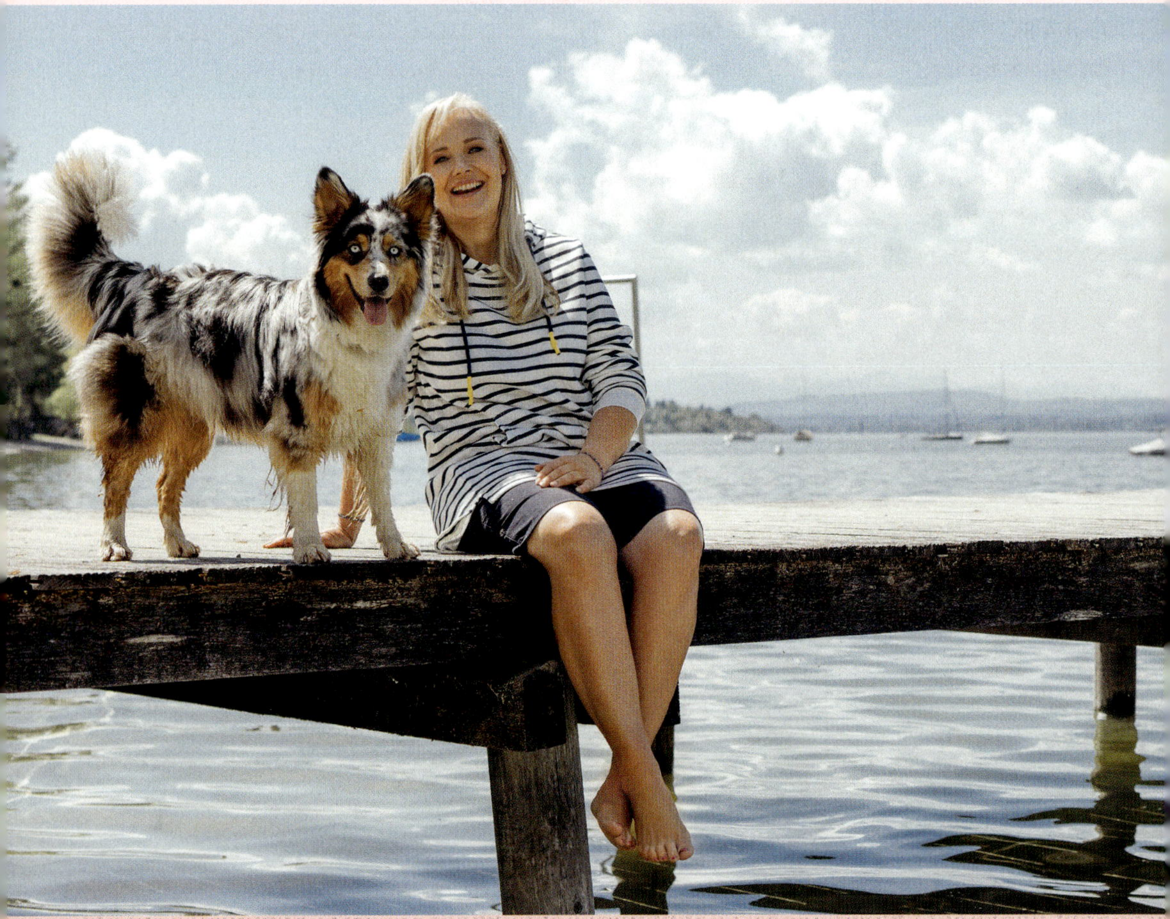

MONTAG:
Zum Wochenstart in die Gänge kommen

TIPP NR. 1:
Start in den Tag mit dem 30-Sekunden-Muntermacher »kalter Gesichtsguss«

Er wird wie gesagt auch »Schönheitsguss der Naturheilkunde« genannt. Also wenn das kein Grund ist, es mal auszuprobieren …

ANLEITUNG:

Schrauben Sie den Duschkopf ab, oder Sie verwenden ein spezielles Gießrohr (siehe S. 35 Blutdruck), und los geht's: Starten Sie mit dem kalten Wasserstrahl an der rechten Schläfe, dann über die Stirn zur linken Schläfe und über die Stirn zurück zur rechten Gesichtshälfte. Fahren Sie nun mit drei senkrechten Strichen die rechte Seite auf und ab, dann in gleicher Weise über die linke Seite. Anschließend umkreisen Sie das Gesicht noch dreimal im Uhrzeigersinn. Dabei langsam durch den Mund ein- und ausatmen. Zum Schluss das Gesicht nur abtupfen. Wetten, Sie werden zum Wiederholungstäter?
Mehr dazu lesen Sie auf S. 80 ff.

TIPP NR. 2:
Am Ende des Tages ist Entspannung mit einfacher Atemmeditation angesagt

In nur wenigen Minuten baut diese Übung Stress ab, beruhigt den Körper und den Geist. Allerdings ist hierfür eine ruhige Umgebung erforderlich. Beginnen Sie erst mal mit 2 bis 3 Minuten, und steigern Sie sich dann auf 5 Minuten.

ANLEITUNG:

Setzen Sie sich entspannt auf einen Stuhl. Legen Sie eine Hand auf den Bauch. Atmen Sie durch die Nase ein und durch den Mund aus. Beim Einatmen füllt sich die Lunge mit Luft, und der Bauch wölbt sich, beim Ausatmen sinkt er ein.
Atmen Sie nach der 3-4-6-Regel, das heißt 3 Sekunden einatmen, 4 Sekunden die Luft anhalten und 6 Sekunden ausatmen. Zählen Sie im Geist mit, dadurch werden gleich noch die Gedanken abgelenkt. Legen Sie abschließend beide Hände auf den Bauch, und kreisen Sie zunächst 6-mal im Uhrzeigersinn, dann 6-mal gegen ihn.
Mehr dazu lesen Sie auf S. 84 ff.

Vorbereitung für den nächsten Tag

Für das Birchermüesli 2 EL Haferflocken in 6 EL Milch einweichen.

DIENSTAG:
Das wird ein Power-Tag

TIPP NR. 1:
Energiepaket Birchermüesli

Heute gibt es morgens ein spezielles Müsli, das als kräftigender Brei seit Jahrhunderten bei den Schweizer Bergbauern Tradition hat.

ZUTATEN

Für 1 Portion

- 2 EL Haferflocken
- 6 EL Milch (ersatzweise Hafermilch, Saft oder Wasser)
- 1 säuerlicher Apfel
- Etwas Zitronensaft
- 1 EL grob gehackte Mandeln oder Nüsse

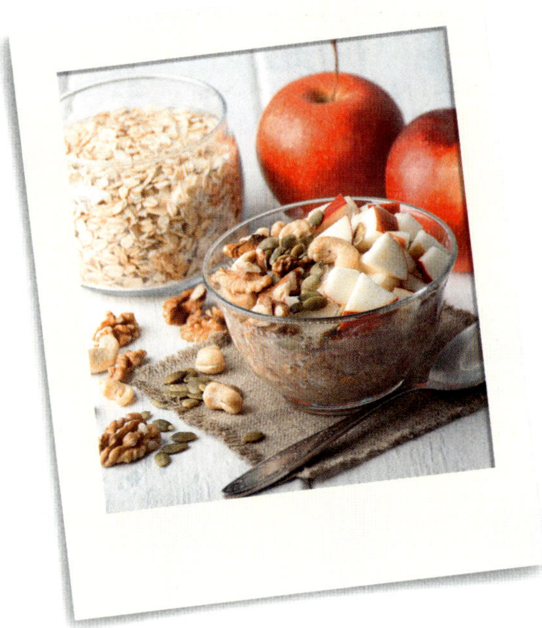

ZUBEREITUNG

Am Vorabend die Haferflocken in einer kleinen Schüssel mit der Milch mischen und zugedeckt im Kühlschrank über Nacht quellen lassen. Am nächsten Morgen den Apfel waschen, Blütenansatz und Stängel entfernen.
Den ganzen Apfel samt Gehäuse auf die Haferflocken reiben (wie es bei Bircher üblich war), dabei an der Blütenrestseite beginnen. Den Zitronensaft darüberträufeln, damit sich der Apfel nicht verfärbt. Den Apfel und die Mandeln oder Nüsse mit den Haferflocken mischen – fertig ist das Müsli.
Sie können aber auch eine größere Portion für mehrere Tage auf Vorrat zubereiten.
Mehr dazu lesen Sie auf S. 36 ff.

TIPP NR. 2:
7000 Schritte sammeln

Heute geht es darum, so viele Schritte wie möglich in den üblichen Alltag einzubauen. Tagesziel sind 7000 Schritte. Denn mindestens die sollte man laut einer Studie täglich gehen, um länger zu leben. Und dabei mobil zu bleiben – besser geht's nicht.

ANLEITUNG

Wer keinen Fitnesstracker hat, kann eine kostenlose Schrittzähler-App auf sein Handy herunterladen, um Pi mal Daumen zu wissen, wie der Tag im wahrsten Sinne des Wortes gelaufen ist.

- **IM BETT:** Räkeln ist die erste Dehnübung des Tages. Das machen Kinder noch ganz automatisch, irgendwann verlernen wir das. Dann 1 Minute Füße kreisen und 1 Minute »Rad fahren«.
- **BEIM ZÄHNEPUTZEN:** Die Putzzeit von 2 Minuten ist die erste Laufeinheit des Tages.
- **BEIM TELEFONIEREN:** Warum da stillsitzen, anstatt im Büro, in der Wohnung oder im Garten herumzulaufen? Bringt bestimmt einige Kilometer am Tag. Das Handy gibt uns die Freiheit, damit herumzulaufen; also machen Sie Telefonate zu Bewegungseinheiten.
- **AM TAG:** Legen Sie öfter eine kleine Bewegungsrunde ein mit Dehnen, 3 Minuten Auf-der-Stelle-Gehen, ein paar Kniebeugen, Recken und Strecken und so weiter.
- **BEI ERLEDIGUNGEN:** Warum das Auto direkt vor der Tür parken statt ein paar hundert Meter entfernt?
- **AM ABEND:** Gehen Sie regelmäßig spazieren, oder machen Sie eine kleine Fahrradtour.
- **AM WOCHENENDE:** Nutzen Sie die Freizeit – gehen Sie wandern, oder belegen Sie mal wieder einen Tanzkurs.
- **MIT ANDEREN:** Vereinbaren Sie mit Freunden, im Kollegenkreis oder mit Nachbarn feste Termine für Bewegung. Die Gruppe siegt in der Regel über den »inneren Schweinehund«.

Mehr dazu lesen Sie auf S. 106 ff.

Vorbereitung für den Mittwoch

Abends schnell einen grünen Tee aufgießen, 10 Minuten ziehen lassen, abseihen oder Beutel entfernen und zugedeckt stehen lassen.

MITTWOCH:
Auftanken für Geist und Seele

TIPP NR. 1:
Fitmacher für die grauen Zellen

Der Smoothie »Farbstart in den Tag« enthält alles, was die grauen Zellen brauchen: vor allem Pflanzenfarben. Sie schützen nachgewiesenermaßen das Gehirn vor geistigem Abbau und machen es fitter.

ZUTATEN

Für 2 Personen

- 1 kleine Rote Bete
- 75 g Stangensellerie
- 1 Apfel
- 2 cm Ingwer
- 2 Stängel frische Petersilie
- 100 ml Orangensaft
- 100 ml grüner Tee (vom Vorabend)
- 1 Zitrone (Saft davon)
- 1 EL Oliven- oder Leinöl

ZUBEREITUNG

Die Rote Bete schälen, alle festen Teile in kleinere Stücke schneiden und mit der Petersilie und dem O-Saft in den Smoothiemaker geben. Den Morgenshake mit dem grünen Tee und Zitronensaft auffüllen, einen Schuss Öl dazugeben und mit diesem Fitmacher fürs Gehirn in den Tag starten.
Mehr dazu lesen Sie auf S. 26 ff.

TIPP NR. 2:
Entspannen mit der Wechselatmung

Das ist eine effektive, weil schnell wirksame Atemübung zum Stressabbau; sie senkt übrigens auch den Blutdruck. Man kann sie überall auch mal zwischendurch für 1 bis 2 Minuten machen.

ANLEITUNG

Setzen Sie sich mit geradem Oberkörper entspannt auf einen Stuhl. Legen Sie Zeige- und Mittelfinger einer Hand auf die Nasenwurzel, Daumen und Ringfinger liegen an den beiden Nasenlöchern. Atmen Sie einige Male entspannt ein und aus. Drücken Sie dann abwechselnd mit Daumen und Ringfinger immer ein Nasenloch zu, und machen Sie einen Ein- sowie Ausatemzyklus über das eine freie Nasenloch. Der Wechsel erfolgt nach jedem Ausatmen.
Mehr dazu lesen Sie auf S. 84 ff.

DONNERSTAG:
Gute Laune auf Rezept

TIPP NR. 1:
Lachen organisieren

Lachen ist Medizin, die unser Herz schützt, gegen Schmerzen hilft, den Blutzuckerspiegel senkt, das Immunsystem pushen und natürlich Stress abbaut. Vor allem aber schenkt es uns Freude am Leben. Nun sitzt man ja nicht immer in lustiger Runde, in der sich Lachen ganz automatisch ergibt, also muss man ein bisschen nachhelfen. Hier ein paar Angebote.

- **LUSTIGE FILME ODER CLIPS SCHAUEN:** Was gefällt Ihnen, welche Filme, kleine Clips, Bücher, Comichefte oder Comedians lassen Sie laut auflachen? Wählen Sie aus – sozusagen auf Rezept.

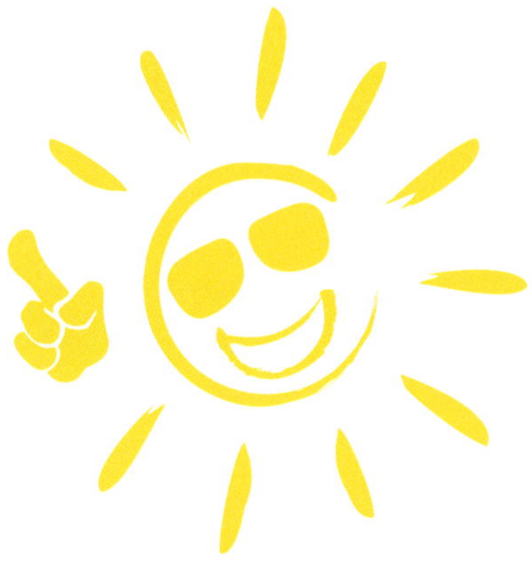

- **ODER PROBIEREN SIE MAL LACHYOGA:** Aus einem anfangs künstlichen, grundlosen Lachen entsteht ein echtes. So das Prinzip. Die Erfinder dieser Therapie, der indische Arzt Dr. Madan Kataria und seine Frau Madhuri, bieten kostenlos oder für einen kleinen Obolus tägliches Online-Lachen an. Auch für Familien gibt es Angebote (www.lachen-online.de). In vielen Städten und Gemeinden gibt es Lachclubs, in denen man sich zum Lachyoga trifft.
- **DAS LACHTELEFON:** Was viele nicht wissen, es gibt ein Lachtelefon. Drei Minuten lacht ein ausgebildeter Therapeut mit dem Anrufer, und hinterher geht es ihm ganz bestimmt besser. Unter der Nummer 02131 7734152 kann man von 9.00 bis 21.00 Uhr anrufen.

Probieren Sie einfach aus, was Ihnen zusagt.
Mehr dazu lesen Sie auf S. 94 ff.

TIPP NR. 2:
Essen für gute Laune

Dazu braucht man vor allem prä- und probiotische Lebensmittel, die beispielsweise im Linsen-Dal enthalten sind. Die präbiotischen liefern viele unverdauliche Pflanzenfasern, also Ballaststoffe, die im Darm die Menge der »guten« Bakterien erhöhen. Die probiotischen haben – wie Joghurt oder Sauerkraut – einen Fermentationsprozess durchgemacht und versorgen uns ebenfalls mit Mikroorganismen. Über den Darm beeinflussen die Bakterien unser Gehirn und damit auch unsere Stimmung.
Das »Linsen-Dal« enthält sowohl Prä- als auch Probiotika:

ZUTATEN

Für 4 Personen

- 2 Zwiebeln
- 1 Knoblauchzehe
- 1 rote Chilischote
- 3 cm Ingwer
- 3 mittelgroße Tomaten
- 20 g Ghee oder Öl
- 1 TL Koriandersamen, gemörsert
- 1 TL Kreuzkümmelpulver
- 2 TL Kurkumapulver
- 150 g rote Linsen
- 150 g gelbe Linsen
- 150 ml Hühnerbrühe (auch instant möglich)
- 400 ml Kokosmilch
- Salz, Pfeffer
- 200 g Joghurt
- Frischer Koriander nach Geschmack, grob gehackt

ZUBEREITUNG

Zwiebeln und Knoblauch schälen, fein würfeln. Chilischote waschen und entkernen, Ingwer schälen und beides fein hacken. Tomaten vierteln und in grobe Stücke schneiden. Ghee (geklärte Butter) oder Öl in einer Pfanne erhitzen. Zwiebeln, Knoblauch, Chili, Ingwer, Koriander, Kreuzkümmel und Kurkuma darin 2 Minuten anbraten. Linsen sowie Tomaten dazugeben und mit der Hühnerbrühe ablöschen, kurz köcheln lassen und dann die Kokosmilch dazugeben. Mit Salz und Pfeffer abschmecken, 20 Minuten weiter köcheln. Auf den Teller geben, mit Joghurt verfeinern und mit Koriander bestreuen.
Sie können das Dal pur essen, mit saisonalem Gemüse wie Spargel oder Zucchini anreichern oder als Beilage zu Hühnchen oder Fisch. Probieren Sie einfach verschiedene Varianten aus.
Mehr dazu lesen Sie auf S. 64 ff.

FREITAG:
Entspannt ins Wochenende

TIPP NR. 1:
Erholsame Sauna für den Körper und die Seele

Muskeln und Seele entspannen, die Haut straffen und Gifte ausschleusen, dabei die Gefäße trainieren und das Immunsystem stärken – Erholung und Entspannung pur! Planen Sie mindestens 2 Stunden ein, um die Sauna stressfrei genießen zu können.

Sinnvoll sind mindestens zwei und maximal drei Saunagänge. Gönnen sie sich ausreichend Ruhe zwischen den Saunagängen. Beim letzten Saunagang kann man noch ein Schönheitspeeling einbauen. Damit fördern Sie die Durchblutung der Haut zusätzlich und entfernen auch die letzten losen Hautschuppen. Dadurch kann die Haut Pflegestoffe anschließend besser aufnehmen.

Mehr dazu lesen Sie auf S. 142 ff.

TIPP NR. 2:
Himmlisch schlafen mit dem Duft von Lavendel

Eine zuverlässige Einschlafhilfe ist der Duft von Lavendel. Die Duftmoleküle aktivieren den schlaffördernden Neurotransmitter GABA.

ANLEITUNG

Besorgen Sie sich 10-prozentiges Lavendelöl (Apotheke): einfach ein paar Tropfen auf der Brust verreiben. Alternativ können Sie auch 2 bis 3 Tropfen ätherisches Lavendelöl auf das Kopfkissen geben und sich mit diesem wunderbaren Duft Morpheus' Armen anvertrauen.

Mehr dazu lesen Sie auf S. 56 ff.

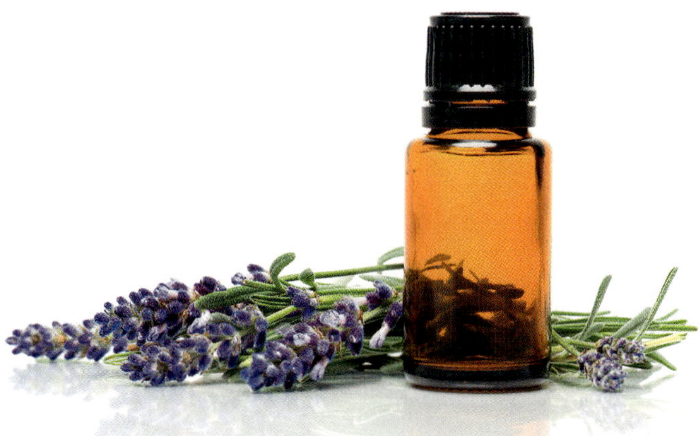

SAMSTAG:
Neues wagen

TIPP NR. 1:
Selbst fermentieren für noch mehr Gesundheit

Fermentierte Lebensmittel sind absolute Gesundmacher, denn sie sorgen für eine Übermacht der gesunden Bakterien im Darm und somit für ein starkes Mikrobiom, eine der besten Schutzmächte in unserem Körper.
Fermentieren hört sich kompliziert an. Aber es gibt ein einfaches Grundrezept, bei dem nichts schiefgehen kann.

ANLEITUNG

In 1 Liter Wasser werden 20 Gramm Salz aufgelöst. Geben Sie Gemüse Ihrer Wahl in ein oder mehrere Schraubgläser. Am besten fangen Sie mit Gurken an. Im Sommer Einlegegurken, im Winter Minigurken. Einfach ins Glas legen, 1 Knoblauchzehe und 1 Stückchen Meerrettich pro Glas, je nach Jahreszeit Dill oder Dilldolden, Kräuter und Gewürze nach Gusto. Alles mit dem Salzwasser aufgießen. Ein bisschen Platz zwischen Flüssigkeit und Deckel lassen, denn beim Gären entstehen ja Gasbläschen. Deckel zuschrauben und einfach stehen lassen. Bei Zimmertemperatur können Sie schon nach einer Woche in ein mild-saures Gürkchen beißen. Wenn Sie die Gärung verlangsamen wollen, dann einfach kühl stellen. Das Gemüse hält sich monatelang. Das Wasser nicht wegkippen, denn es ist ein gesunder Milchsäuretrunk. Aber nicht zu viel auf einmal, sonst besteht die Gefahr, dass der Darm auf Durchmarsch schaltet.
Mehr dazu lesen Sie auf S. 64 ff.

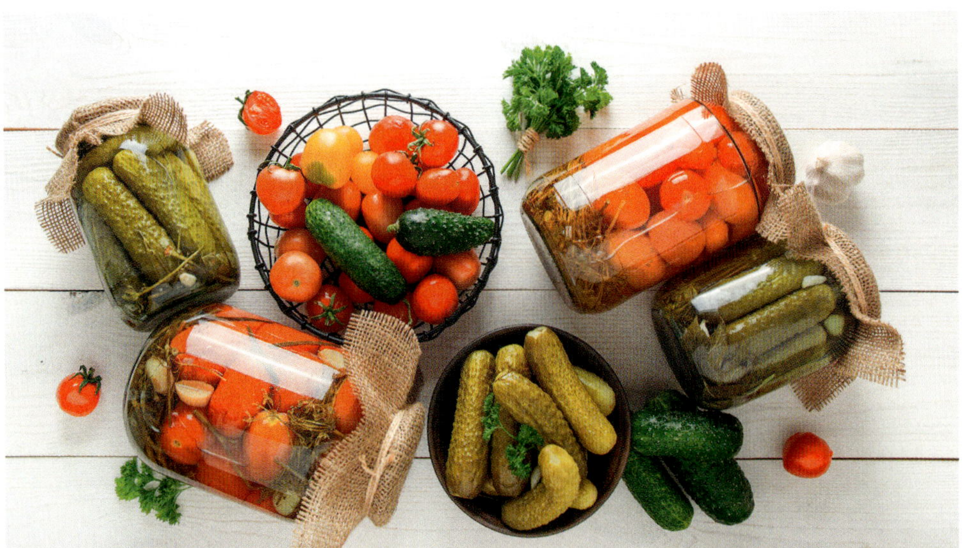

TIPP NR. 2:
Es gibt nichts Gutes, außer man tut es

Ein zufriedener Geist schützt vor Alzheimer, Herzinfarkt und Schlaganfall. Wie man das schafft? Indem man dem Leben einen tieferen Sinn gibt, vielleicht die Welt ein bisschen besser macht. Damit tut man übrigens nicht nur anderen etwas Gutes, sondern auch sich selbst. Denn Sinnhaftigkeit beschenkt uns mit Zufriedenheit, die viel tiefer wirkt als einzelne Glücksmomente. Vor allem schützt sie vor dem Stresshormon Cortisol, das in unserem Körper im wahrsten Sinne des Wortes zündelt, also Entzündungsprozesse vorantreibt, die auch bei Alzheimer, Herzinfarkt und Schlaganfall beteiligt sind.

ANLEITUNG

Unterstützung wird überall gebraucht, überlegen Sie, was zu Ihnen und Ihrer Lebenssituation passt und was in Ihrem Umfeld gebraucht wird:

- Leisten Sie Nachbarschaftshilfe.
- Übernehmen Sie die Betreuung von Enkelkindern.
- Engagieren Sie sich in einem Verein, oder üben Sie ein Ehrenamt aus.
- Bieten Sie Arbeitsgemeinschaften (AGs) in Schulen an.
- Singen Sie im Chor, und bereiten Sie so sich und anderen Freude.
- Leisten Sie eine sinnvolle beziehungsweise erforderliche regelmäßige finanzielle Unterstützung, wenn Sie dazu in der Lage sind.
- Tun Sie endlich all das, wofür Sie vorher nie die Zeit zu haben glaubten.

Mehr dazu lesen Sie auf S. 52 ff.

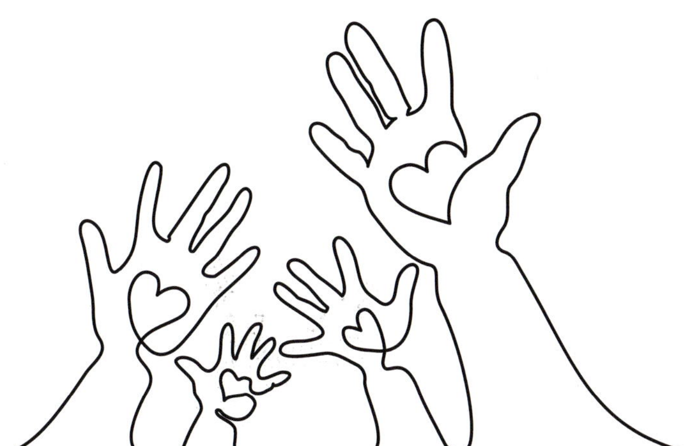

SONNTAG:
Schokolade für Herz, Hirn und Haut

TIPP NR. 1:
Sonntagsfrühstück mit Kakao-Früchte-Smoothie

Kakao ist ein wahres Wunderpaket, was seine gefäßschützenden Eigenschaften angeht. Das liegt an den Flavonolen. Sie sorgen dafür, dass der Blutdruck unten bleibt, die Durchblutung aller Gewebe verbessert wird und das Gehirn besser mit Sauerstoff versorgt wird.

ZUTATEN

Für 2 Personen

- 2 Bananen
- 2 Äpfel
- 6 TL Kakaopulver
- 300 ml (Pflanzen-)Milch
- 300 ml Wasser (nach Bedarf mehr)
- Zimt, Honig nach Geschmack

ZUBEREITUNG

Bananen und Äpfel klein schneiden, zusammen mit den restlichen Zutaten in den Mixer geben (optional mit Pürierstab) und zu einem Smoothie vermixen.
Mehr dazu lesen Sie auf S. 112 ff.

TIPP NR. 2:
Gesichtsmaske mit Kakao und Olivenöl

Der regelmäßige Verzehr von Kakao schützt die Haut vor Alterungsschäden durch UVB-Sonnenstrahlen. Zurückzuführen ist diese Wirkung auf ein Stoffwechselprodukt namens Gamma-Valerolacton, das durch die sekundären Pflanzenstoffe im Körper gebildet wird.
Äußerlich tut eine Maske gut:

ZUTATEN

Für 1 Person

- 2 TL Ölivenöl
- 1 TL Quark
- 1 TL Kakaopulver

ZUBEREITUNG

In einer Schüssel Öl mit Quark und Kakaopulver verrühren, aufs Gesicht auftragen und für 15 Minuten einwirken lassen. Danach mit lauwarmem Wasser abspülen.
Mehr dazu lesen Sie auf S. 118

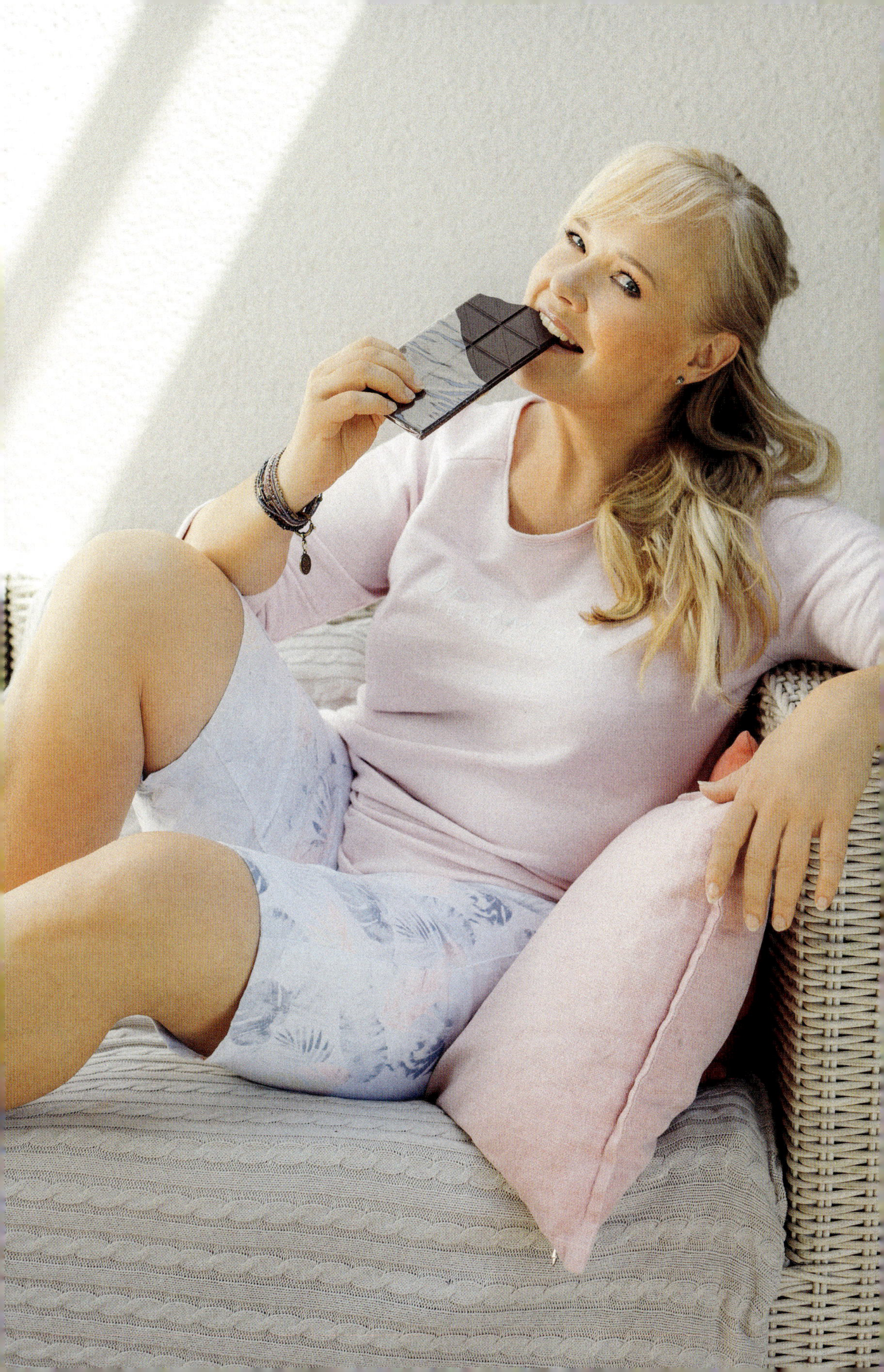

DAS PERFEKTE JAHR

Vier Power-Kuren für zu Hause – gestärkt durch alle Jahreszeiten

Nicht umsonst dauern Heilkuren mindestens drei Wochen, denn der Körper braucht einfach Zeit, um zu regenerieren und gestörte Regulationsmechanismen wieder in die Spur zu bringen. Und auch manche Naturheilmittel brauchen eine längere Anwendung, damit sie ihre volle Wirkung entfalten können. Kuren sind dafür genau das Richtige.

Ich habe Ihnen für jede Jahreszeit ein Angebot zusammengestellt, damit Sie nicht nur gesund durchs Jahr kommen, sondern am Ende sagen: »Wow, so gut ging es mir schon lange nicht mehr!«

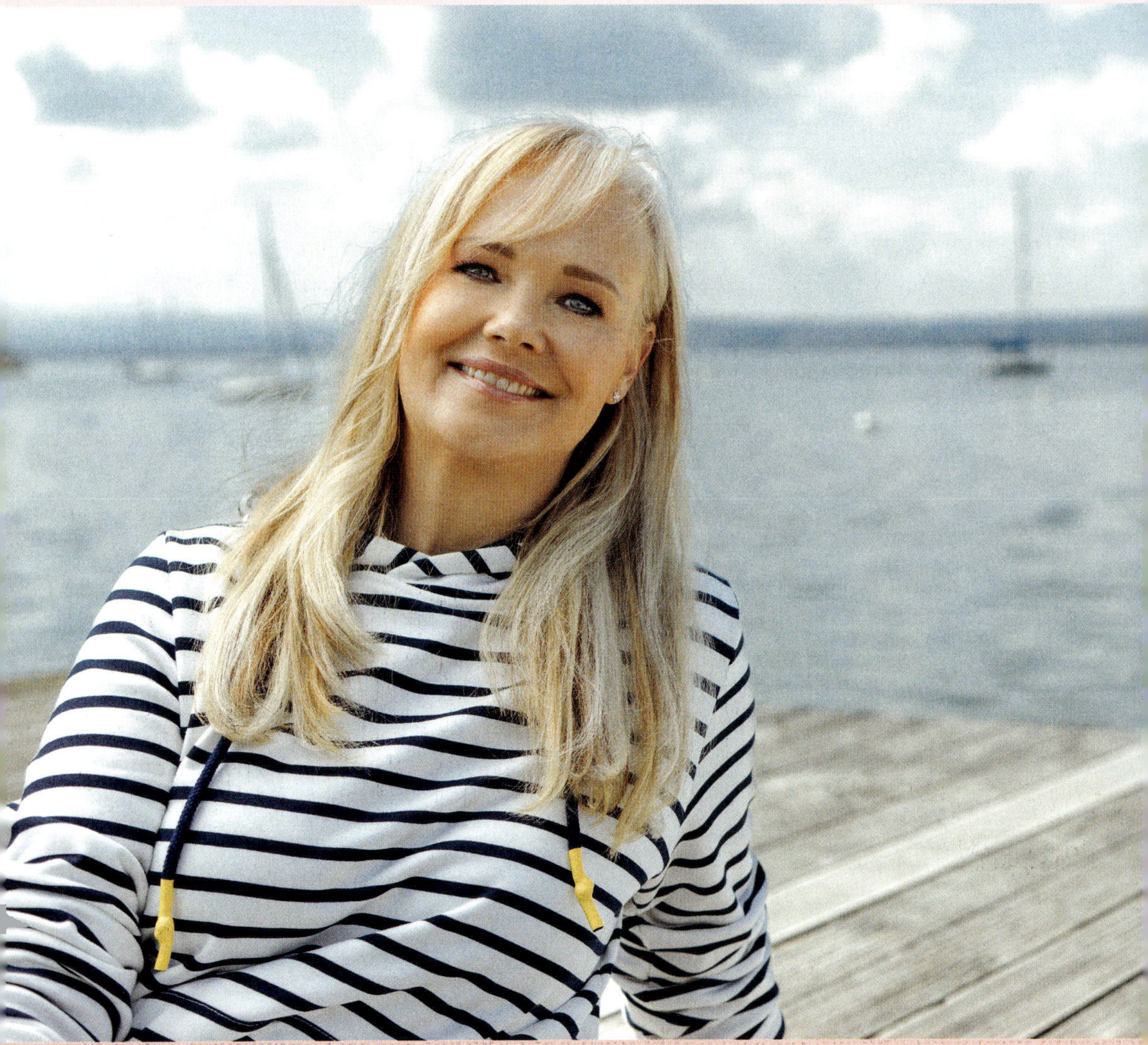

FRÜHLING:
Mit Mariendistel die Leber entgiften

Die Leber verfügt über 200 Milliarden Zellen. Eine unvorstellbare Zahl. Wenn sie krank ist, leidet sie lange still, auch bei einer Fettleber, unterdessen eine Volkskrankheit. Jeder vierte Bundesbürger über vierzig Jahre ist von einer nichtalkoholischen Fettleber (NAFL) betroffen, die unentdeckt und unbehandelt bis zur Zirrhose führen kann. So weit die schlechte Nachricht, der gleich die gute folgt: Die Leber hat eine ungeheure Fähigkeit, sich zu regenerieren. Ein hochwirksames Mittel, das sie dabei unterstützen kann, ist die Mariendistel. Im Frühjahr empfehle ich Ihnen deshalb eine Leberkur mit Mariendistel über 6 bis 8 Wochen.

ANLEITUNG

Für eine wirksame Leberkur sollte man über mindestens 6 Wochen bis 2 Monate ein hochkonzentriertes Mariendistelpräparat einnehmen. Manche sind noch kombiniert mit weiteren leberschützenden Pflanzenstoffen aus der Artischocke oder Löwenzahn (der Silymaringehalt sollte dabei mindestens 70 Milligramm betragen). Als Monopräparat, zum Beispiel Legalon protect, Hepatos Mariendisteldragee oder als anthroposophisches Präparat Carduus marianus, erfolgt die Einnahme nach Packungsbeilage. Mariendistel ist auch bei längerer Einnahme gut verträglich. Achten Sie in der Zeit besonders auf einen gesunden Lebensstil, der auch der Leber zugutekommt:

- **ÜBERGEWICHT** vermeiden, denn auch die Organe verfetten, allen voran die Leber. Besonders schädlich ist Bauchfett.
- **ZUCKER, FETT** und **ALKOHOL** in Maßen. Geben Sie der Leber lieber viele Bitterstoffe zum Futtern. Die sind reichlich in Grapefruits, Chicorée, Ingwer, Kurkuma oder Rucola enthalten.
- **KAFFEE:** täglich mehrere Tassen – ist ein guter Schutz gegen die Fettleber, auch wissenschaftlich belegt.
- **BEWEGUNG** fördert auch die Durchblutung der Leber.
- **MEDIKAMENTE** so wenig wie möglich. Denn auch viele Medikamente (zum Beispiel Paracetamol, Antibiotika) greifen die Leber an. Zurzeit gelten etwa tausend Arzneistoffe als lebertoxisch! Auch pflanzliche Mittel wie Huflattich, Englische Wasserminze oder Kava-Kava können der Leber schaden.

Mehr dazu lesen Sie auf S. 124 ff.

SOMMER:

Mit kaltem Wasser Körper, Geist und Seele stärken

Jeden Tag eine Kaltwasseranwendung steht auf dem Programm für die Sommerkur. Ich habe für diese Kur bewusst die Sommerzeit ausgewählt, denn wir tun uns ja in der Regel schwer mit Kälte. Zu Recht, denn unser Organismus ist auf etwa 37 °C programmiert. Nutzen Sie die warme Jahreszeit, um sich mit dem kalten Element Wasser anzufreunden. Sie werden die wohltuenden Effekte spüren und hoffentlich »süchtig« werden, um auch im Herbst und Winter nicht davon loszukommen. Denn meine Empfehlung lautet: jeden Tag eine Kaltwasseranwendung Ihrer Wahl, am besten an jedem Tag im Jahr.

Kurze Kaltwasser- oder wechselwarme Temperaturreize puschen alle Körpersysteme. Denn auf den Reiz muss der Körper antworten. Erst reagieren die Thermorezeptoren, dann kommt es zu weiteren Reaktionen, an denen der Stoffwechsel, das hormonelle System, das Nervensystem, die Muskulatur sowie das Immunsystem beteiligt sind, und alle profitieren davon. Für meine Wasserkur empfehle ich drei Klassiker: das Wassertreten, den Knie- und den Schenkelguss. Dauer der Wasserkur: Sommermonate mit der Option der Daueranwendung.

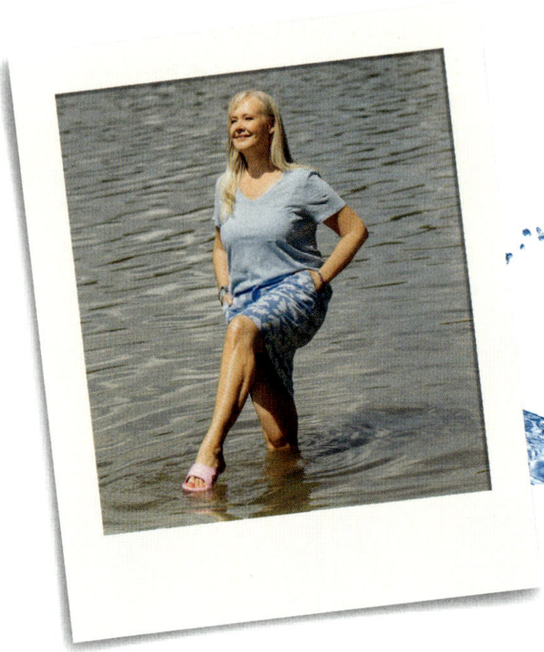

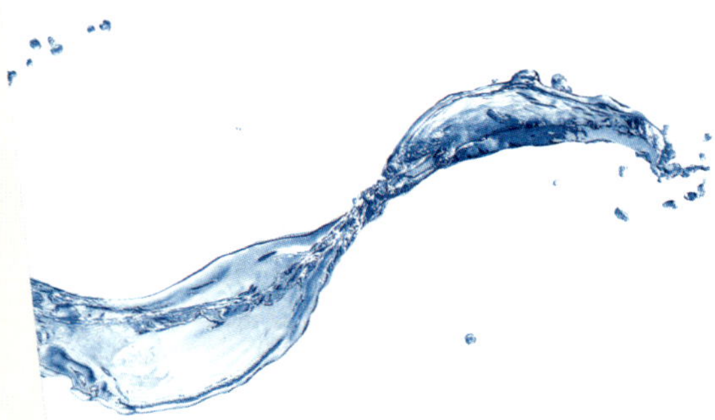

ANLEITUNG

Voraussetzung bei allen kalten und wechselwarmen Anwendungen ist, dass Ihre Beine und Füße warm sind:

- **WASSERTRETEN:** Sie benötigen eine große tiefe Schüssel, eine Badewanne oder einen Bach, Fluss oder See in der Nähe. Stellen Sie die Schüssel in die Badewanne oder Dusche, und lassen Sie so viel kaltes Wasser ein, dass es bis zur Mitte der Wade reicht. Sie können natürlich auch die Badewanne mit Wasser füllen, das ist allerdings mit einem unnötigen Wasserverbrauch verbunden. Je kälter das Wasser, desto besser. Schreiten Sie im Storchengang für ein paar Sekunden bis maximal 1 Minute im kalten Wasser auf der Stelle. Ziehen Sie bei jedem Schritt ein Bein vollständig aus dem Wasser, die Fußspitze zeigt dabei nach unten. Hören Sie auf, sobald der Kältereiz zu stark wird. Streifen Sie am Schluss das Wasser mit den Händen von den Beinen, ziehen Sie Strümpfe und Schuhe an, und sorgen Sie für Erwärmung. **WICHTIG:** nicht bei Harnwegsinfektionen, Blasen- und Nierenkrankheiten, Unterleibsinfektionen und schweren arteriellen Durchblutungsstörungen anwenden.
- **KALTER KNIEGUSS:** Führen Sie den Wasserstrahl vom rechten kleinen Zeh an der Außenseite des Beins bis eine Handbreit übers Knie, etwa 5 bis 10 Sekunden verharren und das Wasser über die Beinmitte nach unten laufen lassen. Dann den Strahl an der Innenseite des Beins nach unten führen. Dasselbe mit dem linken Bein machen und zum Schluss beide Fußsohlen – wieder rechts beginnend – umspülen. Nicht abtrocknen, sondern das Wasser nur abstreifen und anziehen oder durch Bewegung für Erwärmung sorgen. Am besten gleich morgens, nachdem Sie aus dem Bett sind, oder als Abschluss nach der morgendlichen Dusche.
- **KALTER SCHENKELGUSS:** Dieser Guss ist sozusagen die Verlängerung des Kniegusses bis zu den Pobacken. Sie können natürlich alternativ oder ergänzend auch einen kalten Arm- oder Gesichtsguss wählen.

Mehr dazu lesen Sie auf S. 32 f.

HERBST:
Mit Ashwagandha Stress abbauen

In diesem Buch ist immer wieder von den krank machenden Folgen die Rede, die lang anhaltender belastender Stress verursacht. Es gibt viele Gegenmittel wie Bewegung, Meditation oder Lachen. Ein ganz besonderes Anti-Stress-Medikament kommt aus dem asiatischen Raum und heißt »Ashwagandha« (»Schlafbeere«, Withania somnifera). Im Ayurveda gehört dieses Mittel wegen seiner verjüngenden und stärkenden Eigenschaften zu den wichtigsten Arzneien. Eine Besonderheit hat diese Pflanzenarznei in Bezug auf Stress: Sie macht uns widerstandsfähiger gegen (zu) hohe Anforderungen. Deshalb empfehle ich Ihnen für den Herbst eine Ashwagandha-Kur, damit Sie für stressige Zeiten gerüstet sind. Die Kur sollte 8 Wochen dauern.

ACHTUNG

Menschen mit Schilddrüsenfunktionsstörungen, psychischen Störungen und Autoimmunerkrankungen sollten vor der Einnahme einen naturheilkundlich orientierten Arzt konsultieren.

ANLEITUNG

Viele werden von Ashwagandha noch nie etwas gehört haben und fragen sich: »Wo bekommt man das Zeug?« Ganz einfach: über Ihre Apotheke, im Reformhaus oder Bioladen. Sie können das Mittel in Form von Kapseln, Pulver oder gepresst als Tabletten einnehmen. Vom Pulver nimmt man etwa 3 Gramm täglich in Saft, Wasser oder Milch ein. Zusätzlich gibt es Wurzelextrakte, deren Gehalt mit mindestens 5 Prozent des Hauptwirkstoffes Withanolid angegeben sein sollte, die Einnahme erfolgt nach Packungsbeilage. Die Umstimmung des Körpers kann ein wenig dauern. Mein Favorit ist »Die etwas andere Schlafmilch«. Alle Zutaten wirken beruhigend und schlaffördernd. Die Milch circa 30 Minuten vor dem Schlafengehen trinken:

ZUTATEN

Für 1 Person

- 250 ml (Pflanzen-)Milch
- 1 TL Ashwagandha
- 1 Msp. geriebene Muskatnuss
- 1 Prise Zimt
- 1 TL Honig

ZUBEREITUNG

Die Milch erwärmen (nicht kochen), Ashwagandha und die Gewürze dazugeben. Leicht rühren, damit nichts anbrennt. Vom Feuer nehmen und auf Trinktemperatur abkühlen lassen. Jetzt den Honig unterrühren und schlückchenweise trinken. Gute Nacht!

Mehr dazu lesen Sie auf S. 90 ff.

WINTER:
Mit Kurkuma Entzündungen bekämpfen

Ob Husten, Schnupfen, Arteriosklerose, Arthrose oder Diabetes – überall sind Entzündungen im Spiel. Und da hat Kurkuma so einiges an antiinflammatorischer Kraft zu bieten. Als gesichert gelten heute Erkenntnisse, dass Kurkuma die Gefäße vor Arteriosklerose schützt, Schmerzen ähnlich gut wie gängige Schmerzmittel lindert, erhöhte Cholesterinwerte senkt und sogar bei schweren Depressionen Wirkung zeigt. Auch bei der Bekämpfung von Krebs kann Kurkuma eine wichtige Rolle spielen.
Bisher konnten über 600 Heilstoffe identifiziert werden. Die wichtigsten sind die sekundären Pflanzenstoffe Curcumin und Turmeron. Sie haben eine starke antioxidative und damit auch antientzündliche Wirkung. Ich habe für meine Rezeptur »Goldene Milch« Kurkuma mit dem ebenfalls antientzündlich wirkenden Honig und weiteren heilsamen Gewürzen kombiniert, sodass eine supergesunde Paste entstanden ist, die Sie nur noch mit warmer Milch, Pflanzenmilch oder Kakao aufgießen müssen, und schon haben Sie alles zusammen für eine perfekte Kurkumakur.
Die Kur sollte 10 Tage dauern (wenn's Ihnen schmeckt, gleich die nächsten 10 Tage anschließen).

ZUTATEN

Für 1 Person (reicht für 10 Tage)

- 200 g flüssiger Honig
- 50 g Kurkuma (20 leicht gehäufte TL)
- 1 TL Muskat
- 3 TL Zimt
- 2 TL Ingwerpulver (optional auch frisch geriebener Ingwer)
- ½ TL Pfeffer
- 2 EL Leinöl

ZUBEREITUNG UND ANWENDUNG

Alles einfach miteinander verrühren, und fertig ist die Supermedizin.
Geben Sie davon jeden Tag 1 EL (25 Gramm) in eine warme Tasse (Hafer-)Milch. Umrühren und einfach genießen. Bitte nicht in heiße Milch einrühren, da sonst die heilsamen Stoffe im Honig zerstört werden, auch das gesunde Leinöl verträgt keine Hitze.

Mehr dazu lesen Sie auf S. 70 f.

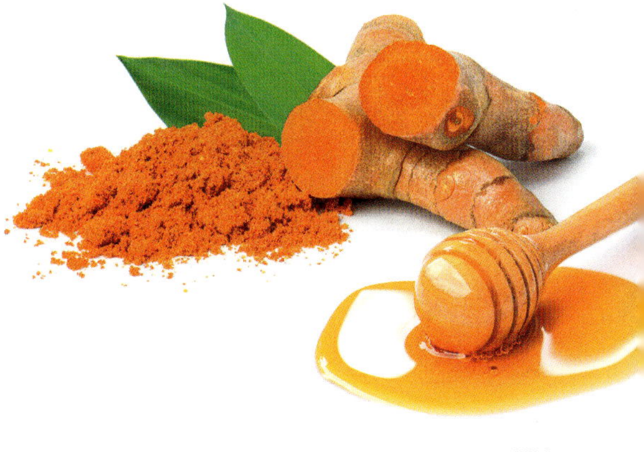

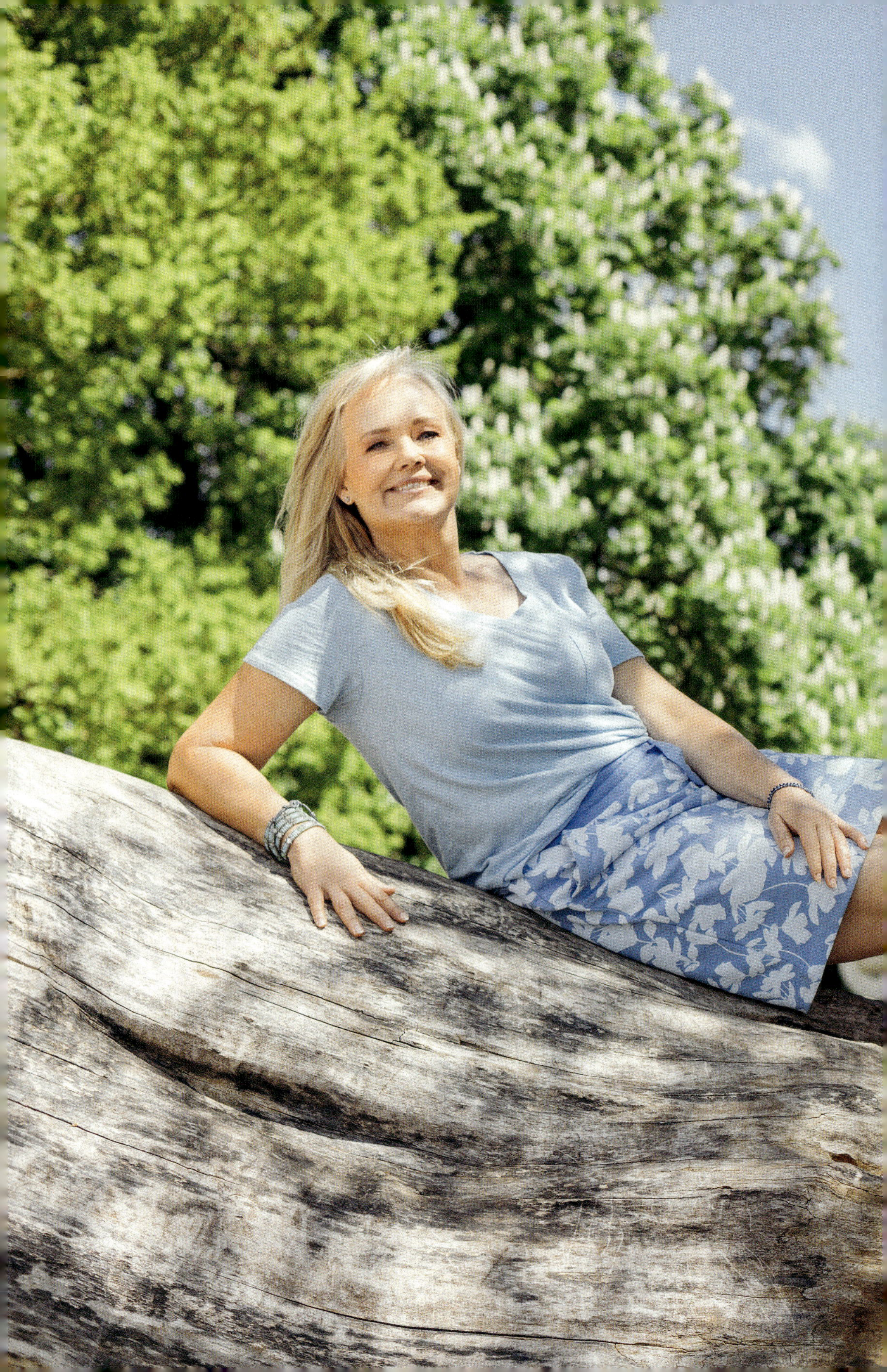

ANHANG

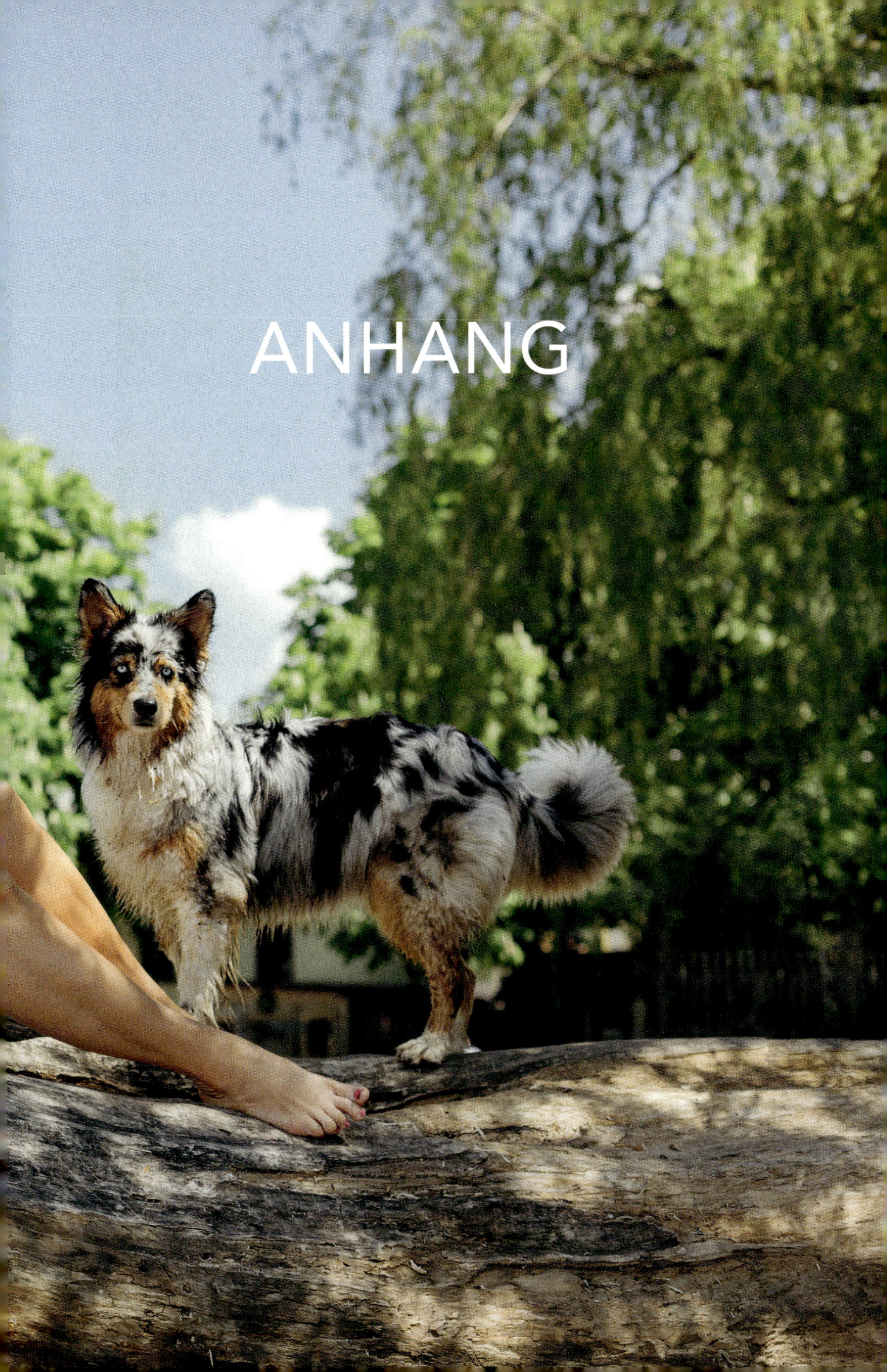

LITERATUR

Hier finden Sie alle wissenschaftlichen Studien, auf die sich das Buch bezieht, auch jene, die in den Rubriken »EXTRA« sowie »WOW!« erwähnt werden. Einige wenige Studien sind im Internet nur als Abstract einsehbar oder müssten für den normalen Nutzer käuflich erworben werden. Ich habe alle Studien als Volltext (teilweise als PDF), eine in Buchform (Galphimia glauca) vorliegen. Herzlichen Dank an den Kneipp-Bund und die Carstens-Stiftung, die mir ebenfalls einige Studien im Volltext zur Verfügung gestellt haben.

Wundertüte Mensch

Bryson, Bill: *Eine kurze Geschichte des menschlichen Körpers*, Goldmann, 1. Auflage 2020

Enders, Giulia: *Darm mit Charme*, Ullstein, 9. Auflage 2014

Schaal, Steffen, Konrad Kunsch und Steffen Kunsch: *Der Mensch in Zahlen*, Springer Spektrum, 4. Auflage 2015

Spork, Peter: *Gesundheit ist kein Zufall*, dva, 3. Auflage 2017

Die drei Unzertrennlichen: Körper, Geist und Seele

Cacioppo, John T., und Stephanie Cacioppo: Social Relationships and Health: The Toxic Effects of Perceived Social Isolation, *Social and Personality Psychology Compass*, 8 (2), 2014: 58–72, doi:10.1111/spc3.12087 (Soziale Beziehungen und Gesundheit: Die toxischen Auswirkungen der empfundenen sozialen Isolation)

Gouin, Jean-Philippe, und Janice K. Kiecolt-Glaser: The impact of psychological stress on wound healing: methods and mechanisms, *Immunology and Allergy Clinics of North America* 31 (1), 2011: 81–93, doi:10.1016/j. iac.2010.09.010 (Der Einfluss von psychischem Stress auf die Wundheilung: Methoden und Mechanismen)

Dettmer, Philipp: *Immun – Alles über das faszinierende System, das uns am Leben erhält*, Ullstein extra 2021

Marucha, Philip T., Janice K. Kiecolt-Glaser und Mehrdad Favagehi: Mucosal Wound Healing Is Impaired by Examination Stress, *Psychosomatic Medicine* 60 (3), 1998: 362–365, https://doi.org/10.1097/00006842-199805000-00025, Zugriff am 7.5.2022

Valtorta, Nicole. K., Mona Kanaan, Simon Gilbody und Barbara Hanratty: Loneliness, social isolation and risk of cardiovascular disease in the English Longitudinal Study of Ageing. *European Journal of Preventive Cardiology*, 25 (13), 2018: 1387–1396, https://doi.org/10.1177/2047487318792696, Zugriff am 10.5.2022 (Einsamkeit und soziale Isolation als Risikofaktoren für koronare Herzkrankheit und Schlaganfall: systematische Überprüfung und Meta-Analyse von longitudinalen Beobachtungsstudien)

Gesund mit der Heilkraft der Natur

Bunt essen hält das Gehirn fit

Gehirn: Yeh, Tian-Shin, Changzheng Yuan, Alberto Ascherio et al.: Long-term Dietary Flavonoid Intake and Subjective Cognitive Decline in US Men and Women, *Neurology*, 97 (10), 2021: e1041–e1056, https://doi.org/10.1212/WNL.0000000000012454, Zugriff am 10.5.2022, **Studie 1** (Langfristige Aufnahme von Flavonoiden über die Nahrung und subjektiver kognitiver Verfall bei Männern und Frauen in den USA)

Herz- und Krebsschutz: Bondonno, Nicola P., Frederik Dalgaard, Cecilie Kyrø et al.: Flavonoid intake is associated with lower mortality in the Danish Diet Cancer and Health Cohort. *Nature Communications*, 10 (1), 2019: Artikel 3651, https://doi.org/10.1038/s41467-019-11622-x, Zugriff am 10.5.2022 (Die Flavonoidaufnahme ist mit einer niedrigeren Mortalität verbunden, dänische Erhebung zu Krebs und Gesundheit)

Kalte Güsse gegen Bluthochdruck

Blutdruck: Jacob, Eva M., und Eberhard Volger: Blood pressure lowering by hydrotherapy: A randomised controlled trial in mild to moderate hypertension. *Physikalische Medizin, Rehabilitationsmedizin, Kurortmedizin*, 19 (3), 2009: 162–168, doi: 10.1055/s-0029-1202769, https://www.kneippaerztebund.de/fileadmin/user_upload/pdf/ausbildung/, Zugriff am 10.5.2022. **Studie 2**
(Blutdrucksenkung durch Hydrotherapie: eine randomisierte, kontrollierte Studie bei leichter bis mittelschwerer Hypertonie)

Leinöl: Kuhnt, Katrin: *Leinöl statt Fischöl?*, UGB Forum 6/14, https://www.ugb.de/ernaehrungsberatung/omega-3-fettsaeuren/druckansicht.pdf, Zugriff am 10.5.2022

Stress: Inoue, Kosuke, Tamara Horwich, Roshni Bhatnagar et al.: Urinary Stress Hormones, Hypertension, and Cardiovascular Events: The Multi-Ethnic Study of Atherosclerosis. *Hypertension* 78 (5), 2021: 1640–1647, https://doi.org/10.1161/HYPERTENSIONAHA.121.17618, Zugriff am 10.5.2022
(Harnstresshormone, Bluthochdruck und kardiovaskuläre Ereignisse: eine multiethnische Studie zur Atherosklerose)

Äpfel senken die Blutfettwerte

Lungenfunktion: Garcia-Larsen, Vanessa, James F. Potts, Ernst R. Omenaas et al.: Dietary antioxidants and 10-year lung function decline in adults from the ECRHS survey, *European Respiratory Journal*, 50 (6), 2017, Artikel 1602286, doi: 10.1183/13993003.02286-2016
(Nahrungs-Antioxidanzien und zehnjähriger Rückgang der Lungenfunktion bei Erwachsenen aus der ECRHS-Erhebung)

Statine: Briggs, Adam, Anja Mizdrak und Peter Scarborough: A statin a day keeps the doctor away: Comparative proverb assessment modelling study, *British Medical Journal* 2347:f7267, 2013, doi: 10.1136/bmj.f7267, **Studie 3**
(Ein Statin pro Tag hält den Arzt fern: vergleichende »Sprichwortbewertungsmodellierungsstudie«)

Wechseljahre: Chai, Sheau C., Shirin Hooshmand, Raz L. Saadat et al.: Daily apple versus dried plum: impact on cardiovascular disease risk factors in postmenopausal women, *Journal of the Academy of Nutrition and Dietetics*, 112 (8), 2012: 1158–1168, https://doi.org/10.1016/j.jand.2012.05.005, Zugriff am 10.5.2022, **Studie 4**
(Täglicher Apfel versus getrocknete Pflaume: Auswirkungen auf kardiovaskuläre Risikofaktoren bei postmenopausalen Frauen)

Blutegel: Tierisch gute Medizin gegen Schmerzen

Plastische Chirurgie: Knobloch, Karsten, Andreas Gohritz, Kay H. Busch et al.: Hirudo medicinalis-leech applications in plastic and reconstructive microsurgery – A literature review, *Handchirurgie Mikrochirurgie Plastische Chirurgie*, 39 (2), 2007: 103–107, doi: 10.1055/s-2007-965138

(Hirudo-medicinalis-Anwendungen in der plastischen und rekonstruktiven Mikrochirurgie – eine Literaturübersicht)

ORF/Methode aus der Antike: Blutegel im AKH (Allgemeines Krankenhaus), https://wien.orf.at/v2/news/stories/2945272/, Zugriff am 10.5.2022

Rückenschmerzen: Hohmann, Christoph-Daniel, Rainer Stange, Andreas Michalsen et al.: The Effectiveness of Leech Therapy in Chronic Low Back Pain, *Deutsches Ärzteblatt International*, 115 (47), 2018: 785–792, 69, doi:10.3238/arztebl.2018.0785, **Studie 5**
(Die Wirksamkeit der Blutegeltherapie bei chronischen unteren Rückenschmerzen)

Drei Jahre jünger in acht Wochen

Bewegung: Ren, Hua, Veronica Collins, Sandy Clarke et al.: Epigenetic changes in response to tai chi practice: a pilot investigation of DNA methylation marks, *Evidenzbasierte Komplementär- und Alternativmedizin: eCAM*, 2012: Artikel 841810, https://doi.org/10.1155/2012/841810, Zugriff am 10.5.2020
(Epigenetische Veränderungen als Reaktion auf die Tai-Chi-Praxis: eine Pilotuntersuchung von DNA-Methylierungsmarkierungen)

White, Alexandra J., Dale P. Sandler, Sophia C. Bolick et al.: Recreational and household physical activity at different time points and DNA global methylation, *European Journal of Cancer,* 49 (9), 2013: 2199–2206, https://doi.org/10.1016/j.ejca.2013.02.013, Zugriff am 10.5.2022
(Freizeit- und Haushaltsphysioaktivität zu verschiedenen Zeitpunkten und globale DNA-Methylierung)

Ernährung: Gille, Doreen, und Guy Vergères: Nutri-Epigenetik: Der Zusammenhang zwischen Ernährung und Genetik. *Schweizerische Zeitschrift für Ernährungsmedizin*, 3, 2016: 9–13, https://www.rosenfluh.ch/ernaehrungsmedizin-2016-03/nutri-epigenetik-der-zusammenhang-zwischen-ernaehrung-und-genetik, Zugriff am 13.5.2022

Grüner Tee: Überblick der Carstens-Stiftung zu verschiedenen Studien: https://www.carstens-stiftung.de/artikel/gruener-tee-zur-praevention-von-herz-kreislauf-erkrankungen.html, Zugriff am 13.5.2022

Sumpio, Bauer, E., Alfredo C. Cordova, David W. Berke-Schlessel et al.: Green Tea, the »Asian Paradox«, and Cardiovascular Disease, *Journal of the American College of Surgeons,* 202 (5), 2006: 813–825, doi:10.1016/j.jamcollsurg.2006.01.018

Lebensstil: Fitzgerald, Kara N., et al.: Potential reversal of epigenetic age using a diet and lifestyle intervention: a pilot randomized clinical trial, *Aging*, 13 (7), 2021: 9419–9432, doi:10.18632/aging.20291, www.drkarafitzgerald.com, **Studie 6**
(Mögliche Umkehrung des epigenetischen Alters mit einer Diät- und Lebensstilintervention: eine randomisierte klinische Pilotstudie)

Stress: Zannas, Anthony S., et al.: Lifetime stress accelerates epigenetic aging in an urban, African American cohort: relevance of glucocorticoid signaling, *Genome biology,* 19 (1), 2018, Artikel 61, https://doi.org/10.1186/s13059-018-1441-1, Zugriff am 10.5.2020
(Lebenszeitstress beschleunigt die epigenetische Alterung in einer städtischen afroamerikanischen Kohorte: Relevanz der Glukokortikoid-Signalisierung)

Zwillingsstudie: Peng, Hexiang, Wenjing Gao, Weihua Cao et al.: Combined healthy lifestyle score and risk of epigenetic aging:

a discordant monozygotic twin study, *Aging*, 13 (10), 2021: 14039–14052, https://doi.org/10.18632/aging.203022, Zugriff am 11.5.2022
(Kombinierter gesunder Lebensstil-Score und Risiko für epigenetisches Altern: eine disharmonische monozygote Zwillingsstudie)

Ein erfülltes Leben schützt vor Alzheimer

Alzheimer: Boyle, Patricia, Aron S. Buchman, Robert S. Wilson et al.: Effect of purpose in life on the relation between Alzheimer disease pathologic changes on cognitive function in advanced age, *Archives of General Psychiatry*, 69 (5), 2012: 499–505, https://doi.org/10.1001/archgenpsychiatry.2011.1487, Zugriff am 11.5.2022, **Studie 7**
(Wirkung des Lebenszwecks auf die Beziehung zwischen pathologischen Veränderungen der Alzheimer-Krankheit auf die kognitive Funktion im fortgeschrittenen Alter)

Kim, Eric. S., Laura D. Kubzansky, Jackie Soo und Julia K. Boehm: Maintaining: Healthy Behavior: a Prospective Study of Psychological Well-Being and Physical Activity, *Annals of Behavioral Medicine: a Publication of the Society of Behavioral Medicine*, 51 (3), 2017: 337–347, https://doi.org/10.1007/s12160-016-9856-y, Zugriff am 11.5.2022
(Aufrechterhaltung eines gesunden Verhaltens: eine prospektive Studie über psychisches Wohlbefinden und körperliche Aktivität)

Entzündungen: Lucas, Sian M., Nancy J. Rothwell und Rosemary M. Gibson: The role of inflammation in CNS injury and disease, *British Journal of Pharmacology*, 147 (1), 2006: 232–240, https://doi.org/10.1038/sj.bjp.0706400, Zugriff am 11.5.2022
(Die Rolle der Entzündung bei ZNS-Verletzungen und -Krankheiten)

Griechischer Bergtee: siehe https://www.alzheimer-forschung.de/aktuelles/meldung/abtransport-von-alzheimer-eiweiss-mit-heilpflanzen-aktivieren-im-gespraech-mit-prof-jens-pahnke/, https://de. sideritis.info, Zugriff am 11.5.2022

Herz-Kreislauf-System: Kim, Eric S., Jennifer K. Sun, Nansook Park und Christopher Peterson: Purpose in life and reduced incidence of stroke in older adults: »The Health and Retirement Study«, *Journal of Psychosomatic Research*, 74 (5), 2013: 427–432, https://doi.org/10.1016/j.jpsychores.2013.01.013, Zugriff am 11.5.2022
(Lebenszweck und reduzierte Häufigkeit von Schlaganfall bei älteren Erwachsenen)

Kim, Eric S., Laura D. Kubzansky, Jennifer K. Sun et al.: Purpose in life and reduced risk of myocardial infarction among older U.S. adults with coronary heart disease: a two-year follow-up. *Journal of Behavioral Medicine*, 36 (2), 2013: 124–133, https://doi.org/10.1007/s10865-012-9406-4, Zugriff am 11.5.2022
(Zweck im Leben und reduziertes Risiko eines Myokardinfarkts bei älteren Erwachsenen in den USA mit koronarer Herzkrankheit: eine zweijährige Nachbeobachtung)

Traumhaft schlafen mit Lavendel

Angst: Woelk, Helmut, und Sandra Schläfke: A multi-center, double-blind, randomised study of the Lavender oil preparation Silexan in comparison to Lorazepam for generalized anxiety disorder, *Phytomedicine: International Journal of Phytotherapy*

and Phytopharmacology, 17 (2), 2010: 94–99, https://doi.org/10.1016/j.phymed.2009.10.006, Zugriff am 11.5.2022
(Eine multizentrische, doppelblinde, randomisierte Studie des Lavendelöl-Präparats Silexan im Vergleich zu Lorazepam bei generalisierter Angststörung)

Kang, Hyun-Ju, et al.: How Strong is the Evidence for the Anxiolytic Efficacy of Lavender?: Systematic Review and Meta-analysis of Randomized Controlled Trials, *Asian nursing research*, 13 (5), 2019: 295–305, https://doi.org/10.1016/j.anr.2019.11.003, Zugriff am 11.5.2022
(Wie stark ist die Evidenz für die anxiolytische Wirksamkeit von Lavendel? Systematische Überprüfung und Meta-Analyse von randomisierten kontrollierten Studien)

Aromatherapie in der Pflege: siehe https://www.gesundheitsstadt-berlin.de/aromatherapie-unterstuetzt-pflege-12443, Zugriff am 11.5.2022

Schlaf: Cheong, Moon. J., Sungchul Kim, Jee Su Kim et al.: A systematic literature review and meta-analysis of the clinical effects of aroma inhalation therapy on sleep problems, Medicine 100 (9), 2021: e24652, https://doi.org/10.1097/MD.0000000000024652, Zugriff am 11.5.2022, **Studie 8**
(Eine systematische Literatur-Recherche und Meta-Analyse der klinischen Auswirkungen der Aromainhalationstherapie auf Schlafprobleme)

Schmerzlinderung: Lakhan, Shaheen E., Heather Sheafer und Deborah Tepper: The Effectiveness of Aromatherapy in Reducing Pain: A Systematic Review and Meta-Analysis, *Pain Research and Treatment,* 2016: Artikel 8158693, https://doi.org/10.1155/2016/8158693, Zugriff am 15.5.2022
(Die Wirksamkeit der Aromatherapie bei der Schmerzlinderung: eine systematische Überprüfung und Meta-Analyse.)

Eine exotische Pflanze hilft bei Heuschnupfen

Angst: Romero-Cerecero, Ofelia, Ana Laura Islas-Garduño, Alejandro Zamilpa et al.: Galphimine-B Standardized Extract versus Alprazolam in Patients with Generalized Anxiety Disorder: A Ten-Week, Double-Blind, Randomized Clinical Trial, *BioMed Research International*, 2019: Artikel 037036, https://doi.org/10.1155/2019/1037036, Zugriff am 13.5.2022
(Galphimin-B-standardisierter Extrakt versus Alprazolam bei Patienten mit generalisierter Angststörung: eine zehnwöchige, doppelblinde, randomisierte klinische Studie)

Dahler, Jörn, Christoph Schnegg, Michael Teut und die Arbeitsgruppe Homöopathische Arzneimittelprüfungen des Altwilseder Forums für Homöopathie: »Wie unter Tranquilizern« – Galphimia glauca, ein Antiallergikum wird spezifisch, *Allgemeine Homöopathische Zeitung*, 254 (2), 2009: 22–27, doi: 10.1055/s-0029-1213504

Heuschnupfen: Lüdtke, Rainer, und Markus Wiesenauer: A meta-analysis of homeopathic treatment of pollinosis with Galphimia glauca, *Wiener medizinische Wochenschrift* (1946), 147 (14), 1997: 323–327
(Eine Meta-Analyse der homöopathischen Behandlung der Pollinosis mit Galphimia glauca)

Teut, Michael, Jörn Dahler, Christoph Schnegg et al.: *Galphimia glauca – Die homöopathische Arzneimittelprüfung*, KVC Verlag, 2009, **Studie 9**

Essen gegen Depressionen

Depressionen: Jacka, Felice N., Adrienne O'Neil, Rachelle Opie et al.: A randomised controlled trial of dietary improvement for adults with major depression (the SMILES trial), *BMC Medicine*, 15, 2017, Artikel 23, https://doi.org/10.1186/s12916-017-0791-y, Zugriff am 11.5.2022, **Studie 10** (Eine randomisierte, kontrollierte Studie zur Verbesserung der Ernährung bei Erwachsenen mit schweren Depressionen, die SMILES-Studie)

Bastiaanssen, Thomaz F., Caitlin S. Cowan, Marcus J. Claesson et al.: Making Sense of … the Microbiome in Psychiatry, *The International Journal of Neuropsychopharmacology*, 22 (1), 2019: 37–52, https://doi.org/10.1093/ijnp/pyy067, Zugriff am 11.5.2022

Genom/Mikrobiom: Wibowo, Marsha C., Zen Yang, Maxime Borry et al.: Reconstruction of ancient microbial genomes from the human gut, *Nature* 594, 2021: 234–239, https://doi.org/10.1038/s41586-021-03532-0, Zugriff am 11.5.2022 (Rekonstruktion alter mikrobieller Genome aus dem menschlichen Darm)

Mit Kurkuma Diabetes bekämpfen

Depressionen: Lopresti, Adrian L., und Peter D. Drummond: Efficacy of curcumin, and a saffron/curcumin combination for the treatment of major depression: A randomised, double-blind, placebo-controlled study, *Journal of Affective Disorders*, 207, 2017: 188–196, https://doi.org/10.1016/j.jad.2016.09.047, Zugriff am 11.5.2022 (Wirksamkeit von Curcumin und eine Safran/Curcumin-Kombination zur Behandlung schwerer Depressionen: eine randomisierte, doppelblinde, placebokontrollierte Studie)

Diabetes: Chuengsamarn, Somlak, Suthee Rattanamongkolgul, Rataya Luechapudiporn et al.: Curcumin Extract for Prevention of Type 2 Diabetes, *Diabetes Care* 35 (11), 2012: 2121–2127, https://doi.org/10.2337/dc12-0116, Zugriff am 11.5.2022, **Studie 11** (Curcumin-Extrakt zur Vorbeugung von Typ-2-Diabetes)

Keßler, Christian: Ayurveda bei Diabetes mellitus, *Erfahrungsheilkunde* 57 (1), 2008: 28–33, doi: 10.1055/s-2008-1044008

Deutsche Diabetes Gesellschaft (DDG) und diabetesDE – Deutsche Diabetes-Hilfe: »Deutscher Gesundheitsbericht Diabetes 2022, Bestandsaufnahme«, https://www.deutsche-diabetes-gesellschaft.de/politik/veroeffentlichungen/gesundheitsbericht, Zugriff am 10.5.2022

Kleine Gefäße: Appendino, Giovanni, Gianni Belcaro, Umberto Cornelli et al.: Potential role of curcumin phytosome (Meriva) in controlling the evolution of diabetic microangiopathy. A pilot study, *Panminerva medica*, 53 (3, 1), 2011: 43–49 (Mögliche Rolle des Curcumin-Phytosoms [Meriva] bei der diabetischen Mikroangiopathie, eine Pilotstudie)

Krebs: Ravindran, Jayaraj, Sahdeo Prasad und Bharat B. Aggarwal: Curcumin and cancer cells: how many ways can curry kill tumor cells selectively?, *The AAPS Journal*, 11 (3), 2009: 495–510, https://doi.org/10.1208/s12248-009-9128-x, Zugriff am 11.5.2022 (Curcumin und Krebszellen: Auf wie vielen Wegen kann Curry Tumorzellen selektiv abtöten?)

Bose, Sayantan, Abir Kumar Panda, Shravanti Mukherjee und Gaurisankar Sa: Curcumin and tumor immune-editing: resurrecting the immune system, *Cell division*, 10 (6), 2015, https://doi.org/10.1186/s13008-015-0012-z, Zugriff am 11.5.2022

(Curcumin und die Antwort des Immunsystems: Wiederbelebung des Immunsystems)

Überblick, wissenschaftliche Erkenntnisse: Chrubaik-Hausmann, Sigrun, Bereich Phytotherapie im Institut für Rechtsmedizin der Universität Freiburg im Breisgau: »Kurkuma«, 2015, https://www.curcumin-als-pharmakon.info/attachment/2-chubrasik-hausmann-kurkuma-wissenschaftliche-zusammenfassung-2015-pdf, Zugriff am 13.5.2022

Schröpfen gegen Nackenschmerzen

Karpaltunnelsyndrom: Michalsen, Andreas, Silke Bock, Rainer Lüdtke et al.: Effects of traditional cupping therapy in patients with carpal tunnel syndrome: a randomized controlled trial, *The Journal of Pain*, 10 (6), 2009: 601–608, https://doi.org/10.1016/j.jpain.2008.12.013, Zugriff am 11.5.2022 (Wirkungen der traditionellen Schröpftherapie bei Patienten mit Karpaltunnelsyndrom: eine randomisierte kontrollierte Studie)

Nackenschmerzen: Lauche, Romy, Holger Cramer, Kyung-Eun Choi et al.: The influence of a series of five dry cupping treatments on pain and mechanical thresholds in patients with chronic non-specific neck pain – a randomised controlled pilot study, *BMC Complementary and Alternative Medicine*, 11, 2011, Artikel 63, https://doi.org/10.1186/1472-6882-11-63, Zugriff am 11.5.2022, **Studie 12 a** (Die Wirkung von traditionellem Schröpfen auf Schmerzen und mechanische Schwellenwerte bei Patienten mit chronischen unspezifischen Nackenschmerzen: eine randomisierte kontrollierte Pilotstudie)

Cramer, Holger, Romy Lauche, Claudia Hohmann et al.: Randomized controlled trial of pulsating cupping (pneumatic pulsation therapy) for chronic neck pain, *Forschende Komplementärmedizin*, 18 (6), 2011: 327–334, https://doi.org/10.1159/000335294, Zugriff am 11.5.2022, **Studie 12 b** (Randomisierte kontrollierte Studie mit pulsierendem Schröpfen (pneumatische Pulsationstherapie) bei chronischen Nackenschmerzen)

Lauche Romy, Holger Cramer, Claudia Hohmann et al.: The effect of traditional cupping on pain and mechanical thresholds in patients with chronic non-specific neck pain – a randomised controlled pilot study, *Evidence-based Complementary and Alternative Medicine: eCAM*, 2012, 2012, Artikel 429718, https://doi.org/10.1155/2012/429718, Zugriff am 11.5.2022, **Studie 12 c** (Die Wirkung des traditionellen Schröpfens [blutig] auf Schmerzen und mechanische Schwellen bei Patienten mit chronischen unspezifischen Nackenschmerzen: eine randomisierte kontrollierte Pilotstudie)

Besser durch die Wechseljahre mit Wasseranwendungen

Kneipp, allgemein: Stier-Jarmer, Marita, Veronica Throner, Michaela Kirschneck et al.: Effects of Kneipp Therapy: A Systematic Review of Current Scientific Evidence (2000–2019), *Complementary Medicine Research*, 28 (2), 2021: 146–159, https://doi.org/10.1159/000510452, Zugriff am 11.5.2022 (Effekte der Kneipp-Therapie: eine systematische Review der aktuellen wissenschaftlichen Erkenntnisse [2000–2019])

Wechseljahre: Ortiz, Miriam: Evaluation der Wirksamkeit Kneippscher Hydrotherapie im ambulanten Setting bei menopausalen Beschwerden – eine randomisierte, klinische Pilotstudie, Klinik für Allgemeinmedizin, Naturheilkunde und Psychosomatik der Medizinischen Fakultät Charité – Universitätsmedizin Berlin, 2009, https://refubium.fu-berlin.de/handle/fub188/10975, Zugriff am 11.5.2022, **Studie 13**

Mit Meditation dem Glaukom Paroli bieten

Meditation: Dada, Tanuj, Deepti Mittal, Kuldeep Mohanty et al.: Mindfulness Meditation Reduces Intraocular Pressure, Lowers Stress Biomarkers and Modulates Gene Expression in Glaucoma: A Randomized Controlled Trial, *Journal of Glaucoma*, 27 (12), 2018: 1061–1067, https://doi.org/10.1097/IJG.0000000000001088, Zugriff am 11.5.2022, **Studie 14**
(Achtsamkeitsmeditation reduziert den Augeninnendruck, senkt Stress-Biomarker und moduliert die Genexpression bei Glaukom)

Stress: Sabel, Bernhard A., Jiaqi Wang, Lizbeth Cárdenas-Morales et al.: Mental stress as consequence and cause of vision loss: the dawn of psychosomatic ophthalmology for preventive and personalized medicine, *The EPMA Journal*, 9 (2), 2018: 133–160, https://doi.org/10.1007/s13167-018-0136-8, Zugriff am 11.5.2022
(Psychische Belastung als Folge und Ursache des Sehverlustes: der Beginn der psychosomatischen Augenheilkunde für präventive und personalisierte Medizin)

Wenn Stress aufs Auge schlägt: *Forschung & Lehre,* 8.10.2018, https://www.forschung-und-lehre.de/forschung/wenn-stress-aufs-auge-schlaegt-833, Zugriff am 12.5.2022

Ayurvedische Superpflanze gegen Stress

Angst: Salve, Jaysing, Sucheta Pate, Khokan Debnath et al.: Adaptogenic and Anxiolytic Effects of Ashwagandha Root Extract in Healthy Adults: A Double-blind, Randomized, Placebo-controlled Clinical Study, *Cureus*, 11 (12), 2019: e6466, doi:10.7759/cureus.6466
(Adaptogene und anxiolytische Wirkungen von Ashwagandha-Wurzelextrakt bei gesunden Erwachsenen: eine doppelblinde, randomisierte, placebokontrollierte klinische Studie)

Stress: Chandrasekhar, K., Jyoti Kapoor und Sridhar Anishetty: A prospective, randomized double-blind, placebo-controlled study of safety and efficacy of a high-concentration full-spectrum extract of ashwagandha root in reducing stress and anxiety in adults, *Indian Journal of Psychological Medicine*, 34 (3), 2012: 255–262, https://doi.org/10.4103/0253-7176.106022, Zugriff am 11.5.2022, **Studie 15**
(Eine prospektive, randomisierte, doppelblinde, placebokontrollierte Studie zur Sicherheit und Wirksamkeit eines hochkonzentrierten Vollspektrumextrakts aus der *Ashwagandha-Wurzel bei der* Verringerung von Stress und Angstzuständen bei Erwachsenen)

Verjüngung: Singh, Narendra, Mohit Bhalla, Prashanti de Jager und Marilena Gilca: An overview on ashwagandha: A Rasayana (rejuvenator) of Ayurveda, *African Journal of Traditional, Complementary and Alternative Medicines: AJTCAM*, 8 (5), 2011: 208–213, https://doi.org/10.4314/ajtcam.v8i5S.9, Zugriff am 11.5.2022
(Ein Überblick über Ashwagandha: ein Rasayana [Verjüngungsmittel] des Ayurveda)

Mukherjee, Pulok K., Subhadip Banerjee, Sayan Biswas et al.: Withania somnifera (L.) Dunal – Modern perspectives of an ancient Rasayana from Ayurveda, *Journal of Ethnopharmacology*, 264, 2021, Artikel 113157, https://doi.org/10.1016/j.jep.2020.113157, Zugriff am 11.5.2022 (*Withania somnifera* [L.] Dunal – moderne Perspektiven eines alten Rasayana aus dem Ayurveda)

Lopresti, Adrian L., Peter D. Drummond und Stephen J. Smith: A Randomized, Double-Blind, Placebo-Controlled, Crossover Study Examining the Hormonal and Vitality Effects of Ashwagandha (Withania somnifera) in Aging, Overweight Males, *American Journal of Men's Health*, 13 (2), 2019, 1557988319835985, https://doi.org/10.1177/1557988319835985, Zugriff am 11.5.2022 (Eine randomisierte, doppelblinde, placebokontrollierte Crossover-Studie, welche die hormonellen und vitalen Wirkungen von Ashwagandha [Withania somnifera] bei alternden, übergewichtigen Männern untersucht)

Lachen, bis der Arzt (nicht) kommt

Allgemeiner Überblick: van der Wal, Natalie C., und Robin N. Kok: Laughter-inducing therapies: Systematic review and meta-analysis, *Social Science & Medicine*, 232, 2019: 473–488, https://doi.org/10.1016/j.socscimed.2019.02.018, Zugriff am 11.5.2022, **Studie 16** (Lach-induzierende Therapien: eine systematische Review und Meta-Analyse)

Angst: Hirosaki, Mayumi, Tetsuya Ohira, Mitsugu Kajiura et al.: Effects of a laughter and exercise program on physiological and psychological health among community-dwelling elderly in Japan: randomized controlled trial, *Geriatrics & Gerontology International*, 13 (1), 2013: 152–160, https://doi.org/10.1111/j.1447-0594.2012.00877.x, Zugriff am 11.5.2022 (Auswirkungen eines Lach- und Bewegungsprogramms auf die physiologische und psychische Gesundheit älterer Menschen in Japan: randomisierte, kontrollierte Studie)

Herz-Kreislauf: Hayashi, Kei, Ichiro Kawachi, Tetsuya Ohira, Katsunori Kondo et al.: Laughter is the Best Medicine? A Cross-Sectional Study of Cardiovascular Disease Among Older Japanese Adults, *Journal of Epidemiology*, 26 (10), 2016: 546–552, https://doi.org/10.2188/jea.JE20150196, Zugriff am 11.5.2022 (Lachen ist die beste Medizin? Eine Querschnittsstudie zu Herz-Kreislauf-Erkrankungen bei älteren japanischen Erwachsenen)

Schmerzen: Pérez-Aranda, Adrián, Jennifer Hofmann, Albert Feliu-Soler et al.: Laughing away the pain: A narrative review of humour, sense of humour and pain, *European Journal of Pain*, 23 (2) 2019: 220–233, https://doi.org/10.1002/ejp.1309, Zugriff am 11.5.2022 (Lachen über den Schmerz: ein narrativer Rückblick auf Humor, Sinn für Humor und Schmerz)

Senföle gegen Infekte, Diabetes und Krebs

Atemwegserkrankungen: Fintelmann, Volker, Uwe Albrecht, Gregor Schmitz und Jörg Schnitker: Efficacy and safety of a combination herbal medicinal product containing Tropaeoli majoris herba and Armoraciae rusticanae radix for the prophylactic treatment of patients with respiratory tract diseases: A randomised,

prospective, double-blind, placebo-controlled phase III trial, *Current Medical Research and Opinion*, 28 (11), 2012: 1799–1807, https://doi.org/10.1185/03007995.2012.742048, Zugriff am 12.5.2022, **Studie 17**
(Wirksamkeit und Sicherheit eines pflanzlichen Kombinationsarzneimittels, das Tropaeoli majoris herba und Armoraciae rusticanae radix zur prophylaktischen Behandlung von Patienten mit Atemwegserkrankungen enthält: eine randomisierte, prospektive, doppelblinde, placebokontrollierte Phase-III-Studie)

Diabetes: Guzmán-Pérez, Valentina, Christiane Bumke-Vogt, Monika Schreiner et al.: Benzylglucosinolate Derived Isothiocyanate from Tropaeolum majus Reduces Gluconeogenic Gene and Protein Expression in Human Cells, *PLOS ONE*, 11 (9), 2016: e0162397, https://doi.org/10.1371/journal.pone.0162397, Zugriff am 12.5.2022
(Benzylglucosinolat-abgeleitetes Isothiocyanat aus *Tropaeolum majus* reduziert die glukoneogene Gen- und Proteinexpression in menschlichen Zellen)

Krebs: Gupta, Parul, Stephen E. Wright, Sung-Hoon Kim und Sanjay K. Srivastava: Phenethyl isothiocyanate: A comprehensive review of anti-cancer mechanisms, *Biochimica et Biophysica Acta*, 1846 (2), 2014: 405–424, https://doi.org/10.1016/j.bbcan.2014.08.003, Zugriff am 12.5.2022
(Phenethylisothiocyanat: eine umfassende Überprüfung der Anti-Krebs-Mechanismen)

Überblick wissenschaftliche Erkenntnisse: Chrubasik-Hausmann, Sigrun, Bereich Phytotherapie im Institut für Rechtsmedizin der Universität Freiburg im Breisgau: »Kapuzinerkresse plus Meerrettichwurzel«, 2019, https://www.uniklinik-freiburg.de//fileadmin/mediapool/08_institute/rechtsmedizin/pdf/Kapuzinerkresse_Meerrettichwurzel.pdf, Zugriff am 13.5.2022

Multimedikament Bewegung

Alter: Paluch, Amanda E., Kelley Pettee Gabriel, Janet E. Fulton et al.: Steps per Day und All-Cause Mortality in Middle-aged Adults in the Coronary Artery Risk Development in Young Adults Study, *JAMA Network Open,* 4 (9), 2021: e2124516, https://doi.org/10.1001/jamanetworkopen.2021.24516, Zugriff am 12.5.2022, **Studie 18**
(Tägliche Schrittanzahl und Gesamtmortalität bei Erwachsenen mittleren Alters in der Koronararterien-Risikoentwicklung bei jungen Erwachsenen)

Erickson, Kirk I., Regina L. Leckie und Andrea M. Weinstein: Physical activity, fitness, and gray matter volume, *Neurobiology of Aging*, 35 (2), 2014: 20–28, https://doi.org/10.1016/j.neurobiolaging.2014.03.034, Zugriff am 12.5.2022
(Körperliche Aktivität, Fitness und graues Substanzvolumen)

Antientzündliche Wirkung: Vijay, Amrita, Afroditi Kouraki, Sameer Gohir et al.: The anti-inflammatory effect of bacterial short chain fatty acids is partially mediated by endocannabinoids, *Gut Microbes*, 13 (1), 2021: Artikel 1997559, https://doi.org/10.1080/19490976.2021.1997559, Zugriff am 12.5.2022
(Die entzündungshemmende Wirkung bakterieller kurzkettiger Fettsäuren wird teilweise durch Endocannabinoide vermittelt)

Depression: Brüchle, Wanja, Caroline Schwarzer, Christina Berns et al.: Physical Activity Reduces Clinical Symptoms and Restores Neuroplasticity in Major Depression, *Frontiers in Psychiatry*,12, 2021, Artikel 660642, https://doi.org/10.3389/fpsyt.2021.660642, Zugriff am 12.5.2022 (Körperliche Aktivität reduziert klinische Symptome und stellt die Neuroplastizität bei schweren Depressionen wieder her)

Herz-Kreislauf: Lee, Duck-Chul, Russell R. Pate, Carl J. Lavie et al.: Leisure-time running reduces all-cause and cardiovascular mortality risk, *Journal of the American College of Cardiology*, 64 (5), 2014: 472–481, https://doi.org/10.1016/j.jacc.2014.04.058, Zugriff am 12.5.2022 (Freizeit-Joggen reduziert das Sterblichkeitsrisiko insgesamt sowie die kardiovaskuläre Mortalität)

Immunsystem: Rumpf, Christoph, Sebastian Proschinger, Alexander Schenk et al.: The Effect of Acute Physical Exercise on NK-Cell Cytolytic Activity: A Systematic Review and Meta-Analysis, *Sportmedizin* 51, 2021: 519–530, https://doi.org/10.1007/s40279-020-01402-9, Zugriff am 12.5.2022 (Die Wirkung von akuter körperlicher Betätigung auf die zytolytische Aktivität von NK-Zellen: eine systematische Review und Meta-Analyse)

Fit und schön mit Kakao

Blutdruck: Hollenberg, Norman. K., Naomi D. Fisher und Marjorie L. McCullough: Flavanols, the Kuna, cocoa consumption, and nitric oxide, *Journal of the American Society of Hypertension* 3 (2), 2009: 105–112, https://doi.org/10.1016/j.jash.2008.11.001, Zugriff am 12.5.2022, **Studie 19** (Flavonole, die Kuna, Kakaokonsum und Stickstoffmonoxid)

Gedächtnis: Gratton, Gabriele, Samuel R. Weaver, Claire V. Burley et al.: Dietary flavanols improve cerebral cortical oxygenation and cognition in healthy adults, *Scientific Reports*, 10, 2020, Artikel 19409, https://doi.org/10.1038/s41598-020-76160-9, Zugriff am 12.5.2022, **Studie 20** (Diätetische Flavanole verbessern die zerebrale kortikale Sauerstoffversorgung und Kognition bei gesunden Erwachsenen)

Haut: Kim, Jong-Eun, Dasom Song, Junil Kim et al.: Oral Supplementation with Cocoa Extract Reduces UVB-Induced Wrinkles in Hairless Mouse Skin, *The Journal of Investigative Dermatology*, 136 (5), 2016: 1012–1021, https://doi.org/10.1016/j.jid.2015.11.032, Zugriff am 12.5.2022 (Orale Gabe von Ergänzungsmitteln mit Kakaoextrakt reduziert UVB-induzierte Falten in haarloser Maushaut)

Wassertreten stärkt das Immunsystem

Immunsystem: Albrecht, Hildegard: »Verbesserung der Immunregulation durch Anwendung einer Serie vierwöchigen Wassertretens nach Kneipp«, Universitätsklinik und Poliklinik für Orthopädie und Physikalische Medizin an der Martin-Luther-Universität Halle-Wittenberg, Sektion Physikalische und Rehabilitative Medizin, 2003, https://opendata.uni-halle.de/bitstream/1981185920/10063/1/prom.pdf, Zugriff am 13.5.2022, **Studie 21**

COPD: Goedsche, Katrin: Prospektive, kontrollierte klinische Studie zum Einfluss serieller Kaltwasserreize (Kneippscher Oberguß) auf die Lungenfunktion, die Immunabwehr und die Befindlichkeit von Patienten mit chronisch obstruktiver Bronchitis (COPD), 2005, https://nbn-resolving.org/urn:nbn:de:gbv:27-dbt-005217-6, Zugriff am 12.5.2022

Kneipp, allgemein: Stier-Jarmer, Marita, Veronica Throner, Michaela Kirschneck et al.: Effects of Kneipp Therapy: A

Systematic Review of Current Scientific Evidence (2000–2019), *Complementary Medicine Research*, 28 (2), 2021: 146–159, https://doi.org/10.1159/000510452, Zugriff am 11.5.2022
(Effekte der Kneipp-Therapie: eine systematische Review der aktuellen wissenschaftlichen Erkenntnisse [2000–2019])

Kneipp, Zitat: Kneipp, Sebastian: *Meine Wasserkur. So sollt Ihr leben*, Trias, 2018

Mariendistel – Leberschutz und Lebensretter

Fruchtzucker: Geidl-Flueck, Bettina, Michel Hochuli, Ágota Németh et al.: Fructose- and sucrose- but not glucose-sweetened beverages promote hepatic de novo lipogenesis: A randomized controlled trial, *Journal of hepatology*, 75 (1), 2021: 46–54, https://doi.org/10.1016/j.jhep.2021.02.027, Zugriff am 12.5.2022
(Fructose- und Saccharose-, aber nicht glucosegesüßte Getränke fördern die hepatische De-novo-Lipogenese: eine randomisierte kontrollierte Studie)

Mariendistel: Butorova, Ljudmila, et al.: Drug damage of liver in patients with metabolic syndrome and nonalcoholic fatty liver disease: new possibilities of prevention and treatment, *Meditsinskie Novosti*, 8, 2014: 41–47, **Studie 22**

Federico, Alessandro, Marcello Dallio und Carmelina Loguercio: Silymarin/Silybin and Chronic Liver Disease: A Marriage of Many Years, *Molecules* 22 (2), 2017, Artikel 191, https://doi.org/10.3390/molecules22020191, Zugriff am 12.5.2022
(Silymarin/Silybin und chronische Lebererkrankung: eine langjährige Ehe)

Solhi, Hassan, Ramin Ghahremani, Amir Mohammad Kazemifar und Zahra Hoseini: Silymarin in treatment of non-alcoholic steatohepatitis: A randomized clinical trial, *Caspian Journal of Internal Medicine*, 5 (1), 2014: 9–12, PMID: 24490006
(Silymarin bei der Behandlung von nichtalkoholischer Steatohepatitis: eine randomisierte klinische Studie)

Kaffee: Kennedy, Oliver J., Jonathan A. Fallowfield, Robin Poole et al.: All coffee types decrease the risk of adverse clinical outcomes in chronic liver disease: a UK Biobank study, *BMC Public Health* 21, 2021, Artikel 970, https://doi.org/10.1186/s12889-021-10991-7, Zugriff am 12.5.2022
(Alle Kaffeesorten verringern das Risiko unerwünschter klinischer Ergebnisse bei chronischen Lebererkrankungen: eine Studie der UK-Biobank)

Vergiftungen: Mengs, Ulrich, Ralf-Torsten Pohl und Todd Mitchell: Legalon® SIL: the antidote of choice in patients with acute hepatotoxicity from amatoxin poisoning, *Current Pharmaceutical Biotechnology*, 13 (10), 2012: 1964–1970, https://doi:10.2174/138920112802273353, Zugriff am 12.5.2022
(Legalon® SIL: das Gegenmittel der Wahl bei Patienten mit akuter Hepatotoxizität durch Amatoxinvergiftung)

Granatapfel – Götterfrucht und Gesundheitspaket

Gesundheit: Zarfeshany, Aida, Sedigheh Asgary und Shaghayegh H. Javanmard: Potent health effects of pomegranate, *Advanced Biomedical Research*, 3, 2014, Artikel 100, https://doi.org/10.4103/2277-9175.129371, Zugriff am 12.5.2022
(Potenzielle Gesundheitseffekte von Granatapfel), **Studie 23**

Pharmakologie: Saeed, Muhammad, Muhammad Naveed, Jannat BiBi et al.:

The Promising Pharmacological Effects and Therapeutic/Medicinal Applications of Punica Granatum L. (Pomegranate) as a Functional Food in Humans and Animals, *Recent Patents on Inflammation & Allergy Drug Discovery*, 12 (1) 2018: 24–38, doi: 10.2174/1872213X12666180221154713
(Die vielversprechenden pharmakologischen Wirkungen und therapeutischen/medizinischen Anwendungen von Punica granatum L. (Granatapfel) als funktionelles Lebensmittel bei Mensch und Tier)

Vučić, Vesna, Milkica Grabež, Armen Trchounian und Aleksandra Arsić: Composition and Potential Health Benefits of Pomegranate: A Review, *Current Pharmaceutical Design,* 25 (16), 2019: 1817–1827, doi: 10.2174/1381612825666190708183941
(Zusammensetzung und potenzielle gesundheitliche Vorteile von Granatapfel: eine Überprüfung)

Schmerz lass nach für immer

Schmerzen: Egli, Simon, Mirjam Pfister, Sabina M. Ludin et al.: Long-term results of therapeutic local anesthesia (neural therapy) in 280 referred refractory chronic pain patients, *BMC Complementary and Alternative Medicine*, 15, 2015, Artikel 200, https://doi.org/10.1186/s12906-015-0735-z, Zugriff am 12.5.2022, **Studie 24**
(Langzeitergebnisse der therapeutischen Lokalanästhesie [Neuraltherapie] bei 280 überwiesenen refraktären chronischen Schmerzpatienten)

Überblick: Fischer, Lorenz: Neuraltherapie – Definition, Wirkmechanismen und Wirksamkeit, *Schmerz Nachrichten*, 21, 2021: 28–30 (2021), https://doi.org/10.1186/s12906-015-0735-z, Zugriff am 12.5.2022

Zwiebeln für schöne Haut und volles Haar

Was alles in der Bolle steckt

Haarausfall: Sharquie, Khalifa E., und Hala K. Al-Obaidi: Onion juice (Allium cepa L.), a new topical treatment for alopecia areata, *The Journal of Dermatology*, 29 (6), 2002: 343–346, https://doi.org/10.1111/j.1346-8138.2002.tb00277.x, Zugriff am 12.5.2022
(Zwiebelsaft [Allium cepa L.], eine neue topische Behandlung für Alopecia areata)

Hosking, Anna-Marie, Margit Juhasz und Natasha Atanaskova Mesinkovska: Complementary and Alternative Treatments for Alopecia: A Comprehensive Review, *Skin Appendage Disorders*, 5 (2), 2019: 72–89, https://doi.org/10.1159/000492035, Zugriff am 12.5.2022
(Komplementäre und alternative Behandlungen für Alopezie: eine umfassende Überprüfung)

Narben: Draelos, Zoe Diana: The ability of onion extract gel to improve the cosmetic appearance of postsurgical scars, *Journal of Cosmetic Dermatology*, 7 (2), 2008: 101–104, doi: 10.1111/j.1473-2165.2008.00371.x, **Studie 25**
(Die Fähigkeit von Zwiebelextrakt-Gel, das kosmetische Erscheinungsbild von postoperativen Narben zu verbessern)

Ab in die Sauna für Körper und Geist!

Corona: Ramirez, Francisco E., Albert Sanchez und Aki T. Pirskanen: Hydrothermotherapy in prevention and treatment of mild to moderate cases of COVID-19, *Medical Hypotheses*, 146, 2021, Artikel 110363, https://doi.org/10.1016/j.mehy.2020.110363, Zugriff am 12.5.2022
(Hydrothermotherapie bei der Prävention

und Behandlung von leichten bis mittelschweren Fällen von Covid-19)

Depressionen: Masuda, Akinori, Masamitsu Nakazato, Takashi Kihara et al.: Repeated thermal therapy diminishes appetite loss and subjective complaints in mildly depressed patients, *Psychosomatic Medicine*, 67 (4), 2005: 643–647, https://doi.org/10.1097/01.psy.0000171812.67767.8f, Zugriff am 12.5.2022 (Wiederholte Thermotherapie verringert Appetitlosigkeit und subjektive Beschwerden bei leicht depressiven Patienten)

Entgiftung: Hüppe, Michael, Jochen Müller, Peter Ohnesorge et al.: Treatment of patients burdened with lipophilic toxicants: A randomized controlled trial, *Activitas Nervosa Superior Rediviva*, 51 (3–4), 2009: 133–141, http://www.rediviva.sav.sk/51i34/133.pdf, Zugriff am 12.5.2022 (Behandlung von Patienten, die mit lipophilen Giftstoffen belastet sind: eine randomisierte, kontrollierte Studie)

Ross, Gerald H., und Marie C. Sternquist: Methamphetamine exposure and chronic illness in police officers: significant improvement with sauna-based detoxification therapy, *Toxicology and Industrial Health*, 28 (8), 2012: 758–768, doi: 10.1177/0748233711425070 (Methamphetamin-Exposition und chronische Krankheit bei Polizeibeamten)

Fettstoffwechsel: Gryka, Dorota, Wanda Pilch, Marta Szarek et al.: The effect of sauna bathing on lipid profile in young, physically active, male subjects, *International Journal of Occupational Medicine and Environmental Health*, 27 (4), 2014: 608–618, https://doi.org/10.2478/s13382-014-0281-9, Zugriff am 12.5.2022 (Die Wirkung des Saunabadens auf das Lipidprofil bei jungen und körperlich aktiven männlichen Probanden)

Fibromyalgie: Matsumoto, Shuji, Megumi Shimodozono, Seiji Etoh et al.: Effects of thermal therapy combining sauna therapy and underwater exercise in patients with fibromyalgia, *Complementary Therapies in Clinical Practice*, 17 (3), 2011: 162–166, https://doi.org/10.1016/j.ctcp.2010.08.004, Zugriff am 12.5.2022 (Wirkungen der Thermaltherapie, die Saunatherapie und Unterwasserübungen kombiniert, bei Patienten mit Fibromyalgie)

Haut: Kowatzki, Doreen, Peter Elsner, Joachim Flur et al.: Effect of regular sauna on epidermal barrier function and stratum corneum water-holding capacity in vivo in humans: A controlled study, *Dermatology (Basel, Switzerland)*, 217 (2), 2008: 173–180, https://doi.org/10.1159/000137283, Zugriff am 12.5.2022 (Wirkung der regulären Sauna auf die epidermale Barrierefunktion und die Wasserspeicherkapazität des Stratum corneum in vivo beim Menschen: eine kontrollierte Studie)

Herz-Kreislauf: Laukkanen, Tanjaniina, Setor K. Kunutsor, Hassan Khan et al.: Sauna bathing is associated with reduced cardiovascular mortality and improves risk prediction in men and women: A prospective cohort study, *BMC Medicine* 16, 2018, Artikel 219, https://doi.org/10.1186/s12916-018-1198-0, Zugriff am 12.5.2022 (Saunabaden ist mit einer reduzierten kardiovaskulären Mortalität verbunden und verbessert die Risikovorhersage bei Männern und Frauen: eine prospektive Kohortenstudie)

Kunutsor, Setor K., Hassan Khan, Francesco Zaccardi et al.: Sauna bathing reduces the risk of stroke in Finnish men and women: A prospective cohort study, *Neurology*, 90

(22), 2018: e1937–e1944, https://doi.org/10.1212/WNL.0000000000005606, Zugriff am 12.5.2022
(Saunabaden reduziert das Schlaganfallrisiko bei finnischen Männern und Frauen: eine prospektive Kohortenstudie)

Rheuma: Oosterveld, Fredrikus G. J., Johannes J. Rasker, Mark Floors et al.: Infrared sauna in patients with rheumatoid arthritis and ankylosing spondylitis. A pilot study showing good tolerance, short-term improvement of pain and stiffness, and a trend towards long-term beneficial effects, *Clinical Rheumatology*, 28 (1), 2009: 29–34, https://doi.org/10.1007/s10067-008-0977-y, Zugriff am 12.5.2022
(Infrarotsauna bei Patienten mit rheumatoider Arthritis und ankylosierender Spondylitis; eine Pilotstudie zeigt gute Toleranz, kurzfristige Verbesserung von Schmerzen und Steifheit und einen Trend zu langfristigen positiven Effekten)

Überblick: Hussain, Joy, und Marc Cohen: Clinical Effects of Regular Dry Sauna Bathing: A Systematic Review, *Evidence-based Complementary and Alternative Medicine: eCAM*, 2018, Artikel 1857413, https://doi.org/10.1155/2018/1857413, Zugriff am 13.5.2022
(Klinische Auswirkungen des regelmäßigen Trockensaunabadens: ein systematischer Überblick)

Brenke, Rainer: The potential of the sauna in the context of prevention – an overview of recent findings, *Forschende Komplementärmedizin*, 22 (5), 2015: 320–325, doi: 10.1159/000441402, **Studie 26**
(Das Potenzial der Sauna im Rahmen der Prävention: eine Übersicht neuerer Erkenntnisse)

Nie mehr Knieschmerzen dank Kohl

Knie: Lauche, Romy, Nadine Gräf, Holger Cramer et al.: Efficacy of Cabbage Leaf Wraps in the Treatment of Symptomatic Osteoarthritis of the Knee: A Randomized Controlled Trial, *The Clinical Journal of Pain*, 32 (11), 2016: 961–971, doi: 10.1097/AJP.0000000000000352, **Studie 27**
(Wirksamkeit von Kohlblattpackungen bei der Behandlung von symptomatischer Osteoarthritis des Knies: eine randomisierte kontrollierte Studie)

Brustentzündungen: Boh, Boi, Serena Koh und Deslay Gail: The effectiveness of cabbage leaf application (treatment) on pain and hardness in breast engorgement and its effect on the duration of breastfeeding, *JBI Library of Systematic Reviews*, 10 (20), 2012: 1185–1213, https://doi.org/10.11124/01938924-201210200-00001, Zugriff am 12.5.2022
(Die Wirksamkeit der Kohlblattanwendung [Behandlung] bei Schmerzen, Verhärtungen durch Milchstau und die Auswirkungen auf die Stilldauer)

NÜTZLICHE ADRESSEN

Auswahl Kliniken für Integrative Medizin

Auf den Internetseiten können Sie sich über die jeweiligen naturheilkundlichen Therapieangebote informieren. Etliche der im Buch vorgestellten Therapien wie Schröpfen, Kneipp-Anwendungen bis hin zu Ayurveda oder Akupunktur werden in diesen Kliniken, die Schulmedizin und naturheilkundliche Methoden vereinen, angeboten.

Hochschulambulanz für Naturheilkunde und Prävention

Campus Charité Mitte
Charitéplatz 1
10117 Berlin
Geländeadresse: Luisenstr. 13
Tel.: 030 450529-234
Mail: hochschulambulanz-naturheilkunde@charite.de

Hochschulambulanz für Naturheilkunde

Abteilung für Naturheilkunde, Immanuel Krankenhaus Berlin
Königstr. 63
14109 Berlin-Wannsee
Tel.: 030 80505-0
Mail: naturheilkunde@immanuel.de
Internet: www.naturheilkunde.immanuel.de

Katholisches Klinikum Bochum

Klinik Blankenstein
Im Vogelsang 5–11
45527 Hattingen
Tel.: 02324 396-0
Mail: info@klinikum-bochum.de
Internet: www.klinikum-bochum.de

Kliniken Essen-Mitte

Evang. Krankenhaus Essen-Steele
Klinik für Naturheilkunde & Integrative Medizin
Akademisches Lehrkrankenhaus der Universität Duisburg-Essen
Am Deimelsberg 34a
5276 Essen
Tel.: 0201 174-25001
Mail: naturheilkunde@kem-med.com
Internet: https://kem-med.com/kompetenz-in-kliniken/fachkliniken/klinik-fuer-naturheilkunde-integrative-medizin/

Sozialstiftung Bamberg

Klinikum Bamberg
Buger Straße 80
Klinik für Integrative Medizin und Naturheilkunde
96049 Bamberg
Tel.: 0951 503-0
Mail: info@sozialstiftung-bamberg.de
Internet: www.sozialstiftung-bamberg.de

KfN Krankenhaus für Naturheilweisen München

Seybothstraße 65
81545 München
Tel.: 089 62505-0
Mail: info@kfn-muc.de
Internet: www.krankenhaus-naturheilweisen.de

Weitere Einrichtungen, die sich auf naturheilkundliche Behandlungen spezialisiert haben, finden Sie nach Postleitzahlen sortiert unter: www.phytodoc.de/service/naturheilkliniken

Blutegel

In den Kliniken für Integrative Medizin wird dieses Verfahren angeboten.
Für die ambulante Therapeutensuche sind folgende Links hilfreich:
www.naturheilkunde.de
www.portasanitas.de

Carstens-Stiftung

Die 1981 gegründete Stiftung unterstützt wissenschaftliche Studien und Projekte im Bereich der komplementären und integrativen Medizin (KIM) an Universitäten und Forschungseinrichtungen.
Auf der Internetseite finden sich neben allgemeinen Informationen zu naturheilkundlichen Themen auch aktuelle Informationen über nationale und internationale Studien.

Karl und Veronica Carstens-Stiftung
Am Deimelsberg 36
45276 Essen
Tel.: 02201 56305-50
Mail: info@carstens-stiftung.de
Internet: www.carstens-stiftung.de

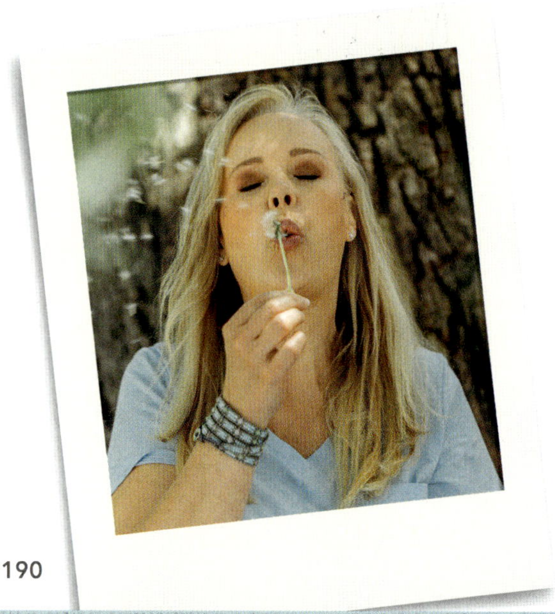

Glaukom

Das Savir-Center Magdeburg bietet eine innovative und ganzheitliche Therapie zur Verbesserung von Sehschädigungen nach Erkrankung des Sehnervens (zum Beispiel durch Glaukom), Schädelhirntrauma oder Schlaganfall an. Die Behandlungskosten werden nicht von den Krankenkassen übernommen. Eine Erstberatung per Kontaktformular ist kostenlos.

Savir GmbH
Behandlungszentrum:
Ulrichplatz 2
39104 Magdeburg
T: 0391 99048701
Mail: info@savir-center.com
Internet: www.savir-center.com

Kneipp

Alles rund um Kneipp und sein auf fünf Säulen beruhendes Präventions- und Therapieprogramm: Bewegung, Ernährung, pflanzliche Heilmittel, die Ordnungstherapie sowie die Wassertherapie:
Internet: www.kneippbund.de

Lebenssinn

Die Sinnforscherin Prof. Dr. Tatjana Schnell von der Universität Innsbruck und ihr Team bieten auf einer Internetseite vielfältige Informationen zum Thema an. Sie sollen Anregungen geben: für persönliche Fragen, für die Gestaltung des Arbeitslebens, für Gesellschaftsfragen. Außerdem findet man neueste Forschungsergebnisse verständlich erklärt. Eine sehr informative Seite.
Internet: www.sinnforschung.org

Neuraltherapie

Bei der Geschäftsstelle der Deutschen Gesellschaft für Akupunktur und Neuraltherapie (DGfAN) können Sie sich nach Therapeuten und Kliniken in Ihrer Nähe erkundigen.
Tel.: 036651 550-75
Mail: info@dgfan.de
Internet: www.dgfan.de

Oder bei der Internationalen Gesellschaft für Neuraltherapie (IGNH):
Internet: https://ignh.de/patienten/

Schröpfen

Schröpfen gehört wie die Blutegeltherapie zu den ausleitenden Verfahren. Die beiden Portale helfen Ihnen bei der ambulanten Therapeutensuche:
www.naturheilkunde.de
www.portasanitas.de

Verjüngung

Die Leiterin der Studie »Drei Jahre jünger in acht Wochen« ist weiter mit dem Thema beschäftigt und bereitet eine Folgestudie vor. Alle bisherigen wissenschaftlichen Erkenntnisse sowie die anderer Forscher rund um das Thema kann man auf ihrer deutschsprachigen Webseite nachlesen. Außerdem findet man dort eine Vielzahl an Rezepten, die positive Wirkung auf die Gene und unsere Altersuhr haben.
Internet: www.drkarafitzgerald.com

ÜBER DIE AUTORINNEN

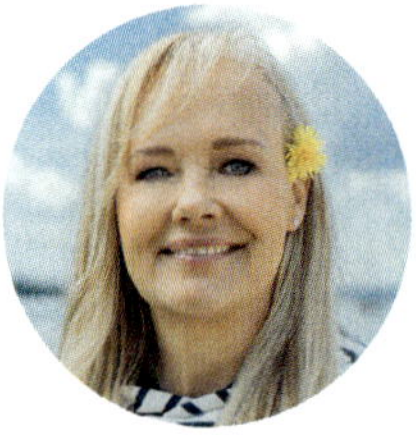

DR. MED. FRANZISKA RUBIN ist naturheilkundliche Ärztin und moderierte fast 18 Jahre das »Hauptsache Gesund« Gesundheitsmagazin des MDR. Bis sie für vier Jahre nach Australien zog. Mittlerweile ist sie wieder zurück am Ammersee und schreibt begeistert Gesundheits-Bestseller.

GUDRUN STRIGIN, Regisseurin und Medizinjournalistin, war dieselben 18 Jahre lang die redaktionelle Leitung von »Hauptsache Gesund«, der schlaue Kopf hinter den Kulissen. Ihr umfassendes Wissen über Pflanzen und Medizin aus aller Welt teilt sie seitdem vielen Lesern in den gemeinsamen Büchern für jedermann verständlich mit.

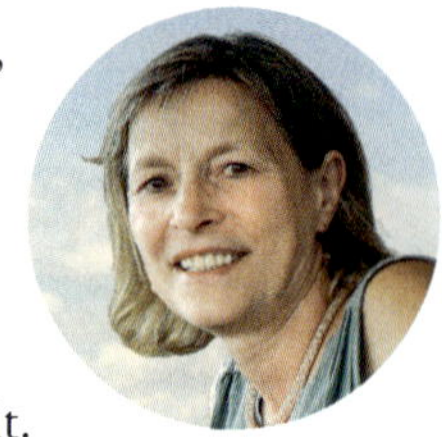

EIN GROSSER DANK gilt all denen, die mich neugierig gemacht haben auf Naturheilkunde und Medizin dieser Welt. Für den Blick über den Tellerrand sozusagen.

Im Besonderen danke ich Prof. Gustav Dobos und Dr. Jonto Saha. Sie erzählten mir von vielen tollen Studien, mit denen Sie über die Jahre universell die Kraft der Naturheilweisen praktizierten und die Wirkung belegt haben. So wurde die Idee geboren. Bei ihnen an der Klinik für Naturheilkunde der Uni Essen hospitierend, konnte ich erleben, wie wirksam die Kombi aus Hochschulmedizin und Naturheilweisen den Patienten hilft. Danke!

Dann danke ich meinem Verlag für das Vertrauen, die guten Ideen in der Umsetzung und die fröhliche Zusammenarbeit.

Last but not least danke ich Gudrun, die so viele Studien gesichtet hat und sie liebevoll und verständlich zusammengefasst hat. Immer das Wohl der Leser im Blick. Danke!